现代外科疾病
诊治与技巧

方　芳　李炎稳　周子浩　编著

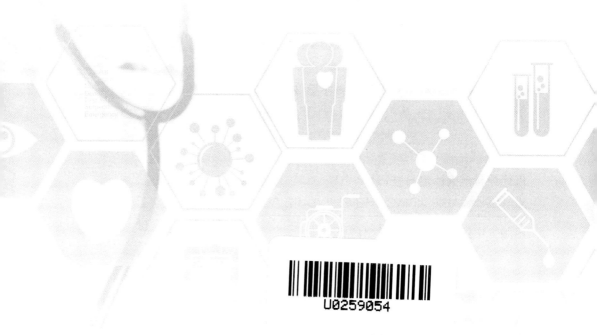

中国科学技术大学出版社

内 容 简 介

本书对外科新理论、新技术进行了梳理。主要介绍外科常见症状的诊断、外科疾病的检查、外科临床常见疾病的诊疗等内容,对普外科、胸心外科、神经外科、肛肠外科、泌尿外科、骨外科中的常见病和多发病进行重点讲解。既有对经典临床经验的总结提炼,又有对学科前瞻性进展的介绍。本书条理清晰,内容丰富,理论和实践结合紧密,具有科学性、实用性、综合性等特点,对临床外科医师积极预防和妥善处理手术并发症、提高手术成功率具有重要参考价值。

本书适合临床外科医师参考使用,也可供基层医生及相关医务工作者学习使用。

图书在版编目(CIP)数据

现代外科疾病诊治与技巧 / 方芳,李炎稳,周子浩编著. -- 合肥 :中国科学技术大学出版社,2024.12. -- ISBN 978-7-312-06146-2

Ⅰ. R6

中国国家版本馆 CIP 数据核字第 2024BP3949 号

现代外科疾病诊治与技巧

XIANDAI WAIKE JIBING ZHENZHI YU JIQIAO

出版 中国科学技术大学出版社

安徽省合肥市金寨路 96 号,230026

http://press.ustc.edu.cn

https://zgkxjsdxcbs.tmall.com

印刷 合肥市宏基印刷有限公司

发行 中国科学技术大学出版社

开本 710 mm×1000 mm　1/16

印张 17.25

字数 336 千

版次 2024 年 12 月第 1 版

印次 2024 年 12 月第 1 次印刷

定价 68.00 元

前　　言

外科学是一门理论和实践密切结合的学科，近年来发展迅速，各种新技术不断应用于临床。编者根据自己多年临床工作经验，结合新的文献资料，对外科新理论、新技术进行梳理而编成本书。本书概括了外科常见症状的诊断、外科疾病的检查、外科临床常见疾病的诊疗等内容，对普外科、胸心外科、神经外科、肛肠外科、泌尿外科、骨外科中的常见病和多发病进行重点讲解。既有对经典临床经验的总结提炼，又有对学科前瞻性进展的介绍。本书条理清晰，内容丰富，论叙严谨，理论和实践结合紧密，具有科学性、实用性、综合性等特点，对临床外科医师积极预防和妥善处理手术并发症、提高手术成功率具有重要参考价值，也可作为各基层医生及相关医务工作者学习之用。

本书由广东省中医院珠海医院方芳和广东省人民医院李炎稳、周子浩共同编写。编者均长期工作在医疗、教学和科研的第一线，具有丰富的临床实践经验。

本书在写作过程中，借鉴了诸多外科学相关临床书籍与资料文献，在此向相关作者表示衷心的感谢。由于写作时间仓促，难免有错误及不足之处，恳请广大读者谅解，并给予批评指正，以更好地总结经验，不断取得进步，提高临床外科诊治水平，并使本书更加完善。

编　者

2024 年 9 月

目　　录

第一章　外科手术基本知识

第一节　外科手术

一、手术的基本概念

手术主要是指运用解剖学知识,通过对人体组织或器官的切除、重建、移植等手段,治疗人体局部病灶,从而消除其对全身影响的治疗方法,以达到恢复人体某些功能的目的,使之进入健康或基本健康状态。手术学是涉及基础医学、临床外科、妇产科、眼科、耳鼻喉科、口腔科等多个专业的基础学科。

随着现代科技的发展,医学科学也在不断发展提高。尽管临床上高难复杂的手术越来越多,通过手术或微创手术进行诊断和治疗疾病的范围越来越大,但是各类手术的基础理论、基本知识及基本技术、技能操作都是相同的。无菌原则、无瘤原则及微创手术原则是外科手术都应遵循的三项基本原则。消毒、组织切开、显露、分离、止血、结扎、缝合、穿刺等基本技术和技能操作,以及手术的无菌原则、术前准备、术后处置等,都直接影响手术的效果。

二、外科基本操作处置技术的内容

外科基本操作处置技术是指与手术有关的无菌、消毒、切开、止血、结扎、分离、显露、缝合引流、伤口换药、包扎固定等各种基本的技术操作,是外科治疗疾病的主要手段。因此,每一位外科医生,特别是初涉外科工作的青年外科医生,都必须努力提高外科基本操作处置技术,以便为长期的外科生涯打下良好基础。

三、手术治疗疾病的范围

手术治疗疾病的范围较广,许多浅表或内部疾病往往需要通过外科手术治疗才能达到理想的效果。这些疾病主要有以下五类:

(一)损伤

由暴力或者其他致伤因子引起的人体组织破坏,如内脏破裂、骨折、烧伤等,多需要手术或其他外科处理,以修复组织和恢复功能。

(二)感染

致病的微生物或寄生虫侵袭人体,导致组织或器官的损害、破坏、发生坏死和脓肿,这类局限的感染病灶适宜于手术治疗,如坏疽阑尾的切除、肝脓肿的切开引流等。

(三)肿瘤

绝大多数的肿瘤需要手术处理。良性肿瘤切除有良好的疗效;对于恶性肿瘤,手术能达到根治、延长生存时间或者缓解症状的效果。

(四)畸形

先天性畸形,如唇裂腭裂、先天性心脏病、肛管直肠闭锁等,均需施行手术治疗;后天性畸形,如烧伤后瘢痕挛缩,也多需手术整复,以恢复功能和改善外观。

(五)其他性质的疾病

常见的有器官梗阻,如肠梗阻、尿路梗阻等;血液循环障碍,如下肢静脉曲张、门静脉高压症等;结石形成,如胆石症、尿路结石等;内分泌功能失常,如甲状腺功能亢进等,也常需手术治疗予以纠正。

这些疾病往往需要通过各种外科手术才能治疗。因此,可以说手术治疗在医学科学中占有相当重要的地位。每一位外科医生必须熟练掌握与手术相关的基本理论、基本知识和各种外科基本处置操作技术。

四、手术与非手术治疗的关系

对以上五大类疾病的治疗,手术固然重要,但是手术治疗并不是唯一的治疗手段,在不同疾病的不同阶段,还应采取必要的非手术疗法。或者术前术后配合适当的非手术疗法,才能取得理想的治疗效果。例如,急性阑尾炎的初期,如果正确使用抗生素控制感染,便可以消除阑尾炎症,直接使患者康复;若是化脓性阑尾炎,尽管施行了阑尾切除术,术后还应配合抗生素治疗,以控制腹腔残余炎症。所以说,不能用"一把刀主义"代表外科疾病的全部治疗过程。一位医学家曾经说过:"一个好的外科医生,必须先是一个好的内科医生。"此话不是没有道理的。

五、手术的分类

手术的分类方法较多,有的一种疾病的手术可以用不同的标准分成不同的手术类别。通常可按以下五个标准分类:

(一) 按手术时机分类

1. 急救手术

急救手术即病情危急、必须立即施行才能挽救患者生命的手术,如严重窒息患者的气管切开术、大出血患者的止血术。为了争取时间,这类手术甚至可以在急诊室或病房内施行。

2. 急症手术

急症手术是要求在短时间内必须施行的手术,否则将加重症情,增加患者痛苦,甚至失去手术治疗机会,导致患者死亡,如各种外伤清创缝合术、胃穿孔修补术等。

3. 限期手术

限期手术指应在较短时期内,抓紧术前准备,尽可能早施行的手术。此类手术若不在较短时间内施行,也将明显使病情加重,影响患者的康复或治疗效果,如脓肿切开引流术、各种癌肿切除术等。

4. 择期手术

择期手术指手术时间选择的迟早,一般不会影响治疗效果的手术。此类手术可根据患者的身体状况、经济条件、医院条件、时令季节等情况择期安排手术,如阴茎包皮环切术、腋臭切除术、疝修补术等。

(二) 按术中接触细菌情况分类

1. 无菌手术

无菌手术指手术的全过程都是在无菌条件下进行的手术。此类手术,如果操作正确,处理得当,术后一般不会出现感染,如甲状腺腺瘤切除术、乳腺纤维腺瘤切除术、腹股沟斜疝修补术等。

2. 污染手术

污染手术指术中某些操作步骤很难避免细菌污染的手术。此类手术术后有发生感染的可能,但如术中注意无菌操作技术,或进行其他特殊处理,大多数手术仍可以避免术后感染的发生,如头皮外伤清创缝合术、胃大部切除术等。

3. 感染手术

感染手术指疾病本身就是化脓性感染的手术,术中接触大量化脓性致病菌。此类手术术后发生切口感染的可能性极大,故一般不进行切口的缝合,如乳腺脓肿切开引流术、脓性指头炎切开引流术等。

(三)按手术治疗彻底程度分类

1. 根治手术

根治手术指能够较彻底地切除恶性肿瘤的手术。此类手术可使恶性肿瘤患者得到基本治愈或较长时间延长患者生命,如甲状腺癌根治术、乳腺癌根治术等。

2. 改良根治术

改良根治术是对根治手术进行改良,既彻底切除原发恶性肿瘤,又适当缩小或扩大了手术切除组织、器官的范围。如改良乳腺癌根治术,就是切除包括病灶在内的全部乳腺和同侧腋窝淋巴结,而保留胸大肌、胸小肌。

3. 姑息手术

姑息手术指不能彻底切除恶性肿瘤但可减轻患者某些症状的手术。此类手术尽管不能治愈疾病,但能提高患者生存质量,仍具有积极的意义,如晚期食管癌的胃造口术、晚期直肠癌的结肠造口术等。

(四)按手术程序分类

1. 一期手术

一期手术指一次即能完成的手术治疗。绝大多数外科疾病的手术治疗可于一期内完成。

2. 分期手术

分期手术指某些疾病的手术治疗需分次进行,才能保证手术安全或手术效果,如大面积烧伤的分次切痂植皮术、肌腱断裂的二期修复等。

3. 延期手术

延期手术指污染严重的体表软组织损伤,处理时不宜一期缝合,否则将极有可能发生伤口感染,一般需经创口引流、伤口换药,待创面无分泌物、肉芽新鲜时再行缝合治疗。

（五）按手术规模大小分类

1．小型手术

小型手术指手术操作简单，安全性较大，常可于门诊手术室局麻下进行的手术。此类手术往往可由一名医生独立完成，如乳腺纤维腺瘤切除术、皮脂腺囊肿切除术等。

2．中型手术

中型手术指手术操作较复杂，往往需要住院进行的手术。此类手术需由多人参加，如胃大部切除术、胆囊切除术等。

3．大型手术

大型手术指手术操作复杂，手术危险性较大的手术。此类手术一般需要特殊器械方可进行，如肺叶切除术、胰十二指肠切除术等。

4．特大型手术

特大型手术指重要脏器的复杂性手术。往往需多学科专业人员参加，借助高科技手术器械及在监护装置下才能进行的手术，如先天性心脏病的手术、肾移植术等。

以上所有不同类型的手术，不管手术大小、操作简繁，均需认真地进行术前准备，术中仔细操作，术后妥善处理，否则都不能收到预期的手术治疗效果。

六、手术人员的基本素质和其他要求

（一）手术人员的基本素质

（1）加强个人手术基本功的训练，不断提高业务水平。

（2）术前访视患者，详细了解病情，做好各方面的准备工作，充分估计手术中可能发生的意外情况。

（3）以术者为中心，相互尊重，精诚合作，积极配合。及时完成手术者所下医嘱，随时向手术者汇报病情。

（4）手术中各司其职，有条不紊，遇到意外情况一定要沉着冷静。

（5）聚精会神，以充沛的精力和旺盛的热情完成手术。

（6）严格执行无菌、无瘤、微创原则，避免因违反操作原则所致手术野的病原体污染、肿瘤播散或不必要的组织损伤。

（7）尊重患者，实行保护性医疗制度。

(二) 手术人员之间的配合

(1) 术者与助手的配合直接关系到手术的进程和效果　术者的每一个操作几乎都离不开助手的配合。心领神会的配合是术者与其助手长期同台磨合的结果。这种娴熟默契的配合不仅有利于顺利完成高质量的手术,而且还可以避免手术人员之间的意外损伤。作为术者应熟练掌握手术常规步骤,并及时给予助手以如何配合的暗示,不可一人包揽全部操作;作为助手更应主动积极地领会术者的意图和操作习惯,正确做好配合操作,不可随意发表意见扰乱术者的思想情绪,更不可代替术者操作。例如:术者在切割皮肤和皮下组织时,伤口出血,助手应立即用纱布压迫并持血管钳夹出血点;术者在做深部组织切开时,助手应及时用纱布或吸引器清理手术野,以便术者在直视下完成下一步操作;术者分离组织时,助手用血管钳或手术镊做对抗牵引,以更清楚地显露组织层次;术者在游离带有较大血管的网膜、系膜、韧带时,术者先用血管钳分离出要切断的血管,助手应持血管钳插入术者所持血管钳的对侧,用两钳夹住血管,术者在两钳之间将血管切断,然后将血管结扎;术者在缝合时,应将线尾递给助手抓住,助手应及时清理手术野,可用纱布擦拭,吸引器清除渗血、渗液,充分显露缝合的组织,在缝针露出针头后应将其夹持固定在原处,避免缝针回缩,以便术者夹针、拔针;助手结扎时,术者轻轻提起血管钳,将夹持组织的尖端固定在原处,待助手抽紧缝线做第一个单结时才可撤去血管钳。遇张力较大时术者还要帮助夹住近线结处,以免在做第二个单结时前一个单结松滑。术中的配合需要术者和其他参加手术人员灵活机动地进行;然而,术者是手术小组的核心,助手的任何操作都不应影响术者的操作,所以,助手的操作动作应在尽可能小的范围里进行,为术者提供充分的操作空间。

(2) 器械护士与术者的配合　器械护士应密切注意手术进程,及时准备和递送手术所需的物品,最好熟悉术者的操作习惯,领会术者的暗示性动作,主动递送各种适当的手术用具。

(3) 麻醉师与术者的配合　麻醉师只有使患者无痛和肌肉松弛,术者才能更好地做手术,术中密切观察患者的生命体征,如有异常,及时通报手术人员做出相应的处理,保障患者的生命安全。

(三) 手术人员的安全防护

手术人员在对疾病的诊疗过程中难免接触患者的机体、组织、血液、分泌物或污染的医疗器械,如果手术人员在进行诊疗操作时不注意自身的安全防护,就有可能导致自身的损伤或染上疾病。参考美国职业安全和健康署及疾病控制中心防止血源性疾病传播的若干准则,手术人员的安全防护应包括以下内容:

（1）有的手术患者应视为血源性病原（如细菌、病毒、肿瘤等）的携带者。

（2）在使用新的医疗器械之前应认真阅读有关注意事项，了解器械的特性。

（3）处理血液、体液或污染的手术用品，均应戴手套。

（4）进行有关操作，如需接触患者的黏膜或患者皮肤完整性受到破坏时须戴手套。

（5）在对严重传染性疾病患者进行手术操作时，应戴眼罩或面罩。

（6）手术衣渗湿后应立即更换。

（7）所有锐器均应妥善放置和处理。

（8）所有人员在接触患者或其体液后，即使已戴手套，亦均应洗手。

（9）术中弃去污染的注射器或一次性用品时，接收容器应接近术者或患者。

（10）手术标本、组织、血液、体液应放置于两层独立的标本袋内，外层不应接触标本。

（11）当有血液或体液溅出时，应先喷洒消毒剂，然后擦净。

（12）手术操作人员在进行操作配合时，既要避免自身的损伤，也要防止损伤他人，万一被尖锐污染物刺伤应立即报告有关部门并进行随访。

（13）接种乙肝疫苗。

（14）如有皮肤破损则不应参加手术。

（四）手术记录的书写

手术记录是对手术过程的书面记载。不仅是具有法律意义的医疗文件，也是医学科学研究的重要档案资料，所以，术者在完成手术以后应立即以严肃认真、实事求是的态度书写。在书写手术记录时首先要准确填写有关患者的一般项目资料，如姓名、性别、年龄、住院号。还要填写手术时间、参加手术人员和手术前后的诊断，然后书写最为重要的手术经过。手术经过一般包括以下内容：

（1）麻醉方法及麻醉效果。

（2）手术体位，消毒铺巾范围。

（3）手术切口名称、切口长度和切开时所经过的组织层次。

（4）术中探查肉眼观病变部位及其周围器官的病理生理改变。一般来说，急诊手术探查从病变器官开始，然后探查周围的器官。如腹部闭合性损伤应首先探查最可能受伤的器官，如果探查到出血或穿孔性病变，应立即做出相应的处理，阻止病变的进一步发展以后再探查是否合并有其他器官的损伤。平诊手术探查应从可能尚未发生病变的器官开始，最后探查病变器官。如肿瘤手术应首先探查肿瘤邻近器官，注意是否有肿瘤的转移或播散，在进行肿瘤探查时尚需保护好周围的器官，以免导致医源性播散。

（5）根据术中所见病理改变做出尽可能准确的诊断，及时决定施行的手术方式。

（6）使用医学专业术语，实事求是地记录手术范围及手术步骤。

（7）手术出血情况如术中出血量、输血输液总量，术中引流方式及各引流管放置的位置等。

（8）清理手术野和清点敷料、器械结果。确认手术野无活动性出血和敷料、器械与术前数量相符后才能缝闭手术切口。

（9）术中患者发生的意外情况及术后标本的处理。

（10）患者术后的处理及注意事项。

第二节　围术期处理

围术期指从确定手术治疗时起至与本次手术有关的治疗基本结束为止的一段时间。包括手术前、手术中、手术后三个阶段。

围术期处理是指以手术为中心而进行的各项处理措施。高度重视围术期的处理，对保证患者安全、提高治疗效果有重要意义。

一、术前准备

术前准备指针对患者的术前全面检查结果及预期施行的手术方式，采取相应的措施，尽可能使患者具有良好的心理准备和机体条件，以便更安全地耐受手术。

（一）一般准备

1. 心理准备

外科手术都会引起患者和家属的焦虑、恐惧等不良心理，尤其是年老和年幼患者，需进行心理疏导。

2. 生理准备

适应性锻炼床上大小便，正确的咳嗽、咳痰方法，特殊手术体位等，输血和补液手术前配血，纠正水电解质酸碱平衡失调及纠正贫血（一般应达到血红蛋白 100 g/L）。

3. 胃肠道准备

（1）成人术前 12 h 禁食，4 h 禁饮。

（2）特殊疾病（如急性弥漫性腹膜炎、急性胰腺炎等）。

（3）幽门梗阻患者术前应洗胃并胃肠减压数天。

（4）结肠或直肠手术患者应进行肠道准备。

4．其他

（1）手术前一天下午或晚上备皮（清洗、剃毛）。

（2）手术前一夜认真检查手术前准备，必要时应用镇静剂保证患者睡眠。

（3）发现患者出现与疾病无关的体温升高或妇女月经来潮，应延期手术。

（4）估计手术时间长（超过 3 h）或直肠盆腔手术需使用导尿管。

（5）如患者有活动性义齿、首饰，应予取下。

（二）特殊准备

1．营养不良

（1）常伴低蛋白血症，常与贫血、血容量减少并存。

（2）术前应纠正低蛋白血症、贫血、负氮平衡，以提高机体与组织的抗感染能力。

（3）择期手术者，最好能在术前一周补充营养。

2．高血压

（1）注意有无重要器官损害及合并冠心病，排除继发性高血压。

（2）血压在 160/100 mmHg 以下，可不做特殊准备。

（3）血压过高者，术前选用合适的降压药物（如钙通道阻滞剂或 β 受体阻滞剂等）控制血压，但并不要求血压降至正常水平。

（4）原有高血压患者，进入手术室血压急骤升高，应与麻醉师共同抉择，必要时手术延期。

3．呼吸功能障碍

（1）有肺功能不全的患者，术前应做血气分析、肺功能检查、胸部 X 线片、心电图等。

（2）吸烟者，需停止吸烟 2 周，练习深呼吸和咳嗽。

（3）针对肺部原发病的不同情况，采取相应措施，改善肺功能。

（4）麻醉前给药量要适量，以免抑制呼吸。

（5）合并感染者，控制感染后才施行手术。

（6）急性呼吸道感染，择期手术应推迟至治愈后 1～2 周；急症手术，应用抗生素，避免吸入麻醉。

4．肾疾病

（1）常规化验了解患者的术前肾功能状况。

（2）据 24 h 肌酐清除率和血尿素氮测定值将肾功能损害分为轻、中、重三类。

（3）轻、中度损害者，经过内科适当处理，一般能较好地耐受手术。

（4）重度损害者只要进行有效的透析疗法保护，可相当安全地耐受手术，但手术前应最大限度地改善肾功能。

5. 肾上腺皮质功能不全

（1）除慢性肾上腺皮质功能不全者外，正用激素治疗或近期内曾用激素治疗1～2周者，肾上腺皮质功能可能会有不同程度的抑制。

（2）术前 2 天开始用氢化可的松，每日 100 mg。

（3）第 3 天即手术当天，给药 300 mg。

（4）术中、术后根据应激反应（低血压）情况，决定激素用量及停药时间。

6. 免疫功能缺陷

（1）许多情况会引起免疫功能缺陷，如各种感染，营养不良，恶性肿瘤，结缔组织病，衰老，内分泌系统疾病，长期使用肾上腺皮质激素、某些抗生素、抗肿瘤药物，放疗及外科手术等。

（2）术前应进行必要的治疗：加强营养，纠正贫血，预防性应用抗生素，免疫补偿治疗。

7. 妊娠患者

（1）应该有外科、产科、新生儿科医生共同参与。

（2）应密切注意并采取积极措施防治可能会出现的流产或早产。

（3）如允许手术时机选择，妊娠中期相对安稳。

（4）如情况允许，术前查体尽可能全面（特别是心、肾、肺和肝等）。

（5）需要禁食者从静脉补充营养，尤其是糖类和氨基酸，以保证胎儿的正常发育。

（6）确有必要时允许做放射诊断，辐射量尽可能小，加强保护。

（7）必须用药时，尽量避免使用对孕妇、胎儿影响较大的药物。

二、术后处理

术后处理是针对麻醉残余作用及手术创伤的影响，采取综合措施，防止并发症的发生，尽快恢复生理功能，促使患者早日恢复。

手术后数小时内，患者应由专门训练人员在有特殊设备的苏醒室内，按特定程序进行系统监护，严密观察麻醉，外科和护理人员密切协作，各司其职。

心血管、肺、神经系统功能恢复正常时（一般需 1～3 h），患者可离开苏醒室。需要继续心肺支持、持续介入性监护，或其他情况需要持续监护的患者，均须转入重症监护治疗病房（ICU）。

（一）体位

患者体位应根据麻醉、患者的全身状况、术式及疾病性质等选择，使患者感到舒适和便于活动。

（二）监护

（1）生命体征 血压、脉搏、呼吸频率及持续心电监测等。

（2）中心静脉压 术中如有大量失血或失液，术后早期应监测。

（3）体液平衡 中等及较大手术，术后详细记录液体出入量。以评估体液平衡和指导补液。

（4）止血和凝血 加强监测，及时发现。必要时，进行血常规、凝血系列及纤溶项目检查，明确出血的原因。

（5）其他项目 根据不同原发病及不同手术情况决定。

（三）活动和起床

（1）患者术后，原则上应该早期活动（特殊情况例外）。

（2）活动量根据患者的耐受程度，逐步增加。

（3）患者清醒，麻醉消失，尽早鼓励和协助患者在床上活动。

（4）术后早期，患者活动需要医护人员给予指导和帮助。

（5）深呼吸、四肢主动活动及间歇翻身，有利于促进静脉回流。

（6）鼓励患者咳嗽、排痰。

（7）手术后第1~3天，可酌情离床活动。

（四）引流物的处理

（1）常用的引流包括：烟卷引流、乳胶片引流、乳胶管引流、双套管引流及T管引流、胃肠减压管引流、导尿管引流等。

（2）具体选择根据手术部位、病情及目的而定。

（3）经常检查引流管有无阻塞、扭曲和脱出等情况。若引流液黏稠，可采取负压吸引。及时换药并应观察记录引流量和颜色的变化。

（4）引流物的拔除应根据具体情况决定。

三、术后并发症的处理

术后并发症的处理是指术后由于原有疾病本身、手术对机体造成的扰乱或原有疾病复发等因素引起的所有病症的总称。

（一）出血

1. 原因

术中止血不完善、原痉挛的小动脉断端舒张、结扎、线脱落等。

2. 诊断

可以发生在手术切口、空腔脏器及体腔内。只有通过密切的临床观察发现，必要时进行穿刺。

3. 处理原则

（1）预防为主（术中严密止血，结扎血管规范牢靠，关闭切口前仔细检查，保证没有出血点）。

（2）一旦确诊，保守治疗无效应紧急手术止血。

（二）切口感染

1. 原因

细菌侵入、血肿、异物、局部缺血、全身抵抗力削弱等。

2. 临床表现

术后 3~4 天，切口疼痛加重伴体温升高、脉率加速和白细胞升高。切口局部红、肿、热和压痛甚至波动感。必要时局部穿刺或拆除部分缝线撑开伤口可确诊。对分泌液做细菌学检查。

3. 预防

（1）术中严格遵守无菌技术，操作轻柔精细，严密止血。

（2）加强手术前、后处理，增强患者抗感染能力。

4. 治疗

（1）早期炎症者、应用抗生素和局部理疗等，使其不发展为脓肿。

（2）脓肿形成者，应切开引流，创面清洁时，可考虑行二期缝合。

（三）切口裂开

1. 影响因素

影响因素很多，但不外乎两大类，全身因素和局部因素。常发生于术后 1 周左右，在一次突然用力时。可分为全层裂开和部分裂开。

2. 预防

（1）发生可能性很大的患者，缝合腹壁切口时，加用全层腹壁减张缝线。

（2）应在良好麻醉、腹壁松弛条件下缝合切口。

（3）及时处理腹胀。

（4）患者咳嗽时最好平卧,减轻咳嗽时骤然增加的腹内压力。

（5）适当的腹部加压包扎。

3. 处理原则

（1）立刻使用无菌敷料覆盖,送手术室重新缝合,同时加用减张缝线。

（2）术后常有肠麻痹,应予胃肠减压。

（3）部分裂开的处理,视具体情况而定。

第三节　无　菌　术

一、基本概念

在手术、穿刺、注射、插管、换药过程中,微生物通过直接接触、飞沫和空气进入伤口,引起感染,无菌术是指针对这些感染来源所采取的一种预防措施。由灭菌法、抗菌法和一定的操作规则及管理制度所组成。

（一）灭菌法

灭菌法指预先用物理方法,彻底消灭掉与手术区域接触的物品上所附带的微生物（如芽孢等）。

（1）高压蒸汽灭菌法　应用最普遍,有下排气式和预真空式两类。目前国内广泛应用的为下排气式灭菌器,物品灭菌后,一般可保留 2 周。分为干热和湿热两种。

（2）煮沸灭菌法　用煮沸灭菌器。适用于金属器械、玻璃及橡胶类等物品的灭菌。在清水中煮沸至 100 ℃后,持续 15～20 min,可杀灭一般细菌,继续煮沸 1 h 以上,可杀灭带芽孢的细菌。

（3）火烧法　紧急情况下,金属器械的灭菌可用此法。

（二）抗菌法

抗菌法又称消毒法,指应用化学方法来消灭微生物。如器械的消毒、手术室空气的消毒、手术人员的手和臂的消毒以及患者的皮肤消毒。

1．药液浸泡消毒法

常用方法如下：

（1）1∶1000 新洁尔灭溶液浸泡 30 min。

（2）70%酒精浸泡 30 min。

（3）10%甲醛溶液浸泡 30 min。

（4）器械溶液浸泡 5 min。

（5）1∶1000 洗必泰溶液浸泡 30 min。

2．甲醛蒸汽熏蒸法

主要用于空气消毒及不宜高温、高压物品的消毒。具体方法：高锰酸钾 7.5 g，加入 40%甲醛溶液 5 mL，熏蒸 1 h。

无菌术中的操作规则和管理制度主要是为了防止已经灭菌和消毒的物品、已行无菌准备的手术人员或手术区再被污染，以免引起伤口感染。

二、刷手（手术人员的准备）

（一）洗手前的常规准备

必须严格执行无菌操作的规程。需注意：

（1）洗手前不应参加感染创口的换药。

（2）有上呼吸道感染和手臂皮肤化脓性感染、湿疹的人员不应参加手术。

（3）应剪短指甲，除去甲缘下的积垢，用肥皂洗去手、前臂、肘部及上臂下半部的污垢及油脂。

（4）进入手术室后，先更换洗手衣、裤、鞋，然后戴好帽子和口罩，口罩须遮住鼻孔，头发不可露在帽外。

（5）多台手术时就应先施行清洁手术，再施行污染或感染的手术。第一台医护人员术后连台时，手臂无污染时应先脱无菌衣，再翻转脱手套。在用消毒液涂手臂待干后再穿新无菌衣、戴无菌手套。

（二）手及手臂皮肤的准备

手及手臂皮肤的准备即洗手法。洗手的范围包括双手、腕、前臂、肘部至上臂下 1/2 段的皮肤。洗手的方法有多种，我们重点讲解灭菌王洗手法和肥皂水并乙醇浸泡法。

1．灭菌王洗手法

（1）洗手前洗手衣下摆应放入洗手裤内，洗手衣外不可露衣领、衣袖。

（2）洗手的范围包括双手、腕、前臂、肘部至上臂下 1/2 段的皮肤。清水冲洗一遍。

（3）用沾满灭菌王的无菌毛刷先从甲缘、甲床、甲沟刷起（横向刷）；5 个手指并拢后沿指背两面顺皮纹方向横向刷，之后纵向刷指甲再刷指间，先大拇指再食指、中指，依次刷完。每只手 1 min，两侧对称操作，再刷手掌、手背，刷完两手共约 2 min。

（4）刷手腕及前臂和上臂至肘上 10 cm 处，其中腕部须顺皮纹方向横刷约 1 min。

（5）刷手后用清水冲洗，冲洗时手指朝上，肘朝下，从手指冲向肘部，将泡沫冲净。

（6）用消毒毛巾沿手指向肘部的方向顺序擦干，擦过肘部的毛巾不可再擦手部，手、臂不可触碰他物，如误触他物必须重新刷洗。

（7）用沾满灭菌王的海绵块涂抹，顺序如同刷手，完毕后，双手五指微张，保持于胸前半伸位，肘关节向后不可过腋中线，进入手术间穿手术衣、戴手套，手、臂不可触碰他物，如误触他物必须重新刷洗。

2．肥皂水并乙醇浸泡法

用普通肥皂和水清洗手臂及肘部。用消毒毛刷蘸消毒肥皂水，按以下顺序彻底、无遗漏地刷洗：先刷指尖，然后刷手、腕、前臂、肘部至上臂下 1/2 段，特别注意要刷净指尖、甲沟、指璞、腕部。两手臂交替刷洗，每刷洗 3 min 用清水冲洗一次，共 3 次，总计 10 min。刷洗后作冲洗，冲洗时手指朝上，肘朝下，从手指冲向肘部，须将肥皂沫冲洗干净。用消毒小毛巾沿手指向肘部的方向顺序擦干，擦过肘部的毛巾不可再擦手部，手、臂不可触碰他物，如误触他物必须重新刷洗。将双手至上臂下 1/3 浸泡在盛 70%乙醇的桶内，同时用小毛巾轻轻擦洗 5 min。手不可触碰乙醇桶口。浸泡毕，拧干消毒小毛巾，揩去手臂乙醇，晾干。双手保持胸前半伸位，进入手术间穿手术衣、戴手套。

（三）穿无菌手术衣

1．穿包背式无菌手术

从器械台上取出已消毒的手术衣，找到衣领后，用双手拇指和食指捏住衣领，提起，轻轻将手术衣抖开，同时避免与其他物品接触。将手术衣略向空中抛起，顺势将双手插进衣袖内，两臂前伸，由巡回护士或其他人员从背后协助穿衣，同时注意双手高不要过肩，低不要过脐部。此时尚未戴手套，注意手不能触及手术衣的外面，袖口边缘要盖于双手虎口水平的位置上，不能过长或过短，然后戴手套。戴好无菌手套后，解开胸前的衣带，将后页（包背式）衣带递给器械护士（已穿戴好无菌手术衣和手套),本人原地转身 360°,再从器械护士手中接回衣带与前胸的腰带打成活结,并将余下的悬垂下来的衣带放入胸前的双层口袋中。注意穿好手术衣后,双手半伸置于胸前,避免触碰周围的人或物,不可将手置于腋下、上举高过肩或下垂低过。

2．穿传统无菌手术衣

从器械台上取出已消毒的手术衣,手提衣领两端,轻轻将手术衣抖开,注意避免同其他物品接触。将手术衣略向空中轻抛,顺势将两手插入衣袖中,两臂前伸,巡回护士或其他人员从背后协助穿衣,然后将两手交叉取起腰带,手交叉,带不交叉。以便背后护士将其系住。注意穿好手术衣后,双手半伸置于胸前,避免触碰周围的人或物,不可将手置于腋下、上举或下垂。

（三）消毒铺无菌单（患者的准备）

患者上手术台后,必须再次核对患者姓名、床号、年龄、性别、科别、病情和所施手术的种类,病变的部位是在左侧还是在右侧等,无误后进行下述准备工作。

1．手术患者的体位

体位是指患者在手术台上的姿势。应根据具体的手术选择不同的体位,如腹部手术常用平卧位,脊柱后路手术用俯卧位,甲状腺手术颈仰位,肺部手术侧卧位,会阴部手术截石位等。总的安置原则如下:

（1）患者要安全舒适、骨性突出处要衬海绵或软垫,以防压伤。

（2）手术部位应得到充分显露,并利于术者操作。

（3）呼吸道要通畅,呼吸运动不能受限。

（4）大血管不能受压,以免影响组织供血和静脉回流,如肢体需固定时要加软垫,不可过紧。

（5）重要的神经不能受压或牵拉损伤,如上肢外展不得超过 90°,以免损伤臂丛神经;下肢要保护腓总神经不受压;俯卧位时小腿要垫高,使足尖自然下垂。

2．手术区皮肤消毒的方法

应由助手在手、臂消毒后,尚未穿手术衣和戴手套之前进行,消毒碗应采用手托法,消毒钳应建议用大把抓。其步骤为:

（1）助手从器械护士手中接过装有浸蘸消毒液纱球的消毒碗与敷料钳。叠瓦的方式用于大手术野的消毒,建议最初应用画圈方式消毒,距离切口较远的脐部消毒建议应用分层叠瓦式。注意脐部的处理;注意消毒的先后顺序。

（2）第一遍消毒由手术区中心开始,向周围皮肤无遗漏地涂布消毒液,注意消毒液不能浸蘸过多,以免引起周围皮肤黏膜的刺激与损伤。建议消毒边缘比第一遍小 1 cm。

（3）待第一遍消毒液晾干后,换敷料钳以同样方式涂布消毒液一遍,为第二遍消毒。

（4）如为污染或感染伤口,以及肛门等处的手术,涂布消毒液由手术区周围向中心;已接触污染部位的消毒液纱球不可再返擦清洁处。

（5）手不可碰到手术区。皮肤消毒完毕,铺无菌单,然后双手再浸泡于洗手消毒液中 3 min 或再涂洗手液一次,范围同刷手时略少达肘上 3 cm。

（6）皮肤消毒液可用 0.5%～1%碘伏、0.5%洗必泰(氯已定)/碘酊、75%乙醇等。注意面颈部、会阴部、婴幼儿、植皮区等不宜用碘酊消毒,一般用 1∶1000 新洁尔灭酊或 1∶200 洗必泰消毒。使用碘酊消毒时,必须待碘酊液干后用 75%乙醇脱碘 2 遍。

3．手术区皮肤消毒的范围

手术区皮肤消毒范围应至少包括手术切口周围 15 cm 的区域。如手术时有延长切口的可能,则应适当扩大消毒范围。

4．手术区无菌巾单的铺放

手术区皮肤消毒后,由执行消毒的医师及器械护士协同做手术区无菌巾单的铺放,顺序是先铺无菌巾(小单、中单)再铺无菌单。无菌巾单的铺盖方法因手术部位而异,但总的原则是要求将患者的全身遮盖,准确地显露出手术野。一般无菌手术切口周围至少要盖有 4～6 层无菌巾单。小手术用消毒巾、小孔巾即可。

以腹部手术为例:需消毒巾 4 块、中单 2 条、剖腹单(大单)1 条。铺无菌巾的原则:先铺脏的一侧或对侧,后铺比较清洁的一侧或者是操作者自己侧。其铺盖步骤如下:

（1）护士传递第 1 块消毒巾折边向着助手。

（2）助手接第 1 块消毒巾,盖位切口的下方会阴处。

（3）第 2 块消毒巾盖住切口的对侧。

（4）第 3 块消毒巾盖住切口的上方头部一侧,不可由外侧拉入内侧。

（5）第 4 块消毒巾折边对着洗手护士盖住切口的助手贴身侧。

（6）切口部位上、下各铺中单 1 条;中单边缘同形成无菌术区上下小单平行展开铺上。注意先上后下,铺中单时医生和护士同步,手不可高过颈,低不过脐部。

（7）由器械护士最后铺大单,开口正对切口部位,先向上展开,盖住麻醉架,再向下展开,盖住手术托盘及床尾。大单应下垂于手术床平面至少 20 cm。

第四节 麻 醉

一、局部麻醉

（一）局部麻醉的概念

局部麻醉也称部位麻醉，是指在患者神志清醒状态下，将局麻药应用于身体局部、使机体某一部分的感觉神经传导功能暂时被阻断，运动神经传导保持完好或同时有程度不等的被阻滞状态。这种阻滞应完全可逆，不产生任何组织损害。局部麻醉的优点在于简便易行、安全、患者清醒、并发症少和对患者生理功能影响小。

特征：与全身麻醉相比，局部麻醉在某些方面具有独特的优越性。首先，局部麻醉对神志没有影响；其次，局部麻醉还可起到一定程度术后镇痛的作用；此外，局部麻醉还有操作简便、安全、并发症少，对患者生理功能影响小，可阻断各种不良神经反应，减轻手术创伤所致的应激反应及恢复快等优点。

但是，局部麻醉与全身麻醉在临床上往往相互补充，不能把这两种麻醉方式完全隔离开来，而应该视之为针对具体患者所采取的具有个性化麻醉方案的一部分。如对于小儿、精神病或神志不清的患者不宜单独使用局部麻醉完成手术，必须辅以基础麻醉或全麻；而局部麻醉也可作为全身麻醉的辅助手段，增强麻醉效果，减少全麻药用量。

局部麻醉药是指那些在人体的限定范围内能暂时、完全、可逆地阻断神经传导，即在意识未消失的状况下使人体的某一部分失去感觉，以便于外科手术进行的药物。局部麻醉药和全身麻醉药根本区别在于：局部麻醉药与神经膜上的钠离子通道上的某些特定部位结合后，通过使钠离子通道的钠离子减少从而改变神经膜电位，导致神经冲动的传导被阻断，最终实现麻醉效果；而全身麻醉剂则是通过影响神经膜的物理性状，比如膜的流体性质、通透性等起到麻醉作用。

局部麻醉方法常见的有表面麻醉、局部浸润麻醉、区域阻滞、神经传导阻滞四类。后者又可分为神经干阻滞、硬膜外阻滞及脊麻。静脉局部麻醉是局部麻醉的另一种形式。

1．表面麻醉

（1）定义 将渗透作用强的局麻药与局部黏膜接触，使其透过黏膜而阻滞浅表神经末梢所产生的无痛状态，称为表面麻醉。表面麻醉使用的局麻药，难以达到上皮下的痛觉感受器，仅能解除黏膜产生的不适。可用于角膜、鼻腔、咽喉、气管及支气管的表面麻醉。

（2）注意事项 ① 浸渍局麻药的棉片填敷于黏膜表面之前，应先挤去多余的药液，以防吸收过多产生毒性反应。填敷棉片应在头灯或喉镜下进行，以确保正确安置。② 不同部位的黏膜吸收局麻药的速度不同。一般说来，在大片黏膜上应用高浓度及大剂量局麻药易出现毒性反应，重者足以致命。黏膜吸收局麻药的速度与静脉注射相等，尤以气管及支气管喷雾法，局麻药吸收最快，故应严格控制剂量，否则大量局麻药吸收后可抑制心肌，患者迅速虚脱，因此事先应备妥复苏用具及药品。③ 表面麻醉前须注射阿托品，使黏膜干燥，避免唾液或分泌物妨碍局麻药与黏膜的接触。④ 涂抹于气管导管外壁的局麻药软膏最好用水溶性的，应注意其麻醉起效时间至少需 1 min，所以不能期望气管导管一经插入便能防止呛咳，于清醒插管前仍需先行咽、喉及气管黏膜的喷雾表面麻醉。

2．局部浸润麻醉

（1）定义 沿手术切口线分层注射局麻药，阻滞组织中的神经末梢，称为局部浸润麻醉。取皮内注射针，针头斜面紧贴皮肤，进入皮内以后推注局麻药液，造成白色的橘皮样皮丘，然后经皮丘刺入，分层注药，若需浸润远方组织，穿刺针应由上次已浸润过的部位刺入，以减少穿刺疼痛。注射局麻药液时应加压，使其在组织内形成张力性浸润，与神经末梢广泛接触，以增强麻醉效果。

（2）注意事项 ① 注入局麻药要深入至下层组织，逐层浸润，膜面、肌膜下和骨膜等处神经末梢分布最多，且常有粗大神经通过，局麻药液量应加大，必要时可提高浓度。肌纤维痛觉神经末梢少，只要少量局麻药便可产生一定的肌肉松弛作用。② 穿刺针进针应缓慢，改变穿刺针方向时，应先退针至皮下，避免针干弯曲或折断。③ 每次注药前应抽吸，以防局麻药液注入血管内。局麻药液注毕后须等待4～5 min，使局麻药作用完善，不应随即切开组织致使药液外溢而影响效果。④ 每次注药量不要超过极量，以防局麻药毒性反应。⑤ 感染及癌肿部位不宜用局部浸润麻醉。

3．区域阻滞麻醉

围绕手术区，在其四周和底部注射局麻药，以阻滞进入手术区的神经干和神经末梢，称为区域阻滞麻醉。可通过环绕被切除的组织做包围注射，或环绕其基底部注射。区域阻滞的操作要点与局部浸润法相同。主要优点在于避免穿刺病理组织，适用于门诊小手术，也适用于身体情况差的虚弱患者或高龄患者。

4. 静脉局部麻醉

（1）定义 肢体近端上止血带，由远端静脉注入局麻药以阻滞止血带以下部位肢体的麻醉方法称静脉局部麻醉。适用于能安全放置止血带的远端肢体手术，受止血带限制，手术时间一般在 1～2 h 内为宜。如果合并有严重的肢体缺血性血管疾患则不宜选用此法。下肢主要用于足及小腿手术，采用小腿止血带，应放置于腓骨颈以下，避免压迫腓浅神经。

（2）注意事项 静脉局部麻醉主要并发症是放松止血带后或漏气致大量局麻药进入全身循环所产生的毒性反应。所以应注意：① 在操作前仔细检查止血带及充气装置，并校准压力计；② 充气时压力至少达到该侧收缩压 100 mmHg 以上，并严密监测压力计；③ 注药后 20 min 以内不应放松止血带，放止血带时最好采取间歇放气法，并观察患者神志状态。

5. 神经及神经丛阻滞

（1）颈神经丛阻滞 颈浅神经丛阻滞可用于锁骨上颈部表浅手术，而颈部较深手术，如甲状腺手术、颈动脉内膜剥脱术等，尚需进行颈深神经丛阻滞。但由于颈部尚有后四对脑神经支配，故单纯行颈神经丛阻滞效果不完善，可用辅助药物以减轻疼痛。

（2）臂神经丛阻滞 包括经颈路臂丛阻滞法、肌间沟阻滞法、锁骨上臂丛阻滞法、锁骨下臂丛阻滞法、腋路臂丛阻滞法等五种入路方法。五种臂丛入路阻滞效果因各部位解剖不同而异，而上肢各部位神经支配亦各异，因此应根据手术部位神经支配选择最恰当阻滞入路。

（3）上肢神经阻滞 上肢神经阻滞主要适应于前臂或手部的手术，也可作为臂丛神经阻滞不完全的补救方法。主要包括正中神经阻滞、尺神经阻滞和桡神经阻滞，可以在肘部或腕部阻滞，若行手指手术，也可行指间神经阻滞。

（4）下肢神经阻滞 全部下肢麻醉需同时阻滞腰神经丛和骶神经丛。因需多注药且操作不方便，故临床应用不广。然而，当需要麻醉的部位比较局限或禁忌椎管内麻醉时，可以应用腰骶神经丛阻滞。另外，腰骶神经丛阻滞还可作为全身麻醉的辅助措施用于术后镇痛。

虽然腰神经丛阻滞复合肋间神经阻滞可用于下腹部手术，但临床很少应用。髂腹下神经与髂腹股沟神经联合阻滞是简单而实用的麻醉方法，可用于髂腹下神经与髂腹股沟神经支配区域的手术。髋部手术需阻滞除髂腹下和髂腹股沟神经以外的全部腰神经，最简便的方法是阻滞腰神经丛（腰大肌间隙腰神经丛阻滞）。大腿手术需麻醉股外侧皮神经、股神经、闭孔神经及坐骨神经，可行腰大肌间隙腰神经丛阻滞联合坐骨神经阻滞。大腿前部手术可行股外侧皮神经和股神经联合或分别阻滞，亦可以采用"三合一"法，单纯股外侧皮神经阻滞可用于皮肤移植皮区麻醉,单纯股神经阻滞适用于股骨干骨折术后止痛、股四头肌成形术或髌骨骨折修复。股外侧皮神经和股神经联合阻滞再加坐骨神经阻滞,通常可防止止血带疼痛,这是因为闭孔神经支配皮肤区域很少。开放膝关节手术需要阻滞股外侧皮神经、股神经、闭孔神经和坐骨神经,最简便的方法是实施腰大肌间隙腰神经丛阻滞联合坐骨神经阻滞。采用股神经、坐骨神经联合阻滞也可满足手术要求。膝远端手术需阻滞坐骨神经和股神经的分支隐神经,踝部阻滞可适用于足部手术。

(二)局部麻醉的不良反应及预防

局部麻醉的不良反应主要涉及高敏反应、组织及神经毒性、心脏及中枢神经系统毒性反应等。

1. 组织毒性

所涉及的因素包括创伤性注射方法,药物浓度过高,吸收不良和其他机械性因素所引起的肉眼或显微镜下的组织损伤。事实上,常用的麻醉药并没有组织毒性,若在皮肤或皮下注入高渗浓度的局麻药,可引起暂时性水肿;加用肾上腺素虽可改善其水肿程度,但又将进一步增加组织的毒性。注入1%以下普鲁卡因、利多卡因、甲哌卡因溶液不至于影响伤口愈合。

2. 神经毒性

在神经或神经束内直接注射麻醉药,则可引起功能或结构上的改变,这并非单纯药物本身所致,而与物理因素(压力)有关。

3. 高敏反应

患者个体对局麻药的耐受有很大的差别。当应用小剂量的局麻药,或其用量低于常用量时,患者就会发生毒性反应初期症状,应该考虑为高敏反应。一旦出现反应,应停止给药,并给予治疗。

4. 变态反应

变态反应是由于亲细胞性免疫球蛋白附着于肥大细胞和嗜碱粒细胞的表面,当抗原于反应素抗体再次相遇时,则从肥大细胞颗粒内释放出组胺和5-羟色胺等。这些循环内生物胺可激发起快速而严重的全身防御性反应,出现气道水肿、支气管痉挛、呼吸困难、低血压及因毛细血管通透性增加所致的血管性水肿,皮肤则出现荨麻疹,并伴有瘙痒。反应严重者可危及患者生命。变态反应发生率占局麻药不良反应的2%。酯类局麻药引起变态反应远比酰胺类多见。一般认为,酯类局麻药与免疫球蛋白E形成半抗原,同时局麻药的防腐剂也可形成半抗原,是引起变态反应的另一潜在因素。

5．中枢神经毒性反应

局麻药的中枢神经系统毒性表现为初期的兴奋相和终末的抑制相，最初表现为患者不安、焦虑、感觉异常、耳鸣和口周麻木，进而出现面肌痉挛和全身抽搐，最终发展为严重的中枢神经系统抑制、昏迷和呼吸心跳停止。

6．心脏毒性反应

心血管系统初期表现为由于中枢神经系统兴奋而间接引起的心动过速和高血压，晚期则由局麻药的直接作用而引起心律失常、低血压和心肌收缩功能抑制。

7．毒性反应的预防和治疗

（1）预防　局麻药重症毒性反应突出的表现是惊厥。此时，由于通气道和胸、腹部肌肉不协调和强烈收缩，势必影响呼吸和心血管系统，可危及生命，因此应积极防止其毒性反应的发生：① 应用局麻药的安全剂量。② 在局麻药溶液中加用肾上腺素，以减慢吸收和延长麻醉时效。③ 防止局麻药误注入血管内，注药期间必须按时回抽观察有无血液回流；在注入全剂量前，可先注试小剂量以观察反应。④ 警惕毒性反应的先驱症状，如惊恐、突然入睡、多语和肌肉抽动，此时就应停止注射，采用过度通气以提高大脑惊厥阈。若惊厥继续进展，则需行控制呼吸，以保持心脏和大脑的充分氧合。⑤ 使用地西泮和其他苯二氮䓬类药作为麻醉前用药。

（2）治疗　由于局麻药在血液内迅速稀释和分布，所以一次惊厥持续时间多不超过 1 min。① 发生惊厥时要注意保护患者，避免发生意外的损伤。② 吸氧，并进行辅助或控制呼吸。③ 开放静脉输液，维持血流动力学的稳定。④ 静注硫喷妥钠或其他快速巴比妥药物，但勿应用过量以免发生呼吸抑制；也可静脉注射地西泮。

（三）局部麻醉穿刺引起的并发症

1．神经损伤

在进行穿刺时可直接损伤神经，尤其伴异感时。使用短斜面穿刺针及神经刺激仪定位可减少神经损伤发生率。穿刺时还应避免神经内注射。

2．血肿形成

周围神经阻滞时偶可见血肿形成，血肿对局麻药扩散及穿刺定位均有影响，因而在穿刺操作前应询问出血史，尽可能采用细的穿刺针，同时在靠近血管丰富部位操作时应细心。

3．感染

操作时无菌原则不严格或穿刺经过感染组织可将感染进一步扩散，因此有局部感染应视为局部麻醉禁忌证。

二、全身麻醉

(一) 全身麻醉方法

全身麻醉,具体方法有全凭静脉麻醉、吸入麻醉、静吸复合麻醉,插管方法有经口明视气管插管、光棒引导气管插管、支气管镜引导气管插管、经鼻插管等。施行全身麻醉前做好核对工作,开放外周静脉通路,做好生命体征监护,检查麻醉机、氧气、气管插管用具及急救药品。常用药物一般选用罗库溴铵、芬太尼、咪达唑仑、七氟烷。

(二) 实施及并发症处理

全身麻醉的诱导是指患者接受全麻药后,由清醒状态到神志消失,并进入全麻状态后进行气管内插管,这一阶段称为麻醉诱导期。诱导前应准备好麻醉机、气管插管用具及吸引器等,开放静脉和胃肠减压管,测定血压和心率的基础值,有条件者应监测心电图和 SpO_2。全麻诱导方法有:

1. 吸入诱导

(1) 开放点滴法　以金属丝网面罩绷以纱布扣于患者口鼻上,将挥发性麻醉药滴于纱布上,患者吸入麻醉药的蒸汽逐渐进入麻醉状态。以往主要用于乙醚麻醉,现今有时也用于小儿麻醉。

(2) 麻醉机面罩吸入诱导法　将面罩扣于患者口鼻部,开启麻醉药挥发器,逐渐增加吸入浓度,待患者意识消失并进入麻醉第三期,即可静注肌松药行气管内插管。如同时吸入 60% N_2O,诱导可加速。

2. 静脉诱导

与开放点滴法相比,患者舒适,不污染环境,比面罩吸入法迅速,但麻醉分期不明显,深度亦难以判断,对循环的干扰较大,同时需要先开放静脉,对于小儿及不合作的患者有一定的困难,实行时需预先氧合、去氮等处理。

3. 静吸复合诱导

与吸入诱导法相比,静脉诱导较迅速,患者也较舒适,无环境污染。但麻醉分期不明显、对循环的干扰较大。开始诱导时,先以面罩吸入纯氧 2~3 min,增加氧储备并排出肺及组织内的氮气。根据病情选择合适的静脉麻醉药及剂量,如硫喷妥钠、依托咪酯、丙泊酚等,从静脉缓慢注入并严密监测患者的意识、循环和呼吸的变化。待患者神志消失后再注入肌松药,全身骨骼肌及下颌逐渐松弛,呼吸由浅到完全停止。这时应用麻醉面罩进行人工呼吸,然后进行气管内插管。插管成功后,立即与麻醉机相连接并行人工呼吸或机械通气。为减轻气管内插管引起的心血管反应,可在插管前静注芬太尼 $3\sim5\ \mu g/kg$。

(三)全身麻醉的维持

全麻维持期的主要任务是维持适当的麻醉深度以满足手术的要求,如切皮时麻醉需加深,开、关腹膜及腹腔探查时需良好肌松。同时,加强对患者的管理,保证循环和呼吸等生理功能的稳定。

1.吸入麻醉药维持

经呼吸道吸入一定浓度的吸入麻醉药,以维持适当的麻醉深度。目前吸入的气体麻醉药为氧化亚氮,挥发性麻醉药为氟化类麻醉药,如恩氟烷、异氟烷等。由于氧化亚氮的麻醉性能弱,高浓度吸入时有发生缺氧的危险,因而难以单独用于维持麻醉。挥发性麻醉药的麻醉性能强,高浓度吸入可使患者意识、痛觉消失,能单独维持麻醉。但肌松作用并不满意,如盲目追求肌松,势必增加吸入浓度。吸入浓度越高,对生理的影响越严重。因此,临床上常将 $N_2O\text{-}O_2$-挥发性麻醉药合用,N_2O 的吸入浓度为 $50\%\sim70\%$,挥发性麻醉药的吸入浓度可根据需要调节,需要肌肉松弛时可加用肌松药。肌松药不仅使肌肉松弛,并可增强麻醉作用,以减轻深麻醉时对生理的影响。使用氧化亚氮时,麻醉机的流量表必须精确。为避免发生缺氧,应监测吸入氧浓度或脉搏氧饱和度(SpO_2),吸入氧浓度不低于 30% 为安全。挥发性麻醉药应采用专用蒸发器以控制其吸入浓度。有条件者可连续监测吸入麻醉药浓度,使麻醉深度更容易控制。

2.静脉麻醉药维持

全麻诱导后经静脉给药维持适当麻醉深度的方法。静脉给药方法有单次、分次和连续注入法三种,应根据手术需要和不同静脉全麻药的药理特点来选择给药方法。目前所用的静脉麻醉药中,除氯胺酮外,多数都属于催眠药,缺乏良好的镇痛作用。有的药物如硫喷妥钠,在深麻醉时虽有一定的镇痛作用,但对生理的影响也很大。因此,单一的静脉全麻药仅适用于全麻诱导和短小手术,而对复杂或时间较长的手术,多选择复合全身麻醉。复合全身麻醉是指两种或两种以上的全麻药复合应用,彼此取长补短,以达到最佳临床麻醉效果。随着静脉和吸入全麻药品种的日益增多,麻醉技术的不断完善,应用单一麻醉药(如乙醚)达到所有全麻作用的方法,基本上不再应用,而复合麻醉在临床上得到越来越广泛的应用。根据给药的途径不同,复合麻醉可大致分为全静脉复合麻醉和静脉与吸入麻醉药复合的静吸复合麻醉。

全静脉复合麻醉或称全静脉麻醉,是指在静脉麻醉诱导后,采用多种短效静脉麻醉药复合应用,以间断或连续静脉注射法维持麻醉。现在常用的静脉麻醉药的镇痛作用很差,故在麻醉过程中需用强效麻醉性镇痛药,以加强麻醉效果,抑制应激反应。为了达到肌肉松弛和便于施行机械通气的目的,必须给予肌松药。因此,单纯应用静脉麻醉药达到稳定的麻醉状态,必须将静脉麻醉药、麻醉性镇痛药和肌松药结合在一起。这样既可发挥各种药物的优点,又可克服其不良作用;具有诱导快、操作简便、可避免吸入麻醉药引起的环境污染等特点;如果用药适时、适量,可使麻醉过程平稳,恢复也较快。但是,由于是多种药物的复合应用,如何根据药理特点选择给药时机及剂量是十分重要的,也是相当困难的。麻醉体征与麻醉分期也难以辨别,麻醉后清醒延迟及肌松药的残余作用也可带来严重并发症。因此,麻醉科医师必须精通各种药物的药理特点,才能灵活用药,取得良好麻醉效果。同时应严密监测呼吸及循环功能的变化,仔细观察浅麻醉时应激反应的体征,有条件者应监测血药浓度,或根据药代动力学特点用微机控制给药,以避免发生时术中知晓。全静脉麻醉的基本原则虽然无多大争议,但具体的复合方法、剂量大小及给药时机则有较大区别。目前常用的静脉麻醉药有丙泊酚、咪唑安定,麻醉性镇痛药有吗啡、芬太尼,而肌松药则根据需要选用长效或短效者。长效肌松药可分次静注,而短效肌松药及其他药,最好应以微量泵持续静脉注入。目前仍没有统一的复合配方,多应用芬太尼 3～5 g/kg＋咪达唑仑＋肌松药,或丙泊酚(咪达唑仑)＋氯胺酮＋肌松药维持麻醉。全静脉麻醉的深度缺乏明显的标志,给药时机较难掌握,有时麻醉可突然减浅。因此,常吸入一定量的挥发性麻醉药以保持麻醉的稳定。吸入恩氟烷、异氟烷者较多,七氟烷和地氟烷也开始应用。一般在静脉麻醉的基础上,于麻醉减浅时间断吸入挥发性麻醉药。这样即可维持相对麻醉稳定,又可减少吸入麻醉药的用量,且有利于麻醉后迅速苏醒。也可持续吸入低浓度(1%左右)麻醉药,或 50%～60% N_2O,以减少静脉麻醉药的用量。静吸复合麻醉适应范围较广,麻醉操作和管理都较容易掌握,极少发生麻醉突然减浅的被动局面。但如果掌握不好,也容易发生术后清醒延迟。

(四) 全麻深浅的判断

(1) 乙醚麻醉深浅及分期标准系以意识、痛觉消失,反射活动,肌肉松弛,呼吸及血压抑制的程度为标准。由于肌松药的应用,肌松及呼吸抑制的程度已不再是判断深浅的指标,大剂量肌松药的应用,有可能出现患者虽不能动,但痛觉仍存在及术中知晓的弊端。

(2) 有自主呼吸者,手术刺激时呼吸增速加深、心率增快、血压升高多为浅麻醉的表现。眼球固定,眼泪"汪汪"也为浅麻醉的表现,一旦眼睛干燥则为麻醉"过深"的表现。因此循环的稳定仍为一重要指标。

（3）挥发性吸入麻醉药麻醉性能强，大量吸入虽可使患者意识、痛觉消失，但肌松作用并不满意，如盲目追求肌松势必付出深麻醉的代价，故复合麻醉仍在于合理配伍，避免深麻醉。

（4）吸入麻醉药呼气末浓度达 1.3 MAC 以上时痛觉方可消失，0.3 MAC 时患者即可清醒。

（5）维持适当的麻醉深度是重要且复杂的，应密切观察患者，综合各方面的判断。根据手术刺激的强弱及时调节麻醉深度更为重要。

第二章 胃肠疾病

第一节 消化性溃疡

消化性溃疡（PU）主要是指胃、十二指肠的慢性溃疡，是胃十二指肠的黏膜局限性圆形或椭圆形的全层缺损，这种黏膜缺损深达黏膜肌层，是非常常见的疾病之一。约10%的人一生中发生过溃疡病。溃疡的形成有各种因素，但酸性胃液对黏膜的作用是溃疡形成的基本因素。消化性溃疡可发生在和酸性胃液接触的任何部位，如食管下段、胃、十二指肠、空肠、胃吻合术后的吻合口及有异位黏膜的 Meckel 憩室等。十二指肠溃疡占消化性溃疡的80%。

十二指肠溃疡（DU）和胃溃疡（GU）有很多的共同特性，如酸在溃疡形成中的作用，基本的临床表现，抗溃疡药物（H_2受体阻断剂、质子泵抑制剂）和迷走神经切断术对溃疡的愈合均有效等。但二者在发病情况、年龄、性别、胃酸分泌、发病机制和治疗方法均有明显不同。

一、病因及发病机制

正常情况下，胃十二指肠黏膜具有一系列防御和修复机制。主要涉及三个方面：① 上皮前。有一层黏液和碳酸氢盐形成的屏障。② 上皮细胞。上皮细胞分泌黏液和碳酸氢根，上皮细胞顶面膜对酸的反弥散起屏障作用。③ 上皮后。胃黏膜丰富的毛细血管网内的血流为上皮细胞旺盛的分泌及自身不断更新提供能量物质，并将反弥散进入黏膜的氢离子带走。一般而言，只有当某些因素损害了这一机制才可能发生胃酸/胃蛋白酶侵蚀黏膜而导致溃疡形成。目前的研究已经明确，幽门螺杆菌、非甾体类抗炎药、胃酸分泌过多以及胃十二指肠运动异常等是常见病因。

1．幽门螺杆菌

幽门螺杆菌(HP)是一种生长在微氧环境的革兰氏阴性杆菌,呈螺旋形。人的胃黏膜上皮细胞是它的自然定植部位。能在酸性胃液中存活是由于它具有高活性的尿素酶能分解尿素产生氨,在菌体周围形成保护层。HP可经人与人之间经粪-口或口-口途径传播。幽门螺杆菌感染和消化性溃疡的发病密切相关。幽门螺杆菌是人类非常常见的细菌之一,是消化性溃疡的常见病因,也是溃疡复发的常见病因。

确认幽门螺杆菌为消化性溃疡的重要病因有两方面:① 消化性溃疡患者的幽门螺杆菌检出率显著高于普通人群,在十二指肠溃疡的检出率为90%,胃溃疡的检出率为70%～80%(幽门螺杆菌阴性的患者往往能找到NSAID服用史等其他原因);② 大量临床研究肯定,成功根除幽门螺杆菌后溃疡复发率明显下降,用常规抑酸治疗后愈合的溃疡年复发率为50%～70%,而根除幽门螺杆菌可使溃疡复发率降至5%以下。

Goodwin在解释幽门螺杆菌在消化性溃疡中的作用时提出"漏屋顶学说",他把黏膜屏障比作屋顶,而把胃酸比作雨,幽门螺杆菌感染可破坏屏障造成"漏屋顶",溃疡形成是屋内积水。从发生屋内积水的两个条件及漏屋顶和下雨可形象地看出幽门螺杆菌和胃酸在溃疡形成中的作用。

2．非甾体抗炎药(NSAID)

NSAID是引起消化性溃疡的另一个常见病因。研究表明,服用NSAID的患者发生消化性溃疡及其并发症的危险性显著高于普通人群。临床研究报道,服用NSAID的患者中超过50%内镜下见胃黏膜糜烂或出血,10%～25%的患者可发现胃十二指肠溃疡,1%～2%的患者发生出血穿孔等并发症。

NSAID引起的溃疡胃溃疡较十二指肠溃疡多见。

目前认识到NSAID的作用主要是抑制环氧化酶(COX),COX是花生四烯酸合成前列腺素的关键限速酶。NSAID抑制COX导致胃肠黏膜生理性前列腺素E合成不足。后者通过增加黏液和碳酸氢盐分泌、促进黏膜血流、细胞保护等作用在维持黏膜防御和修复功能中起重要作用。

3．胃酸分泌过多

胃十二指肠溃疡的发病机制中,胃酸分泌过程起重要作用。早在1910年Schwartz提出"无酸就无溃疡"的观点,至今仍是正确的。无酸情况下罕有溃疡发生及抑制胃酸分泌药能促进溃疡愈合的事实均能证明胃酸在溃疡形成过程中的决定性作用。

4．胃十二指肠运动异常

研究发现部分十二指肠溃疡患者胃排空增快,可使十二指肠球部酸负荷增加。

部分胃溃疡患者有胃排空延迟,这可增加十二指肠液反流入胃,增加黏膜侵袭因素。

此外,吸烟、遗传、急性应激等跟溃疡发生有关。

二、分类

Johnson 按部位、临床表现和胃酸分泌情况将胃溃疡加以分类,后又经 Csendes 补充,将胃溃疡共分成四类。

(1) Ⅰ型　最常见,占 50%～60%,位于小弯侧胃角切迹附近,发生在胃窦黏膜和胃体黏膜交界处。因胃窦黏膜大小的变异,溃疡可发生自小弯侧贲门下 4 cm 至幽门前 2 cm。一般认为是胃黏膜对胃酸-胃蛋白酶活性的正常防御机制减弱所致,常为低胃酸分泌。本型的真实病因尚未明。

(2) Ⅱ型　复合溃疡,胃溃疡合并十二指肠溃疡。常先发生十二指肠溃疡,并发胃排空延迟,使胃酸－胃蛋白酶活性增加,因而继发胃溃疡,本型占 20%。胃酸的分泌为高酸分泌,与Ⅰ型的低酸分泌不同。本型内科治疗效果较差,易合并出血(30%～50%),病情较顽固,并发症发生率高。

(3) Ⅲ型　幽门管溃疡或近幽门 2 cm 以内的胃溃疡(PPU),本型占 20%。和十二指肠溃疡一样,通常为高胃酸分泌。可能和服用非类固醇抗炎药(NSAID)有关,但不能肯定。内科治疗易于复发。

(4) Ⅳ型　高位胃溃疡,较少见,占 5%。溃疡多位于胃上部 1/3,距食管胃连接处 4 cm 以内。在 2 cm 以内者称为近贲门溃疡。患者血型多为 O 型,低胃酸分泌,常为穿透性溃疡,易并发出血和穿孔,梗阻少见。

三、临床表现

十二指肠溃疡的发病率男女比为 2∶1。十二指肠溃疡患者年龄较胃溃疡患者年轻 10 岁。典型症状是有节律性、周期性的上腹疼痛。好发于春季、秋季,冬季和夏季缓解。十二指肠溃疡的疼痛一般发生两餐之间(饥饿痛),餐后 2～3 h,持续至下餐进食后缓解,也常夜间痛醒,在进食和服抗酸药后几分钟即缓解。十二指肠溃疡的症状是非特异性的,要用适宜的诊断检查以排除如反流性胃炎、胆道病、胰腺病及其他胃十二指肠病变。

胃溃疡的主要症状是深在的上腹部痛,与十二指肠溃疡的疼痛不同,胃溃疡疼痛因进食而加重,且发生在餐后或餐后半小时,持续 1～2 h 后逐渐缓解,下餐进食后重复上述节律。继因进食腹痛加重,患者进食减少,因而在胃溃疡发作时可伴有明显体重减轻。胃溃疡患者常有恶心、呕吐症状。十二指肠溃疡患者因食物能缓解其症状而渴望进食,胃溃疡患者则与之相反。此外,胃溃疡患者胃窦功能不全,可引起胃潴留和呕吐。

不论是十二指肠溃疡还是胃溃疡,许多患者并无上述典型的症状。两者症状可相混,故根据临床症状是难以区别溃疡的类型的。至少 10%的活动性胃溃疡患者是无症状的。

体检:溃疡发作期或穿透性溃疡上腹部可有压痛,位于剑突下或稍偏左侧。

四、治疗

十二指肠溃疡的治疗近 30 年来已有显著的改变,包括一般治疗、药物治疗、并发症的治疗和外科治疗。十二指肠溃疡治疗的目的包括:疼痛的缓解、促进溃疡的愈合、防止复发、减少并发症。目前,抗溃疡药物的发展(H_2 受体阻断剂和质子泵抑制剂),大多数无并发症的十二指肠溃疡均能被治愈。故十二指肠溃疡患者开始均应给予内科治疗。外科治疗适应证有:① 急性穿孔,大量出血或出血不止,幽门梗阻。十二指肠溃疡的并发症是外科急症手术的主要指征。② 难治性溃疡,虽经严格的内科药物治疗,仍发作频繁,疼痛严重,影响工作能力和生活质量。③ 穿透性溃疡,复合溃疡(胃、十二指肠合并溃疡),球后溃疡。④ 复发溃疡,曾有大出血或溃疡穿孔史。

与十二指肠溃疡相比胃溃疡发病年龄偏大,常伴有慢性胃炎,幽门螺杆菌感染率高,溃疡愈合后胃炎依然存在,停药后溃疡复发率高,且有 5%恶变率。因此,对胃溃疡的手术指征较宽。目前,约 50%有症状的胃溃疡患者需手术治疗。良性胃溃疡选择性手术的两个主要目的是切除溃疡连同危险的黏膜,减少酸和蛋白酶的排出。次要的目的是减少胆汁反流和胃潴留。胃溃疡手术的指征:① 包括抗 HP措施在内的严格内科治疗 8～12 周,溃疡不愈合或短期内复发者;② 发生溃疡出血、穿孔、瘢痕性幽门梗阻、溃疡穿透至胃壁外者;③ 可以恶变或已经恶变者;④ 巨大胃溃疡(2.5 cm 以上)或高位溃疡;⑤ 胃十二指肠复合溃疡。手术术式如下。

1. 胃部分切除术(PG)

目的是切除产生胃泌素的胃窦和不同量的胃体(壁细胞群),减少胃酸分泌。所以切除胃远端最低不应少于 50%～60%,胃大部切除术后,多数患者的胃液可达到空腹无游离酸或低游离酸的程度,从而去除了溃疡形成的直接原因。另外胃大部切除术切除了溃疡的多发部位,即邻近幽门的十二指肠球部、幽门管、胃窦小弯侧。

胃大部切除术包括两个部分:胃切除和消化道重建。消化道重建有两种:胃十二指肠吻合(Billroth Ⅰ式),胃空肠吻合(Billroth Ⅱ式)。它的选择常以溃疡情况和胃切除的量的多少而定。我国目前主要仍以胃部分切除术治疗十二指肠溃疡,欧美很少应用胃部分切除术治疗十二指肠溃疡,因为胃部分切除术的手术死亡率显著高于高选择性迷走神经切断术(HSV),手术并发症也明显高于 HSV。特别是胃部分切除术的 20 年后残胃癌的发生率高于正常人 3～6 倍,可能是过多的胃肠液反流引起胃黏膜反应所致。

2. 迷走神经干切断合并引流术(TV + D)

迷走神经干切断术减少了基础胃酸分泌 85% 和由五肽胃泌素组织刺激引起的最大胃酸分泌 50%。迷走神经刺激引起壁细胞反应是通过多个机制来传导的。乙酰胆碱直接作用于细胞的胆碱能受体;解除从胃体 D 细胞释放生长抑素的抑制;肠嗜铬样细胞(ECLC)释放组胺的旁分泌作用;胃窦 G 细胞释放胃泌素。迷走神经切断阻断了以上所有的机制。迷走神经切断后,壁细胞对胃泌素的敏感性明显降低。迷走神经切断不但酸分泌减少,也明显抑制胃蛋白酶的分泌。

迷走神经在调节胃的运动中起主要作用。迷走神经干切断术后胃底容纳性松弛作用丧失和幽门括约肌松弛不全,造成胃排空液体和固体的功能严重障碍,即使加做了引流手术,使液体的排空加速,而固体的排空改善仍慢于正常胃,因而所有迷走神经干切断(TV)手术须加做引流手术。

引流术包括:① 幽门成形术;② 胃空肠吻合术;③ 胃窦切除术。

幽门成形术主要有:① Heineke Mikulicz 幽门成形术(H-MPP):是最常用的,纵行切开幽门十二指肠,完全切断幽门,切口横行缝合。② Finney 幽门成形术:此法实际上是胃十二指肠侧-侧吻合。可用于当溃疡瘢痕累及幽门和十二指肠球部,不允许做无张力的 H-MPP 时。③ Horsley 法。④ Holle 法:幽门成形术亦适用于十二指肠溃疡出血,以暴露溃疡缝合止血。若施行幽门成形术,幽门前溃疡瘢痕必须较少,十二指肠较易游动,这样易于缝合。

3. 高选择性迷走神经切断术(HSV)

手术包括细致地分离切断支配胃体和胃底的前、后胃迷走神经的分支。完整保留迷走神经前后干、肝支、腹腔支和支配胃窦与幽门的"鸦爪"分支,因保留了胃窦和幽门管的迷走神经支配,保证了胃的排空。手术的优点是:死亡率低,术后并发症少。一般认为 HSV 是十二指肠溃疡的选择性手术的首选。大多数人认为HSV 对 Ⅰ 型和 Ⅱ 型胃溃疡效果良好,但对幽门溃疡和幽门前溃疡因其复发率过高,不宜施行 HSV。

4. 腹腔镜手术

随着腹腔镜手术的普及,各类型的溃疡手术均可在腹腔镜下进行。主要有腹腔镜下胃大部切除术、腹腔镜下迷走神经切除术、腹腔镜下胃十二指肠溃疡穿孔修补术。腹腔镜手术较传统的手术具有创伤小、更安全、术后恢复快等优点。

第二节　胃　　癌

全球范围内,胃癌发病率在男性恶性肿瘤中仅次于肺癌,居第二位,在女性恶性肿瘤中居第四位。我国胃癌在各种恶性肿瘤中居首位,年平均死亡率为25.53/10万,男女发病率之比约为 2：1。

一、分类

1.早期胃癌

指病变限于黏膜及黏膜下层未达肌层者,无论肿瘤面积大小、有无淋巴结转移,均称为早期胃癌。早期胃癌又分为黏膜癌(MC)及黏膜下癌(SM)。如早期胃癌限于黏膜内为黏膜癌。早期胃癌又分为小胃癌及微小胃癌,病变最大直径＜1 cm 的早期胃癌为小胃癌,最大直径＜0.5 cm 者为微小胃癌。术前准确诊断黏膜、黏膜下癌对选择恰当术式至关重要。根据日本胃癌研究总则,早期胃癌内镜下分型为:隆起型(Ⅰ型)、表浅隆起型(Ⅱa 型)、表浅平坦型(Ⅱb 型)、表浅凹陷型(Ⅱc 型)及凹陷型(Ⅲ型)。Ⅰ型和Ⅱa 型的鉴别是:前者病变的厚度超过正常组织的 2 倍,后者病变的厚度未超过正常组织的 2 倍。组织学分型为:肠型(高、中分化、管状及乳头状腺癌)、弥漫型(低分化、未分化及印戒细胞癌)。Kitamura 等报道早期胃癌淋巴结转移与组织学分型无明显相关性。

2.进展期胃癌

指病变深度已超过黏膜下层者。按 Borrmann 分型分为四型:① Ⅰ型。息肉(肿块)型。② Ⅱ型。无浸润溃疡型,癌灶与正常组织界限清楚。③ Ⅲ型。有浸润溃疡型,癌灶与正常组织界限不清楚。④ Ⅳ型。弥漫浸润型。

二、病因

胃癌的确切病因不十分明确,但以下因素与发病有关:① 地域环境及饮食生活因素;② 幽门螺杆菌感染;③ 癌前病变:包括胃息肉,慢性萎缩性胃炎及残胃;④ 遗传基因;⑤ 溃疡。

三、转移及扩散

胃癌的转移,扩散途径有直接浸润、淋巴转移、血行转移和腹膜种植转移四大途径,其中直接浸润、血行转移和腹膜种植转移多属肿瘤晚期征象,其淋巴转移规律依肿瘤原发胃内的部位不同而异,因此成为不同部位的胃癌根治术淋巴清扫范围的主要依据。

四、临床表现

早期胃癌多数患者无明显症状,少数人有恶心、呕吐或是类似溃疡病的上消化道症状,无特异性。因此,早期胃癌诊断率低。疼痛与体重减轻是进展期胃癌最常见的临床症状。患者常有较为明确的上消化道症状,如上腹不适、进食后饱胀,随着病情进展上腹痛加重,食欲下降、乏力、消瘦,部分患者有恶心、呕吐。另外,根据肿瘤的部位不同,也有其特殊表现。贲门胃底癌可有胸骨后疼痛和进行性吞咽困难;幽门附近的胃癌有幽门梗阻表现;肿瘤破坏血管后可有呕血、黑便等消化道出血症状。腹部持续性疼痛常提示肿瘤扩展超出胃壁。大约10%的患者有胃癌扩散的症状和体征,诸如锁骨上淋巴结肿大、腹水、黄疸、腹部包块、直肠前窝扪及肿块等。晚期胃癌患者常可出现贫血、消瘦、营养不良甚至恶病质等表现。

五、诊断

通过 X 线钡餐检查和纤维胃镜加活组织检查,诊断胃癌已不再困难。由于早期胃癌无特异性症状,患者的就诊率低,加上缺乏有效便利的普查筛选手段,目前国内早期胃癌占胃癌住院患者的比例还不到10%。为提高早期胃癌诊断率,对有胃癌家族史或原有胃病史的人群定期检查。对 40 岁以上有上消化道症状而无胆道疾病者;原因不明的消化道慢性失血者;短期内体重明显减轻,食欲缺乏者应做胃的相关检查,以防漏诊胃癌。目前临床上用于诊断胃癌的检查主要有以下 4 种:① X 线钡餐检查;② 纤维胃镜检查;③ 腹部超声;④ 螺旋 CT 与正电子发射成像检查。

六、治疗

（一）早期胃癌

1. 早期胃癌的局部切除

在过去 20 多年里，早期胃癌的传统术式为"胃癌根 2 术式（D2）"，即根据肿瘤部位选择相应的治愈性胃次全切除加第一、二站淋巴结清扫术。该术式虽可获得较好的治疗效果，但术后死亡率及并发症发生率高（如术后出血、吻合口漏或狭窄、胰漏、反流性食管炎、贫血残胃癌等），生存质量差。大量的病理临床分析发现黏膜癌淋巴结转移率为 0.6%～11%，第一站淋巴结转移率为 0.7%～4.7%，第二站淋巴结转移率为 0～2.4%。黏膜下癌淋巴结转移率为 14.2%～26.8%，第一站淋巴结转移率为 10.6%～18.9%，第二站淋巴结转移率为 2.3%～8.9%。早期胃癌第三、四站淋巴结罕见有转移。很多报道认为，隆起型黏膜癌≤2 cm、凹陷型黏膜癌≤1 cm、隆起型黏膜下癌≤1 cm 者无淋巴结转移，同时发现在无淋巴结转移组，患者生存率与淋巴结清扫范围呈负相关。因此 D2 术式已不适合于所有早期胃癌患者。选择部分患者行局部切除术，可达到与 D2 术式相同的治疗效果，同时降低了术后并发症及死亡率。Kitamura 等认为黏膜癌≤2.0 cm、隆起型黏膜下癌≤1.0 cm 者即可行局部切除术不加淋巴结清扫。切除范围仍遵循"3 cm 原则"。这样在彻底治愈早期胃癌的同时，降低了术后死亡率及并发症，患者生存质量也得到了提高。

2. 早期胃癌的腹腔镜切除

应用腹腔镜切除早期胃癌是 20 世纪 90 年代兴起的一门新的治疗方法，日本学者称之为"腹腔镜胃内外科"。具体操作方法为将腹腔镜 3 个套针经腹壁置入腹腔，然后穿透胃壁进入胃腔行早期胃癌切除术。Ohagmi 等应用腹腔镜切除早期胃癌 40 例，切除标本面积为 (6.6 ± 1.6) cm×(4.8 ± 0.8) cm，经组织学检查未发现癌残留。该方法具有以下优点：操作容易，创伤小，切除彻底，可详细进行组织学检查，同时对胃周可疑淋巴结可切除活检。应用腹腔镜切除早期胃癌必须掌握以下适应证：黏膜癌、隆起型≤2.5 cm、凹陷型≤1.5 cm。术后定期内镜检查，密切随访。

3. 早期胃癌的内镜切除

内镜下切除早期胃癌始于 20 世纪 80 年代初期，首次应用于拒绝手术、患有严重并发症及高龄患者。随着早期胃癌检出率增加，尤其是黏膜癌增加，选择合适的患者行内镜下切除可达到完全治愈。常见的内镜切除法如下：① 内镜下热探针切除法；② Nd-YAG 激光切除法；③ 高频电流及微波切除法；④ 局部注射切除法。

其中激光切除法应用较多,该法操作简单,切除彻底。热探针切除法可使局部创面凝固,止血效果好。局部注射切除法是在病灶边缘黏膜下注射生理盐水,使病灶隆起,然后用高频热除器切除病灶。无论应用哪一种切除法,应遵循"2 cm 原则",即标本缘距病灶边缘>2 cm。Hamada 等认为,标本切缘距病灶边缘>2 cm 为完全根治性切除,否则为不完全根治性切除。如标本切缘查见癌为非根治性切除,应再次应用局部切除或胃次全切除术,以保证治疗效果。内镜下切除仅适用于无淋巴结转移的早期患者,Hiki 认为隆起型黏膜癌≤2 cm、凹陷型黏膜癌≤1.0 cm 为内镜下切除的绝对适应证。Sano 等认为,凹陷型(无壁内溃疡)和隆起型黏膜癌≤1.5 cm、高分化为内镜下切除的适应证。切除范围应符合"2 cm 原则",切除标本应详细进行组织学检查以确保治疗效果。

(二)进展期胃癌

手术在胃癌的治疗中占主导地位,根治性手术是能够达到治愈目的的重要方法。只要患者条件许可又无明显远处转移,均应手术探查,争取根治切除。即使不能达到根治目的,也应使肿瘤组织减少到最低限度,以便为其他非手术治疗创造条件,进行合理的综合治疗。

1. 适应证

(1)经胃镜和钡餐检查后确诊为癌者。

(2)临床检查锁骨上无肿大淋巴结,无腹水征,直肠指诊直肠膀胱(子宫)窝未触及肿物者。

(3)无严重心、肺、肝、肾功能不全,血清清蛋白在 3.5 g/L 以上者。

(4)术前 B 超及 CT 检查无肝脏或肺部等远处转移者。

(5)剖腹手术探查未发现肝转移,无腹膜弥漫性种植转移,肿瘤未侵犯胰腺、肠系膜上动脉,无腹主动脉旁淋巴结转移者。

2. 禁忌证

(1)临床已证实有远处转移,如锁骨上淋巴结转移,直肠指诊触及直肠膀胱(子宫)窝有肿物,B 超、CT 或胸片证实有肝或肺转移者。

(2)剖腹探查发现腹壁已有弥漫性种植转移,肝脏有转移灶,肿瘤已侵犯胰腺实质或已累及肠系膜上动脉,盆腔已有肿瘤种植,腹主动脉旁已有淋巴结转移者。

出现上述现象的肿瘤已属不可能根治性切除的范围,可酌情行姑息性手术,包括姑息性胃部分切除或胃空肠吻合术。

3. 手术原则

手术种类分为缩小根治术、标准根治术与扩大根治术。

(1)积极、慎重地开展缩小根治术 对较小(<4.0 cm)的黏膜内早期胃癌施

行胃部分(2/3 以下)切除,D1 或 D1＋No.7 淋巴结清除术。

(2) 认真施行规范的胃癌标准根治术　国内外众多学者报道中期(TNMⅡ＋Ⅲa 期)胃癌,尤其Ⅱ期胃癌行标准根治术(胃切除 2/3 以上,淋巴结 D2 清除术)能明显提高疗效,5 年生存率可达 70%～80%。关于标准根治术淋巴结清除的范围,最新版规约规定较前有所扩大,如 L 区胃癌在原 D2 清除范围基础上,又增加清除 No.11p、12a、14v 淋巴结;M 区、U 区或占据广泛者亦均有增加,应予以注意。

(3) 正确选择胃癌扩大根治术　对胃下部癌行胰头十二指肠切除术,对胃中、上部癌行左上腹内脏全切除术的适应证,贲门上下部(即 G-E 连接部)癌清除淋巴结的范围等均有争议,各家掌握不一。扩大切除胰头十二指肠切除术的适应证是局限型胃窦癌或其周围淋巴结转移灶侵及胰头者。

4. 术前准备

(1) 纠正贫血腹水和低蛋白血症　可酌情输全血、红细胞、血浆或人血白蛋白,以及短期的静脉营养,改善营养状况。

(2) 对伴有不全幽门梗阻者应禁食或仅进流质饮食,同时给予 3～5 天的洗胃。

(3) 术前常规进行肠道清洁准备。

(4) 术前 1 天常规进行上腹及周围皮肤清洁准备。

(5) 手术日早晨放置鼻胃管。

(6) 手术前静点抗生素。

5. 麻醉与体位可

采用连续硬膜外阻滞麻醉或气管插管全身麻醉。体位无特殊要求,均采用平卧位。

6. 手术步骤

(1) 远端胃癌切除术

① 切口:以上腹正中由剑突向下左侧绕脐到脐下 4 cm 为最常用的切口,可自由延伸,达到充分显露的要求。

② 探查:剖腹后先做全面探查,注意有无腹水,记录腹水的色与量。按顺序探查肝右、左叶、胆囊、脾脏、横结肠、小肠及其系膜、大网膜、腹壁、盆腔有无肿瘤转移或种植。最后再查胃原发肿瘤部位、大小、肿瘤是否侵及或浸出浆膜。在横结肠上缘切开胃结肠韧带,进入小网膜囊,了解胃后壁的肿瘤有无侵及胰腺。检查胃周各组淋巴结的情况,重点是腹腔动脉根部、胃左动脉、肝总动脉、脾动脉的淋巴结以及腹主动脉旁的淋巴结。开腹后,对癌侵及浆膜层者,首先在癌浆膜表面涂医用 TH 胶,迅即形成结痂,严密封闭癌细胞露出面。术中不用纱布擦手术野外的脏器,以免增加癌细胞种植。根据探查结果,确定手术方式。

③ 游离胃及清扫淋巴结：先游离大网膜的右侧起始处，并游离至横结肠的附着处。将横结肠向下牵引，大网膜向上牵引，在横结肠的附着处把大网膜向左剥离至脾下极。将大网膜连同横结肠系膜前叶一起剥离，直至胰腺下缘。横结肠系膜前叶至胰腺下缘后移行为胰腺被膜，继续向上剥离胰腺被膜至胰腺上缘，右至十二指肠，左至胰尾。术中注意不要损伤结肠中动静脉，尽量保持系膜前叶完整性。

沿结肠中动、静脉向上寻找至胰腺下缘背侧，显露出肠系膜上动、静脉，清除肠系膜上静脉周围淋巴结，即 14a/v 组淋巴结。在肠系膜上静脉根部分离出胃网膜右静脉，在根部结扎切断，清扫周围脂肪及淋巴组织。在十二指肠第一段下缘游离出胃十二指肠动脉及胃网膜右动脉，在根部结扎切断胃网膜右动脉，逐步细致分离十二指肠下壁及后壁约 3 cm，结扎切断十二指肠后壁与胰头之间的小血管，这些血管细小易断，避免撕断出血。胃十二指肠动脉在十二指肠背后，术中注意该动脉损伤。清扫完幽门下及胃网膜右动脉其周围脂肪及淋巴组织，即 6 组、4d 组淋巴结。

大网膜剥离至脾下极附近，并切断脾膈韧带，此时动作一定要轻柔，以免过度牵拉引起脾下极撕裂，发生大出血。在脾下极内侧、胰尾前方显露胃网膜左动、静脉根部，结扎切断，清扫其周围脂肪及淋巴组织。向上切断胃脾韧带至保留最上2～3 支胃短血管。由此处转向胃壁，完成 4sb 组淋巴结的清扫。显露脾门探查第10 组淋巴结，如此处有转移须切除脾脏，否则淋巴结清扫不完全。

在肝下，切开肝十二指肠韧带前被膜，显露肝固有动脉，再向下剥离至胃右动脉起始部，根部结扎切断，并清扫其周围脂肪及淋巴组织，完成 5 组淋巴结清扫，继续向下剥离，显露出胃、十二指肠动脉，直至肝总动脉。显露胆总管，并向两侧牵开胆总管、肝固有动脉，清扫两者之间及其门静脉周围的淋巴结，完成 12a/b/p 组淋巴结清扫。十二指肠球部上缘，有十二指肠上动脉，在清扫肝十二指肠韧带前面淋巴结时，若对此不了解或不注意，易招致出血。

用 Kocher 切口翻起十二指肠第二段及胰头，探查第 13 组淋巴结。

游离幽门远端十二指肠上缘，仔细分离十二指肠背面与胰头间的粘连，距幽门2～3 cm 处切断十二指肠。

在胰腺上缘继续剥离肝总动脉周围的淋巴结及疏松组织至腹腔动脉。肝总动脉远侧端与胰腺上缘之间常有一淋巴结，为远侧胃癌好转移的淋巴结之一，应给予清除。完成 8a/p 组淋巴结清扫。

清除腹腔动脉周围脂肪及淋巴组织，完成 9 组淋巴结清扫。

腹腔动脉显露胃左动脉及脾动脉根部，靠近腹腔动脉侧双重结扎切断胃左动脉，清除周围脂肪及淋巴组织。胃左静脉有 70%～80% 经肝总动脉上方注入门静脉，余在肝总动脉根部注入脾静脉；若不熟悉此处解剖，在清扫肝总动脉周围淋巴结时易招致出血。在此处显露胃左静脉根部,结扎切断胃左静脉。到此完成 7 组淋巴结清扫。

将胃向左上翻起,暴露胰体尾上缘。脾动脉在胰上缘疏松组织中行走。自脾动脉根部向胰尾侧剥离胰上缘脾动脉周围组织。因与胰交通的血管很多,应予结扎切断。剥离至脾动脉中段,显露出胃后动脉,于根部结扎切断,清除周围脂肪及淋巴组织,完成 11p 组淋巴结清扫。

沿肝缘附着处,从肝十二指肠韧带左侧至贲门右侧切断小网膜。紧贴小弯侧胃壁,向远侧剥离小网膜,分别结扎切断前、后壁血管,至胃壁剥离长度约 5 cm 为止。完成 1、3 组淋巴结清扫。

④ 切断胃:原则上行远侧胃次全切除。小弯侧距贲门 3 cm,大弯侧在它垂直对应点上。切断胃距肿块应不少于 6 cm,先用两把有齿血管钳夹胃大弯侧,大小根据十二指肠的宽窄,一般要夹 4 cm。在两把有齿血管钳之间切断胃,用 X-F 型闭合器关闭小弯侧胃。移除标本。

⑤ 重建消化道:Billroth Ⅰ式吻合或 Billroth Ⅱ式吻合详见远端胃部分切除术。

⑥ 胃肠吻合完成后,一般在右侧肝下,吻合口外侧放置一个引流管,并逐层缝合腹壁。

(2) 近端胃癌切除术(经腹)

① 切口:同远端胃癌切除术。

② 探查:除上文中提及的以外,重点探查贲门食管处肿瘤的范围。若膈下食管受累不足 2 cm,即可经腹切除;若膈下食管受累超过 4 cm,经腹手术难以切尽,须考虑开胸手术。若脾门处淋巴结转移,胃脾韧带处有肿瘤受累,须考虑同时切除脾及胰尾。

③ 游离胃及清扫淋巴结:从横结肠中部开始沿横结肠附着处向左侧剥离大网膜及横结肠系膜前叶,直至结肠脾曲、脾下极处,继续切断脾结肠韧带及结肠脾曲外侧后腹膜。

将大网膜及横结肠系膜前叶向上游离至胰腺下缘,继续向上剥离胰腺体尾部被膜至胰腺上缘脾动脉处,从脾下极开始靠近脾侧切断胃结肠韧带,在脾下极内侧胰尾前方显露胃网膜左动、静脉根部,靠近脾动脉结扎并切断,清扫其周围脂肪及淋巴组织。完成 4b 组淋巴结的清扫。继续向上切断胃脾韧带及胃短血管,直至贲门左侧。完成 4a 组及 2 组淋巴结的清扫。

将大网膜与横结肠系膜前叶向右上牵引,显露并分离胰尾下缘、脾下极,进入胰后筋膜与肾筋膜前叶之间隙,继而在胰脾后向外侧游离,至脾后方,切断脾肾韧带,脾上方切断脾膈韧带,将脾脏和胰腺体尾完全游离。向右侧翻转脾脏、胰腺体尾,显露后腹壁,分离脾、胰体背面与后腹壁间的疏松粘连时原则上应直视下锐性分离,但有时因位置比较深,显露困难时可用右手指钝性分离。脾、胰体后方有左肾、左肾上腺及相应血管,不注意时有可能损伤上述组织,特别是手法粗暴引起肾上腺皮质撕裂出血。因此分离时要轻柔,手指向腹后壁方向用力。若发生出血,则用无创伤针缝扎止血。

游离完脾脏、胰腺体尾部后,在脾门处显露脾动静脉,清除周围的脂肪、淋巴结,再翻转脾脏和胰腺体尾,清扫脾门后方淋巴结,完成 10 组淋巴结的清扫。如脾门淋巴结有转移,应切除脾脏。继续从脾门向胰尾清扫,胰上缘显露出脾动脉,由外向内沿脾动脉干清扫其周围脂肪、淋巴结,结扎切断胃后动静脉,清扫至脾动脉根部,完成 11d/p 组淋巴结的清扫。脾动脉干有数根到胰腺的小动脉,在淋巴结清扫时,注意结扎、切断。脾动脉常有不同的走行途径,可在胰腺上缘行走,也可埋于胰腺实质内。在后一种情况下清扫时,注意勿损伤胰腺。继续向内侧清扫至腹主动脉周围,完成 9 组淋巴结的清扫。在腹腔动脉处显露肝总动脉、胃左动脉,将胃左动脉根部双重结扎后予以切断,清扫其周围脂肪及淋巴组织,完成 7 组淋巴结的清扫。

从肝十二指肠韧带左侧缘至贲门右侧贴近肝脏切断小网膜。靠近肝下缘,切开肝十二指肠韧带前被膜,显露肝固有动脉,再向下剥离至胃右动脉起始部,根部结扎切断,并清扫其周围脂肪及淋巴组织,完成 5 组淋巴结清扫,继续向下剥离至胃、十二指肠动脉,清扫肝固有动脉周围脂肪及淋巴组织。显露胆总管,并向两侧牵开胆总管、肝固有动脉,清扫两者之间及其门静脉周围的淋巴结,完成 12a/b/p 组淋巴结清扫。在胰腺上缘继续剥离肝总动脉周围的脂肪及淋巴结至腹腔动脉。完成 8a/p 组淋巴结清扫。

再自幽门管沿小弯向近端分离小网膜至幽门近端 5 cm 处,清扫胃小弯淋巴结,完成 3 组淋巴结清扫。

应探查幽门下淋巴结,如果此处有转移应做全胃切除术。

距肿瘤下缘 6 cm 以上处切断胃体,一般以距幽门环 5 cm 小弯处和 10 cm 大弯处作为预切断线。

大弯侧用肠钳钳夹约 4 cm 后切断胃体。用 X-F 型闭合器在小弯侧钳夹并切断胃体。注意这时关闭的是小弯侧远端。

将近端胃向前上翻转,即可看见近端胃后壁与胰腺上缘、后腹壁之间的胃胰韧带,然后靠近后腹壁切断胃胰韧带,将胃后壁游离至贲门,显露食管后壁及食管裂孔肌束,清扫周围淋巴结。

将胃向下方牵拉,显露食管下端,切开食管裂孔前面的腹膜,露出食管下段,游离并切断左、右迷走神经干,清扫食管下段右侧淋巴结与横膈淋巴结。在食管裂孔左缘腹膜后有左膈下动脉走向贲门，切开此处腹膜，显露左膈下动脉，靠近横膈结扎切断，进一步显露食管裂孔及左膈肌脚，完成食管下段左侧淋巴结与横膈淋巴结的清扫。完成 19 组、20 组淋巴结清扫。将食管下段游离出 6～8 cm。必要时可切开食管裂孔两侧膈肌，缝扎后向两侧牵引，扩大食管下部的显露以利于操作。

④ 食管胃重建：将鼻胃管退至食管内，在贲门上 2 cm 横断食管。移去标本。在近端食管断端做连续绕边荷包缝合，植入吻合器的抵针座，收紧荷包线结扎。食管胃的吻合步骤详见近端胃大部切除术。

如果胃食管吻合困难时可行空肠间置术：距 Treitz 韧带 10～15 cm 处切断空肠，游离出一段长 3.5～4.5 cm 带血管蒂的空肠作间置肠管，在横结肠后，于距间置空肠断端 10～15 cm 处与食管做端-侧吻合，再将空肠断端与空肠做 P 型吻合，P 型吻合的空肠环直径约 10 cm。也可行简单的食管空肠端-侧吻合，空肠盲端关闭，长度以 2 cm 左右为度，不宜过长。将间置空肠的另一断端与残胃大弯侧吻合，再将远侧空肠断端与近侧空肠断端吻合。

（3）经腹全胃切除术

临床上经常应用于贲门癌、胃上中部癌、弥漫浸润型胃癌等的治疗。术中不仅切除全部胃及周围淋巴结，而且尽量完整切除网膜囊，防止可能存在于网膜囊内的癌细胞播散在腹腔内，后腹壁浸润者更应注意。

① 切口：上腹正中切口适合于食管未受侵及或浸润长度在 2 cm 以下的胃癌。切口上至剑突上 2～3 cm，向下绕过脐至脐下 2～3 cm，切除剑突以利于显露食管。胸腹联合切口适合于食管受侵的病例，尤其是浸润范围超过 2 cm 的病例。

② 探查：探查腹腔应遵循无瘤术的原则，由远及近探查与胃癌转移密切相关的部位，按盆腔—膈下—肝脏—肠系膜根部—原发灶的顺序进行探查。

③ 游离远端胃，包括大网膜及横结肠系膜前叶的剥离，肠系膜血管根部淋巴结、幽门上下淋巴结、肝十二指肠韧带内淋巴结、肝总动脉周围淋巴结、腹腔动脉周围淋巴结、胃左动脉周围淋巴结、脾动脉周围淋巴结的清扫详见远端胃癌根治术。

④ 游离近端胃、食管下端，脾门、脾动脉干淋巴结清扫，胃底、贲门左右淋巴结清扫，下端食管周围、下纵隔淋巴结清扫详见近端胃癌根治术。

⑤ 消化道重建：重建消化道方式有多种，下面简单介绍四种常用术式：

Roux-en-Y 吻合术：关闭十二指肠残端，于 Treitz 韧带远处 15～20 cm 处根据系膜血管弓的情况切断空肠及其系膜，将远端空肠经横结肠系膜切口提向食管，先在食管断端做一荷包缝合，将吻合器抵针座植入食管并结扎荷包线。把吻合器插入远端空肠，行端-侧吻合。用 X-F 型闭合器夹闭断端。在食管下端与空肠靠近过程中应将空肠向下拉平整,避免击发时将对侧肠黏膜夹入吻合器造成狭窄。在吻合口下方 50 cm 处将近端空肠与远侧空肠襻做端-侧吻合或行侧-侧吻合。间断缝合横结肠系膜裂孔。该术式简单、安全、可靠,术后反流性食管炎发病率低是其优点,临床上应用较多。缺点是容量不足,不能储留食物;易引起倾倒综合征,食物不经过十二指肠,胰液、胆汁与食物运行不能保持同步,影响消化功能。

P 型 Roux-en-Y 吻合术:关闭十二指肠残端,将远端空肠经横结肠系膜切口提至食管后,距断端 10～15 cm 处的空肠段与食管行端-侧吻合,其下方空肠与空肠断端行 P 形襻 SS 吻合术:不关闭十二指肠残端,按 Roux-en-Y 吻合术或 P 字形 Roux-en-Y 吻合术将远端空肠与食管行端-侧吻合,在食管空肠吻合口以下 15～20 cm 处将十二指肠残端与空肠行端一侧吻合。

空肠间置术:距 Treitz 韧带 15～20 cm 处截取一段长 30 cm 的带血管蒂的空肠,经横结肠系膜将游离的带血管蒂的空肠段提至上腹。以顺蠕动方向将其近端与食管吻合,远端与十二指肠吻合,近端空肠断端与远端空肠做端-端吻合。术中注意避免吻合口张力及系膜扭曲。该术式食物通道符合生理解剖并且可以防止反流。食物容量不足是其缺点。

结肠间置术:切开升结肠侧方腹膜,将升结肠、盲肠及系膜完全游离后,距回盲部约 5 cm 处横断末端回肠,截取 30～40 cm 长带血管蒂之升结肠段,游离肠段提至食管,将远端回肠断端与食管行端-端吻合,结肠断端与十二指肠行端-端吻合。近端回肠断端与横结肠行端-端吻合,该术式腹壁切口较长,创伤较大,不能进行空肠间置法的情况时采用。

7. 术后处理

(1) 保持胃管通畅,持续引流,一般在术后 48～72 h 排气后可拔除。

(2) 适量给予抗生素,防止切口感染,术后 3～5 天无感染迹象者即可停用。

(3) 根据引流液的多少,定时更换敷料,保持局部清洁。烟卷引流可在术后 48 h 拔除,乳胶引流管则视引流量而定,一般在术后 1 周内拔除。

(4) 术后早期须用静脉维持营养,在拔除胃管后可开始口服清流质饮食。后改为流质至半流质饮食。一般在术后 5～7 天即可进半流质饮食。

(5) 抗肿瘤治疗:在术后第 1～3 天可经静脉输入 5-氟尿嘧啶或其他化疗药物,开始饮食后可改为口服抗癌药物。

8. 主要并发症

(1) 术后吻合口漏 若患者术前已有幽门梗阻,长期进食不足,营养状况低下,手术操作时吻合口有较大张力,缝合不够确切,术后可能出现吻合口漏。一般在术后 5～7 天出现。如腹腔引流管尚未拔除,可由引流管处流出胃肠内容物,有局限的腹膜炎现象,吞服亚甲蓝可进一步证实。一旦出现吻合口漏,应禁食,将腹腔引流管改为双套管冲洗吸引,用全肠外营养支持治疗。绝大多数病例的吻合口漏经上述治疗后可在 3～4 周内愈合。

(2)切口感染 本手术为污染手术,若术中对切口防护不够完善,在实施胃肠吻合过程中有胃肠液外溢,就可能发生切口感染。一般在术后 1 周左右出现。多数是在皮下层的感染,应将有感染部位的切口敞开,充分引流。

(3)腹腔内残留感染 若手术后放置的引流管引流不畅,或引流管拔除过早,使部分渗液积存于局部,有可能导致腹腔局部感染。表现为体温升高,白细胞总数及中性粒细胞比例升高,可有或无局限的腹痛或腹部压痛,一般较难确诊。多次用 B 超扫描腹部,可能发现局部有积液的暗区。一旦确诊,可通过 B 超引导穿刺证实后加以引流。

第三节 胃 扭 转

胃扭转指胃正常位置的固定机制障碍或胃邻近器官病变使胃本身沿不同轴向旋转,引起胃的形态改变。胃扭转可发生于任何年龄,但大多数发生于 30～60 岁,10% 的病例为婴儿及儿童,男女发病率大致相同。

一、分类

1. 按扭转的方向不同分类

(1)器官轴扭转型(纵轴型) 是比较常见的一种,胃以从贲门至幽门的连线为轴心发生扭转,大弯向上向左移位,使位于小弯上方。贲门和胃底部位置基本上无变化,幽门则指向下,这种类型的扭转可以在胃的前方或胃的后方。

(2)系膜轴扭转型(横轴型) 不如前者多见,胃以从小弯中点至大弯中点的连线为轴心发生的扭转,可向前或向后扭转,系膜扭转造成前后壁对折,使胃形成两个小腔。

(3)混合轴型 兼有器官轴型及系膜轴型之扭转。

2. 按扭转的程度分类

可分为完全扭转和部分扭转。

3. 按扭转的方向分类

可分为前扭转和后扭转。器官轴扭转时,幽门转至胃前面,这两种情况均称为前扭转,前扭转远较后扭转常见,器官轴扭转一般均为前扭转,因为后扭转横结肠要在延长或撕裂横结肠系膜时,才能转至胃的后方。在系膜轴扭转中,部分患者的胃底脾区向前扭转,这种情况归入后扭转。

4. 按严重性分类

可分为急性扭转和慢性扭转。急性扭转表现为急腹症并有胃梗阻或绞窄。胃坏死通常不易发生,因为胃有充足的血液供应。器官轴扭转时有胃坏死发生。临床上更为常见的胃扭转是慢性或复发性的。但 Ellis 收集的文献报道病例,发现 60%的系膜轴胃扭转和 64%的器官轴扭转为急性病例,也许是因为急性胃扭转症状明显,易引起人们的关注。

5. 按病因分类

分为自发性的和继发性两种。

二、临床表现与诊断

胃扭转可发生于任何年龄,高峰发病年龄多在 50～60 岁,但年幼者也较常见。胃扭转的男女发病率相似。

慢性胃扭转可无症状,偶然在做钡餐检查时发现。有症状者往往表现为轻度持续性或间歇性的上腹不适,这些症状与消化性溃疡或胆囊结石等很相似。患者常有餐中或餐后饱胀感,继而可能出现干呕或呕吐。如患者大量吞入气体或液体,膨胀和扭转的胃使患者无法打嗝或呕出胃内容物,患者可能仅将吞进的白色泡沫呕出。

以上症状在患者躺下后减轻,因为平卧后气体可以通过幽门进入肠道,继而出现明显的腹鸣并有大量无味气体经肛门排出。患者可能有食管裂孔疝的症状。如有明显的膈肌膨出或大的食管疝存在,患者可有呼吸困难的症状。

急性胃扭转可出现严重而明显的症状表现。1940 年 Borchardt 首先描述了下列三种表现,故又称 Borchardt 三联征:① 严重的上腹疼痛和饱胀;② 强烈干呕;③ 难以将鼻胃管插入胃。

如发生胃坏死,患者可有便血,心肺功能障碍和休克。大部分急性扭转并发于膈膨出、食管旁裂孔疝或创伤性膈疝。

X 线检查时,如胃在胸腔内,则腹部的 X 线征不明显,胸片可在胸下部或上部有一充气内脏。急诊胃肠钡餐可发现扭转的梗阻部位。

三、治疗

急性胃扭转或慢性胃扭转急性发作时,先试行放置胃管,如不能插入胃管或插入胃管已减压但症状无明显改善者,则说明扭转未能复位,应及早手术治疗。

对于慢性胃扭转呈间歇性发作,症状较重,经胃钡餐检查证实,内科治疗效果不佳或无效者也应手术治疗。应注意患者的全身状况,对有营养不良的患者,术前进行必要的合理的营养支持或治疗以改善机体的状况,降低手术的危险性,增加患者对手术的耐受能力。

因急腹症进行手术,术中发现胃扭转,应对胃扭转进行处理。同时处理可能伴随的病理因素,如胃溃疡或肿瘤、食管裂孔疝、膈疝、膈膨出、胃周围韧带松弛等。

慢性复发性胃扭转症状明显时,手术方法应旨在解除扭转的原因,故仔细检查有无相关病变非常重要,特别要注意有无裂孔疝。还需注意有无伴随的消化性溃疡或胆道疾患。

剖腹时注意有无粘连带异常的韧带松弛、相关的消化性溃疡或肿瘤、膈疝或膈膨出。手术时胃应置于正常位置。手术方式选择如下:① 原发性扭转没有明确原因者可行胃固定术,即将胃前壁固定在腹壁的壁层腹膜上。② 如扭转的原因、病因明确,则针对病因治疗可能已经足够,如修补膈疝、膈肌创伤的修复,粘连带的切断等。③ 如扭转的原因难以用手术纠正,如膈肌膨出或异常的韧带松弛等,可行胃部分切除术。④ 如有胃壁坏死,可依据缺血的范围分别行局部切除、胃次全切除或全胃切除。如果仍无明显缺血坏死,治疗的重点在于纠正扭转的原因,但如患者极度危险,则可以用胃造口这一最简单的安全手术暂时解决问题。

第四节　肠气囊肿症

肠气囊肿症(PCI)的主要特点是肠壁内存在有多个充气性囊肿,临床上较少见。本病由 Duverney 首先描述,此后有人进行了一些报道。可发生于畜类动物,尤其是猪较为多见。此外,本病还有肠壁囊样积气症、肠气肿、腹气囊肿、囊性淋巴积气症等名称。

一、病因

本病的病因至今还不十分清楚,有许多设想和推论,但都无足够的证据。主要有以下几种学说:

(1)机械学说　当肠道黏膜破损时,气体可由损伤处进入肠壁,此时当肠道有梗阻的情况下,腔内气体积聚压力增高,易造成肠壁内气体扩散,并可沿组织间隙渗入到黏膜下或浆膜下。可合并肠气囊肿症的疾病有慢性肠梗阻、局限性性肠炎、溃疡性结肠炎、肠道肿瘤等。还有一部分病例合并有慢性肺部疾患,如肺气肿、支气管哮喘等。据推测,气体可能来自肺泡破裂,进入纵隔,并沿主动脉和肠系膜血管周围到达肠系膜、肠壁浆膜下积聚而发病。

(2)营养失调学说 有人用牛奶场的废气产物或精制大米作为猪饲料,可导致猪发生肠气囊肿。故有些学者推测,其可能是营养不良、食物中缺乏某些必需营养物质或碳水化合物代谢障碍等,可导致肠腔内酸性代谢产物增多,并能使肠黏膜通透性增加,酸性代谢产物与肠壁淋巴管内碱性碳酸盐结合而产生二氧化碳,再与血液中的氮气交换而积聚形成气性囊肿。有些学者认为这是发病原因,但在人体尚未得到证实。

(3)感染学说 这一论点认为肠气囊肿是肠壁淋巴管内细菌感染所致。有学者曾报道从气囊肿培养出肠道产气杆菌;也有人报道在动物实验中向腹腔或肠壁内注入产气荚膜梭形芽孢杆菌,可以引起肠气囊肿;婴幼儿患急性出血性肠炎时,可以出现广泛的黏膜下气囊肿,造成黏膜缺血坏死、脱落并引起严重的败血症,但在大多数病例的气囊肿内并未发现有细菌存在。而且,临床上有的气囊肿自发破裂导致气腹而并不发生腹腔炎症。

在上述三种学说中,目前多倾向于机械学说,但在不同的病例中可能为一个或几个发病因素并存。

二、病理

气囊肿多见于回肠,可位于浆膜下或黏膜下,以前者多见。位于浆膜下者从肠的表面可以看到类似肥皂泡状或淋巴管瘤样,可单个分散或成簇形,大小可自数毫米或数厘米不等,有的甚至达数十厘米。位于黏膜下者,从肠表面不易看到,受累肠管触诊如海绵状,肠壁断面呈蜂窝状。

囊肿壁薄,内衬以单层柱状或扁平上皮细胞,其周围组织内可见有单核细胞、多核巨细胞等。囊肿内含气体,彼此间不沟通。气体成分不尽相同,多以氮气为主,占 70%～90%,其他有氢、氧、二氧化碳、一氧化碳以及微量氩、甲烷等。

三、临床表现

本病可发生于任何年龄,以 30～55 岁年龄段多见,男女之比约为 3:1。本病多无特殊表现,其症状主要为伴发疾病的表现,如溃疡病合并幽门梗阻、肠道炎性疾病、胃肠道肿瘤以及各种原因的慢性肠梗阻等。气囊肿有时可自行破裂引起气腹而无腹膜炎的表现。少数患者有胃肠道症状，如腹水、恶心、呕吐、腹泻、便秘等。本病偶尔也可引起肠粘连、肠扭转或黏膜下囊肿导致肠梗阻等。

四、诊断

本病少见，因其临床表现无特殊性，故很难做出单独诊断。往往是在做各种检查或剖腹探查时被发现。对腹部轻微不适的患者，再做腹部透视如发现膈下有游离气体而无腹膜炎表现时，应考虑到本病的可能性。X线检查发现肝膈之间有小肠肠襻，则称 Chilaiditi 征，常提示肠气囊肿的诊断。肠气囊肿腹部 X 线平片可见大小不等的气泡状透明区沿肠管分布，X线钡剂检查可见肠壁边缘有不规则的多发性充气缺损，且透明度高。由于囊肿位于黏膜下或浆膜下，透明区往往超过钡剂的边缘，这一点与息肉或肿瘤引起充盈缺损而突向钡剂的阴影内不同，可资鉴别。

肠气囊肿还需与肠源性囊肿鉴别，后者多发生在回肠远端，位于肠壁内，但多见于儿童，一般为单发。此外，还须与淋巴管瘤鉴别，两者外观相似，但淋巴管瘤内含淋巴液而气囊肿内仅含气体。

五、治疗

对于无明显症状的原发性肠气囊肿症，可进行临床观察，无需特殊治疗。有时囊肿可自行消失。如有明显的腹部不适、腹胀、腹泻等症状，可行氧吸入治疗，有报道用高压氧吸入，以 2.5 个大气压，每天 1 次，每次 2 h，2～3 次后即可取得症状缓解、气囊消失的效果。气囊内气体主要为非氧成分，血中高浓度氧梯度弥散将囊内气消除，氧进入囊肿后很快被组织代谢利用而消失，当气囊肿本身引起肠梗阻时，则应根据肠梗阻情况进行相应的治疗。若需手术治疗，如病变只限于一段肠襻，可做肠部分切除及吻合术；如病变广泛，则应以缓解梗阻为主。

如肠气囊肿伴随其他疾病，如幽门梗阻、炎症性肠道疾病、消化道恶性肿瘤等，则应针对这些原发疾病进行治疗。这类患者由于有慢性胃肠道梗阻、呕吐、腹泻和消化、吸收不良等症状，全身情况一般较差，往往须给予一定的营养支持治疗。特别是当需要进行手术治疗时，应做好手术前的一切准备工作。

第五节　小肠憩室病

小肠憩室是一种较常见的消化道疾病,是指由于肠腔内压力影响或先天性肠壁发育缺陷,薄弱肠壁向外膨出所形成的袋状突起,或者因胚胎期卵黄管回肠端未闭而形成的 Meckel 憩室。前者憩室壁因不含肌层,称为假性憩室,后者则为真性憩室。

小肠憩室按发生部位可分为十二指肠憩室,空肠、回肠憩室,以及 Meckel 憩室,其中以十二指肠憩室最多见,钡餐检查发现率为 3%～7%,空肠、回肠憩室发现率次之,Meckel 憩室最少见,发现率仅为 1%～2%。本节主要讨论空肠、回肠憩室和 Meckel 憩室。

一、空肠、回肠憩室

空肠、回肠憩室中以空肠憩室为多,且 2/3 为多发性憩室。回肠憩室则少见,同时累及空肠、回肠者更为罕见。男性发病率是女性的 2 倍,最常见于 70 岁以上的老年人。

（一）病因病理

发病原因尚不清楚。憩室壁主要由黏膜、黏膜下层和浆膜层组成,肌层极少或阙如。憩室一般位于小肠系膜缘,但亦可位于对系膜缘侧。肠系膜两叶附着处之间和穿入肠壁肌层的两支纵行血管之间的局部肠壁常较薄弱。进入肠壁的动脉在空肠上段较粗,往下逐渐变细,到回肠末端又变粗。进入肠壁的血管越粗,该处的肠壁也越薄弱,所以小肠憩室多位于空肠上段和回肠下段。由于黏膜通过肠壁薄弱部分向肠腔外突出,可发生不协调的肠蠕动亢进,即所谓的"空肠运动障碍"。

（二）临床表现

空肠、回肠憩室一般无任何自觉症状,少数患者有模糊的消化不良、餐后不适、腹鸣音等症状,但这些症状均缺乏特异性。患者有明显腹部症状而就诊时,往往提示伴有并发症出现:① 憩室炎和憩室穿孔。憩室内异物容易积聚或肠石存留,反复刺激黏膜,可引起炎症。如果异物堵住狭窄的憩室口,细菌在内滋生感染,憩室内压力增高,最终可导致憩室穿孔,出现弥漫性腹膜炎、局限性脓肿,或形成肠内外瘘。患者感觉明显腹痛,疼痛可扩散至全腹,并伴有明显的腹部压痛、肠鸣音消失等腹膜炎征象以及体温升高,脉搏增快等全身反应。② 出血。肠黏膜溃疡可导致大量和反复出血,与胃十二指肠溃疡出血相似,所以在为消化道大出血的患者施行手术时,如果未发现有消化性溃疡,应注意检查有无憩室。③ 梗阻。炎症引起的粘连,憩室所在部位肠襻扭转或巨大憩室压迫周围肠管可引起肠梗阻。④ 代谢方面紊乱。空回肠在正常空腹时是无菌的,发生憩室后可继发混合性大肠杆菌生长,导致消化紊乱和维生素 B_{12} 吸收障碍,患者出现脂肪痢和巨幼红细胞贫血。

（三）诊断

凡有消化不良和餐后不适等症状而常规检查不能确诊的患者,均应怀疑消化道憩室。腹部隐痛或反复发作的腹部绞痛,常提示有亚急性肠梗阻。腹部平片显示散在性含气囊袋阴影时提示憩室的存在。钡餐 X 线检查可以进一步帮助确诊,可见造影剂进入憩室内,肠道黏膜延续完整,表现为肠道一侧囊袋状龛影。也有人认为螺旋 CT 对小肠憩室诊断更有效。

（四）治疗

空肠、回肠憩室大部分可内科保守治疗,通过适当增加粗纤维饮食,解痉抗生素抗炎以及补充维生素 B_{12} 等处理,症状一般会缓解。在内科治疗无效或有严重并发症时,考虑手术治疗。

手术采用右侧脐旁或经腹直肌切口。术中仔细寻找憩室,特别注意憩室多发情况。单个憩室只需行单纯憩室切除术,对于较集中的多发憩室,可切除该段肠襻并行端-端吻合术。如多发憩室散在整个小肠,应限于切除最大憩室所在肠段。在大出血、憩室穿孔等紧急情况下只应切除有并发症的憩室所在肠段。

对于腹部其他手术时发现的无症状憩室,如憩室较大,可手术切除,对小的多发憩室一般不做处理。

二、Meckel 憩室

Meckel 憩室在小肠憩室中最为少见,为胚胎期卵黄管退化不全所致。男性发病多于女性,比例为 2∶1。大多数人终生无症状,出现症状时多为发生了各种并发症。任何年龄都可出现临床症状,但大多数见于 2～3 岁以内的婴幼儿期,成人后很少再出现症状。

（一）病因病理

1. 病因

胚胎在正常发育早期,卵黄囊与中肠通过卵黄管相通。胚胎第 7 周时卵黄管逐渐萎缩,管腔闭锁形成纤维索带,出生后很快从肠壁脱落消失。发育异常时,由于退化不完全,卵黄管可全部或部分残留形成各种类型的畸形:① 脐肠瘘或脐窦,即卵黄管未闭,肠与脐相通,或肠端已闭合而脐端开放。② 卵黄管囊肿,即卵黄管两端均已闭合,未闭合的中间部分由于分泌液的积聚而形成囊肿。③ Meckel 憩室,为卵黄管靠近回肠侧未闭合而形成的指状或囊状结构,最多见。

2. 病理

Meckel 憩室多数位于距回盲瓣约 100 cm 的回肠末段,一般长 4～5 cm,偶可达 20 cm。憩室腔较回肠腔窄,一般直径为 1～2 cm。与空肠憩室开口肠系膜缘不同,95% Meckel 憩室开口于肠系膜对侧缘,仅 5%开口靠近回肠系膜,盲端常游离于腹腔,顶部偶有纤维索条与脐部或腹壁相连。Meckel 憩室有自身的血供,组织结构与回肠基本相同,但憩室内常伴有异位组织,如胃黏膜(80%)、胰腺组织(5%)、十二指肠黏膜、结肠黏膜组织等。异位组织黏膜能分泌消化液,可引起溃疡、出血或穿孔。

（二）临床表现

临床症状与发生以下并发症有关:

(1) 下消化道出血　出血多见于婴幼儿,约占 Meckel 憩室并发症一半以上,为异位胃黏膜分泌胃酸导致回肠溃疡所致。急性出血时便血鲜红,短期内可发生失血性休克。慢性长期出血可引起严重贫血。出血常反复出现,检查腹部无阳性体征。

(2) 肠梗阻　张于憩室顶端和腹壁的纤维索带可压迫肠管,或以索带为轴心发生的肠扭转,以及憩室带动回肠形成的回结型肠套叠,均可导致急性肠梗阻,常为绞窄性,起病比较急骤,病情严重,很快发生肠坏死及全腹膜炎。

(3) 憩室炎及穿孔　憩室有异物存留或引流不畅时可发生炎性病变。慢性憩室炎患者可有反复右下腹隐痛,急性憩室炎除腹痛加重外,还可引起憩室坏疽性穿孔,此时腹痛突然加剧,呕吐和发热,腹部检查右下腹或脐下明显的腹膜炎体征。急、慢性憩室炎注意与急、慢性阑尾炎鉴别。

(4) 憩室肿瘤　憩室偶然会发生良性肿瘤(平滑肌瘤、脂肪瘤、神经纤维瘤、腺瘤)、恶性肿瘤(平滑肌肉瘤、腺癌、类癌)以及囊肿。

(5) 其他　憩室自身扭转也可发生坏死;憩室滑入腹股沟管疝囊内形成 Littre

疝,嵌顿后会引起不完全性肠梗阻症状。

（三）诊断

Meckel 憩室并发症与急慢阑尾炎、阑尾坏疽穿孔、其他原因引起的肠梗阻以及下消化道出血等疾病的临床表现相似,诊断比较困难,多数患者需要手术探查才能明确诊断,但在儿童期出现上述临床表现,尤其是 5 岁以下小儿有反复便血者,均应考虑本病的可能。腹部体检时发现有脐瘘或脐窦,有助于确诊。

钡餐 X 线检查偶可发现 Meckel 憩室,诊断率较低。由于异位胃黏膜对锝元素有摄取浓聚的特性,故利用 Tc 同位素扫描检查具有诊断意义,准确率可达 70%～80%。

（四）治疗

对于已出现并发症的 Meckel 憩室,均应行手术切除。较小憩室可楔形或 V 形切除 Meckel 憩室所在部分回肠壁,烧灼残端,横行缝合缺口两端肠壁,防止肠腔狭窄。对于巨大憩室或有溃疡出血、憩室穿孔、恶性肿瘤等严重并发症患者,主张将憩室及其所在一段回肠一并切除,行端-端吻合术。术中发现有纤维索带压迫肠管、肠扭转、肠套叠等情况,解除梗阻后应仔细检查肠管活力,切勿将活力可疑肠段未经处理就送回腹腔。

对于其他疾病腹部手术时意外发现的无症状憩室,切除与否仍有争议。有学者认为,如果患者情况允许,尽量切除憩室以免后患。也有人认为 Meckel 憩室出现并发症的比例很低,成年后几乎很少发生症状,切除憩室不仅没有必要,还会增加术后并发症。一项研究显示,40 岁以下男性憩室长于 2 cm 者有较高危险性,应考虑行憩室切除。

第六节 肠 梗 阻

各种原因所致肠内容物不能正常运行称为肠梗阻。肠梗阻在临床上甚为常见,其中,急性肠梗阻是常见的外科急腹症之一,其发生率仅次于急性阑尾炎和胆道疾病。因其病因不同,起病后发展快慢不一,病理生理变化复杂,给临床治疗带来一定困难,目前仍有较高的死亡率。其死亡原因主要由于诊断错误、手术时机延误、手术方式选择不当、水电解质及酸碱平衡失调以及患者年龄大、合并心肺功能不全等。

一、病因及分类

（一）按发病原因分类

（1）机械性肠梗阻　引起机械性肠梗阻的原因可以为肠腔内的梗阻、肠壁本身及肠外疾病所致的梗阻。肠腔内的梗阻如肠套叠、粪石或者巨大的胆结石通过胆囊胆瘘进入肠腔引起堵塞，或毛发、大量不消化的植物纤维等在肠内引起梗阻。肠壁的病变如先天的狭窄、闭锁，后天的炎症、损伤或肿瘤阻塞等。肠外疾病如粘连、束带肿瘤、肠扭转嵌顿疝等。

机械性肠梗阻临床发病率最高，占所有肠梗阻的90%以上。腹部术后腹腔内广泛肠粘连，是引起机械性肠梗阻的主要病因。

（2）动力性肠梗阻　由于肠壁肌肉运动功能失调所致，又可分为麻痹性和痉挛性两种。麻痹性肠梗阻常继发于腹部手术后、腹膜炎及各种炎症性疾病如急性胰腺炎、急性肾盂肾炎、腹内脓肿，以及电解质紊乱如低钠、低钾、低血镁等；痉挛性肠梗阻则较少见，见于尿毒症、铅中毒及重金属中毒等。如果两者并存于同一患者的不同肠段，则称混合型动力性肠梗阻。

（3）血运性肠梗阻　多为肠系膜上动脉血栓、门静脉或其汇入支血栓者造成肠壁血供障碍，运动消失。

（二）按肠壁血供有无障碍分类

（1）单纯性肠梗阻　有肠梗阻存在但肠管本身并无血液循环障碍。动力性肠梗阻以及由肠腔内病变导致的机械性肠梗阻一般属于此类。

（2）绞窄性肠梗阻　在肠梗阻的同时肠壁血液循环发生障碍，甚至肠管缺血坏死。血运性肠梗阻均属于此类。

（三）按发生部位分类

可分为高位小肠梗阻（空肠上段）、低位小肠梗阻（空肠下段和回肠）以及结肠梗阻。

（四）按发生缓急分类

可分为急性肠梗阻和慢性肠梗阻，二者在一定条件下可以相互转化。

（五）按梗阻程度分类

可分为完全性肠梗阻和不完全性肠梗阻，同急性和慢性一样，二者在一定条件下可以相互转化。

二、病理及病理生理

各种原因所致肠梗阻，均可引起肠管局部和全身一系列复杂的病理生理变化。这些改变如果不能得到及时纠正或发展至晚期，即使梗阻解除，亦可导致死亡。

（一）局部改变

主要为肠腔扩张，进一步可发生肠绞窄坏死。肠梗阻发生数小时之后，近端肠腔积聚大量气体和液体导致肠腔迅速扩张，肠管蠕动频率和强度增加，而远端仍保持正常动力，在排除残留肠内容物后因肠腔空虚而静止。积聚的气体主要来源于咽下的空气，其余来自食物发酵和血液中气体弥散至肠腔中，由于肠黏膜不能吸收空气中的氮气，积气的主要成分为氮气。积液则由消化液、食糜及其分解产物构成。由于梗阻上段肠道吸收有障碍，渗出增加，故肠腔迅速膨胀，内压增高。若肠管内压超过静脉压，可导致静脉回流障碍、肠壁血液循环障碍，引起肠壁变薄、静脉淤血、水肿和渗出增加，继续发展则出现动脉血运受阻，血栓形成，肠壁失去活力，呈现紫黑色，甚至肠壁坏死穿孔。肠梗阻部位越低、时间越长，肠腔扩张越明显。由于回盲瓣的作用，结肠梗阻时形成闭襻，加上盲肠的管腔内径最大，承受张力最大，因此，此时盲肠最容易穿孔。若盲肠直径大于 12 cm，应立即减压，以防穿孔发生。严重的肠扩张致使膈肌上抬，可导致呼吸困难，引起呼吸循环功能障碍。因此，在肠腔扩张时放置胃肠减压管进行有效的减压，是肠梗阻的重要治疗措施之一。

（二）全身改变

主要由体液、电解质和酸碱平衡紊乱，毒素的吸收和感染所致。

1. 体液、电解质和酸碱平衡紊乱

体液丧失及由此引起的水、电解质紊乱与酸碱失衡，是肠梗阻很重要的病理生理改变。正常人每天分泌的唾液、胃液、胆胰液、小肠液及摄入液体共 8～10 L，几乎全部经由肠管（主要是小肠）吸收，仅有 100～200 mL 随粪便排出体外。肠梗阻时，肠腔内压增高，消化液的吸收发生障碍，越接近梗阻处吸收功能越差。近端肠腔液体大量滞留，加之频繁呕吐，导致液体丢失。同时由于肠壁静脉回流受阻，血

管通透性增加,液体可渗入腹腔、肠腔和肠壁内,导致大量体液丧失、血容量减少和血液浓缩。尤以高位小肠梗阻时呕吐重而肠膨胀轻,更容易出现脱水。脱水可合并少尿、氮质血症和血液浓缩,如果脱水持续存在,将导致低血压和低血容量休克。

肠梗阻后禁食以及消化液的丢失,造成电解质的缺失以及酸碱平衡失调,但由于不同的梗阻部位消化液成分的不同,随着梗阻位置的高低、消化液丢失的性质而表现各异。高位小肠梗阻时,呕吐量多且较频繁,丢失多种消化液,表现为混合性缺水、低钾、低氯性碱中毒。低位肠梗阻虽有反复呕吐,但次数少、量少,而以肠液潴留肠腔内的丢失为主,丢失消化液主要为肠液,表现为低钠、低钾性酸中毒。

2. 感染与毒血症

在正常情况下,小肠内仅有少量细菌,空肠上段基本上无菌,但肠梗阻时,梗阻近端肠内容物淤积,细菌大量繁殖,产生多种强烈的毒素。这些细菌多为革兰氏阴性杆菌,以及厌氧菌。由于肠壁通透性增加,屏障功能受到损害,细菌及其产生的内外毒素可透过肠壁引起腹腔内感染,并经腹膜吸收引起全身性中毒。

3. 休克

水、电解质和酸碱平衡的紊乱,以及感染和毒血症的发生,可导致休克。此外,肠扩胀引起的膈肌上抬影响心肺功能,导致呼吸、循环功能障碍,并妨碍下腔静脉的回流,可参与休克的发生。

三、临床表现

(一)症状

根据发病的部位、原因、发病急缓等不同,各种类型的肠梗阻表现不尽相同。但肠内容物不能顺利通过肠腔的病理基础是一致的,所以均表现为腹痛、呕吐、腹胀以及肛门停止排气排便。

1. 腹痛

机械性肠梗阻发生时,由于梗阻部位以上强烈蠕动,表现为阵发性绞痛,有腹痛缓解间歇期,近端比远端梗阻发作更频繁。腹痛发作时患者常自感腹内有气体窜行,可见到或扪到肠型,听到高亢肠鸣音。若为不完全梗阻,当气体通过梗阻部位后,则疼痛骤然减轻或消失。绞窄性肠梗阻时,由于肠管缺血和肠系膜嵌闭,腹痛呈持续性伴阵发加重,疼痛剧烈。麻痹性肠梗阻时腹痛呈持续性全腹胀痛,少有阵发性绞痛。当近端小肠梗阻时,肠内容物可逆流入胃内而得到减压,这种减压不充分,但可以不出现痉挛性腹痛,而远端小肠梗阻初期最突出的表现是阵发性痉挛性腹痛,常无固定位置,持续 1~3 min,在两次发作之间腹痛可完全消失。当持续性剧烈腹痛代替腹部绞痛,并出现腹膜炎时,应当怀疑绞窄性肠梗阻的可能。

2.呕吐

肠梗阻早期为反射性呕吐,呕吐物为含有胆汁的胃内容物。呕吐性质随梗阻部位的高低而不同。高位梗阻呕吐频繁,出现早,吐出物量多,一般无臭味;低位梗阻者呕吐不频繁,出现也晚,但由于肠内容物中大量的细菌繁殖,呕吐物呈粪便样。

3.腹胀

由于梗阻上段肠腔积气积液而产生腹胀。腹胀程度与梗阻是否完全以及梗阻部位有关。梗阻越完全、部位越低,腹胀越明显。高位梗阻腹胀较轻,低位小肠梗阻及麻痹性肠梗阻时较明显,而以结肠梗阻最为显著。值得注意的是,有时虽为完全性肠梗阻,但由于肠管贮存功能丧失,早期频繁呕吐,可使腹胀不明显,易漏诊。

4.停止排便排气

完全性肠梗阻时排气排便停止。但梗阻早期,尤其是高位梗阻,可因梗阻以下部位尚残存粪便和气体,仍可排出,只是在排净之后不会再排气排便。不完全性梗阻时,排气排便不会完全消失。

5.全身表现

早期单纯性梗阻一般无明显全身症状,可有白细胞轻度增高。随着病情进展,出现脱水,表现为口干、眼窝深陷、皮肤无弹性、尿量减少、心搏加快等症状。绞窄性肠梗阻全身症状严重,如高热、中毒等症状。以上症状如果未能及时得到纠正,则进一步可出现烦躁不安、脉搏细速、面色苍白、血压下降等休克表现。

(二)体征

腹部体征因梗阻部位、性质病程早晚而异。可见腹部膨隆、肠型和肠蠕动波。单纯性肠梗阻腹壁柔软,可有轻度压痛,但无腹膜刺激征。绞窄性肠梗阻时,有较明显的局限性压痛,可伴有反跳痛和肌紧张。腹壁叩诊呈鼓音。绞窄性肠梗阻时,如果腹腔出现渗液大于 1000 mL,可出现移动性浊音。机械性肠梗阻时肠鸣音常亢进,可闻及气过水声或金属音。麻痹性肠梗阻时肠鸣音减弱或消失。

四、临床检查

(1)实验室检查 梗阻早期可有白细胞增高,中性粒细胞增加。出现脱水时血红蛋白及红细胞压积增高,尿比重亦增加。如果患者仍在排便,应做大便隐血检查。监测血清电解质变化,检查血气分析,了解酸碱平衡状况。测定血清磷、血清肌酸激酶、血清和腹水磷酸盐有助于绞窄性肠梗阻的早期诊断。

(2)直肠指检 肠梗阻患者应常规接受直肠指检以发现肠腔内包块。如果触及包块,可能为直肠肿瘤、低位肠腔外肿瘤或极度发展的肠套叠的套头。

（3）X线检查　X线检查对肠梗阻的诊断具有重要价值。最常用的方法是腹部透视和摄立卧位片,必要时辅以造影检查,可有助于肠梗阻诊断的明确以及梗阻部位的确定。小肠梗阻的征象有五点：① 梗阻近端肠曲扩张充气和积液；② 水平方向投影显示肠曲内有气、液面；③ 小肠动力增加；④ 梗阻近端肠内容物通过迟缓；⑤ 结肠内气体减少或消失。

（4）B超　可见梗阻以上肠管扩张,管径明显增粗。绞窄性肠梗阻时可于腹腔探及腹水,并可发现肿瘤、内疝等。

（5）CT　多排螺旋CT（MSCT）对梗阻的部位、程度、病因的判断有较高的准确率,提高了常规CT和常规层厚进行成像判断的准确性。

（6）诊断性腹腔镜检查　根据腹腔镜下所见有助于进行肠梗阻的鉴别诊断,选择合理的手术方案。

五、诊断和鉴别诊断

根据典型的临床表现和X线、B超、CT等检查,临床上一般可对肠梗阻做出正确诊断。但要做出完整诊断,必须明确几个问题：① 是否是肠梗阻；② 梗阻的部位；③ 病因是什么；④ 有没有发生绞窄；⑤ 患者的一般情况如何（如水电解质及酸碱平衡紊乱情况）。其中最重要的是尽量避免绞窄性肠梗阻的漏诊、误诊。

如果出现下列表现,应考虑有绞窄性肠梗阻的可能：① 起病急,疼痛剧烈,持续性发作阵发性加剧；② 呕吐物或排出物为血性；③ 病情进展快,有休克症状；④ 有腹膜刺激症状,移动性浊音阳性；⑤ 局部有固定压痛或明显压痛的不对称包块；⑥ 腹部X线平片见孤立巨大肠襻,不随体位改变；⑦ 腹腔穿刺液为血性；⑧ 血磷升高。

六、治疗

根据肠梗阻的部位、程度、性质和患者的全身情况选择治疗方法。主要分为非手术治疗和手术治疗两类。

（一）非手术治疗

非手术治疗是一切治疗的基础,也是必不可少的术前准备。

1. 胃肠减压

持续胃肠减压可以缓解腹胀,减轻毒血症,改善肠壁淤血,有助于肠蠕动的恢复,也有利于手术操作。

2．液体治疗

患者诊断为肠梗阻后,应该尽早输入生理盐水和平衡液,以恢复血容量,留置尿管以迅速评估血容量和充分复苏,测定血清电解质并纠正异常,由于血容量不足或肠坏死引起的酸中毒必须尽快改善。必要时补充血浆、白蛋白等胶体。

3．抗生素的使用

选择针对革兰氏阴性杆菌和厌氧菌的抗生素对于绞窄性肠梗阻患者的治疗非常必要。

4．营养支持

营养支持不仅是一种支持手段,而且是一种重要的治疗措施。因为营养不良引起低蛋白血症,导致肠壁水肿,影响肠功能恢复,加重梗阻症状。所以肠梗阻患者必须保证足够的能量,必要时锁骨下静脉穿刺,行胃肠外营养。

5．生长抑素

国内外研究均已证实生长抑素可抑制胃肠胰液及胆汁分泌,增加肠管吸收,减少肠腔内液体,减轻肠管扩张和炎症程度,降低肠壁坏死概率,促进肠道再通,因此可以用于肠梗阻的治疗。可用施他宁 6 mg 加入 500 mL 生理盐水中,维持 24 h 静脉滴注,用药的时间长短根据病情程度而定。

(二) 手术

目的是解除梗阻,防止肠绞窄发生。如果出现下列情况,应积极手术治疗:肠梗阻有绞窄或有绞窄可能时;保守治疗无效时;肠梗阻长期不缓解或反复发作时。手术方式包括粘连松解术、肠切除吻合术、肠造口、各种短路手术等。

1．肠排列术

目的是通过肠排列使肠襻相互粘连在一个保持通畅的序列环境中,使肠内容物的运行不再梗阻。它分内、外排列两种术式。

小肠外排列术是将小肠形成有规则的粘连,以预防不规则的粘连导致肠梗阻,手术方法是先分离所有粘连,游离全部小肠,再将小肠按其顺序折叠排列,于近系膜边缘处将小肠连续缝合固定。经典 Noble 法缝合要领是用 2/0 铬制肠线自折叠肠系膜基底部开始连续缝合,直达肠管,然后用同一肠线继续缝合肠侧壁直到折叠端,因并发症较多,目前仅用于 P-J 综合征和各种小肠多发性息肉治疗中。

小肠内排列术即小肠内支撑术,以内固定管串通全部小肠作支撑,使其大弧度排列,从而达到虽有粘连,但无梗阻的目的。基本方法是通过胃或空肠造口插入支撑管直达回肠末端,小肠按顺序折叠后放入腹腔。这种自上而下顺行插入支撑管的肠排列,称为顺行肠内排列。如由盲肠造口或阑尾残端逆行插管到空肠起始段,称逆行肠内排列。支撑管多选择 Miller-Abbott 管（M-A 管）和改良 Baker 管，国内任建安等将两根 F14 或 F16 胃管相接代替 M-A 管行肠排列，取得较好效果，值得推广。作为一种预防广泛肠粘连的有效方法，小肠内排列术主要用于因肠瘘或粘连性肠梗阻行 2 次以上手术的患者。

2．微创外科技术在肠梗阻中的应用

腹腔镜小肠梗阻手术具有创伤小、术后恢复快、复发率低等优点，是最能体现微创技术优越性的手术之一。它包括粘连松解、肠扭转复位、肠部分切除等术式。以前者在临床应用最多，不少情况下只是"一剪之劳"。腹腔镜粘连松解术主要适用于单纯性肠梗阻和保守治疗后缓解但反复发作者，手术时机最好选择在单纯性粘连性肠梗阻早期、反复发作的粘连性肠梗阻间歇期，同时应在原手术后半年以上的粘连稳定期内进行。因为此时粘连形成充分稳定，腹腔内肠管肿胀轻、空间大，便于操作。手术方法力求简单有效，术中宁伤腹壁，不伤肠管，如有必要，及时中转开腹。

第七节　急性阑尾炎

急性阑尾炎是外科常见病。据统计，该病患者占外科住院患者的 10%～15%，居各种急腹症的首位。1886 年 Fitz 首先命名，1889 年 McBurney 提出对急性阑尾炎的外科手术治疗。阑尾炎的手术处理可追溯到几千年以前，在古埃及的木乃伊中就发现有阑尾切除的遗迹。至 20 世纪末，阑尾炎的诊断和治疗仍然具有重要的临床意义。近年文献报道，正常阑尾的误切率（又称阴性切除率）为 9%～40%，阑尾穿孔率为 11%～32%。尽管当前辅助诊断有新的进展，如超声检查、CT 和腹腔镜检查等，但仍未明显降低阑尾炎的穿孔率和阴性切除率。急性阑尾炎应争取早期诊断和及时治疗，可望在短期内恢复健康，并发症率也较低，死亡率已降至 0.1%左右。但是急性阑尾炎的病情复杂多变，如果延误诊断和治疗，会引起严重的并发症，甚至造成患者死亡。故应重视急性阑尾炎的诊断和治疗，认真对待每一具体病例。

一、病因

1．阑尾管腔阻塞

气管、肠管、胆管等管状器官，若发生梗阻则被梗阻的部分会并发感染。阑尾

为一细长而管腔狭小的盲管,开口狭小、壁内有丰富的淋巴组织,系膜短使阑尾卷曲成弧形,这些解剖学特点易导致管腔阻塞,从而使腔内压力升高,血液回流受阻,阑尾壁充血、水肿、黏膜发生溃疡。正常情况下,阑尾内有盲肠内容物,但因阑尾有蠕动功能,可排出进入的盲肠内容物。但有时食物残渣粪石异物、蛔虫、肿瘤等也可造成管腔阻塞。阑尾黏膜具有吸收水分的功能,粪便在阑尾腔内可以呈硬结,如体积增大,不能被排出,即形成梗阻。阑尾的远端是盲端,发生梗阻时,远端的无效腔很容易发生感染。肠寄生虫病,如蛔虫可进入阑尾腔内,引起梗阻和感染。

2. 胃肠道疾病的影响

如急性肠炎、炎性肠病、血吸虫病等可直接蔓延至阑尾。感染可使阑尾黏膜下层淋巴组织急性肿大,使阑尾腔明显狭窄。

3. 细菌入侵

阑尾发生梗阻和炎症后黏膜溃疡,肠道的各种细菌侵入管壁,从而加剧感染。

二、病理

1. 临床与病理分型

(1)急性单纯性阑尾炎 病变早期,为轻度的急性阑尾炎。阑尾腔出现梗阻后,组织学改变可表现为被梗阻部位黏膜充血、水肿,中性多形核白细胞浸润,感染性炎症从黏膜和黏膜下层开始,逐渐向肌层和浆膜扩散。黏膜表面出现小溃疡和出血点。阑尾腔内有少量渗出液。浆膜充血,表面附有少量纤维素样渗出物。

(2)急性化脓性阑尾炎 阑尾感染扩散,阑尾腔内形成积脓或阑尾壁坏死,阑尾各层组织间有大量多形核白细胞浸润和小脓肿形成,亦称蜂窝组织性阑尾炎。此时阑尾肿胀加剧,浆膜高度充血,表面有脓性渗出物附着。渗出液中有纤维蛋白,呈灰白或微黄色。阑尾周围有脓性渗出,形成局限性腹膜炎。

(3)坏疽性及穿孔性阑尾炎 阑尾全层坏死,呈暗紫色或灰黑色,失去正常光泽。如管腔梗阻又合并管壁坏死,可发生穿孔,可为阑尾的一部分或波及全部,以根部或近端多见。坏疽性阑尾炎极易发生穿孔,穿孔后如感染扩散至腹腔,则可引起急性腹膜炎。

(4)阑尾周围脓肿 阑尾周围脓肿是急性阑尾炎的并发症。本病的发病过程,一方面是阑尾炎症扩散至周围组织;另一方面是机体发挥防御机制,在病变阑尾的周围形成纤维素性粘连,以及大网膜包裹,旨在使炎症局限化而形成阑尾脓肿,不致发生弥漫性腹膜炎。特别是阑尾发生化脓坏疽时,大网膜可移至右下腹部,若在穿孔前已将阑尾包裹,并形成粘连,便形成阑尾周围脓肿。脓肿发生部位以回盲部最常见,通常是一个炎性团块。脓肿在支持治疗下能被吸收,但亦可增大、破裂,再形成腹膜炎。

2. 转归

一部分单纯性阑尾炎经药物治疗后,炎症可消退,可不遗留明显的解剖学改变。但化脓性阑尾炎经治疗后虽炎症消退,仍可出现管腔狭窄、粘连扭曲等病理改变。化脓性、坏疽性阑尾炎的感染物沿门静脉入肝,形成多个肝脓肿,称为化脓性门静脉炎,是阑尾炎最严重的并发症。

三、临床表现

(一)症状

1. 腹痛

腹痛是急性阑尾炎的早期症状,开始较轻,以后逐渐加重。因大多数急性阑尾炎继发于阑尾梗阻,开始的症状常是克服梗阻的强蠕动引起的阵发性腹痛。初期是上腹痛或脐周围疼痛,不甚严重,位置不固定,呈阵发性,伴有恶心、呕吐,经过数小时或十几个小时后转移到右下腹部,变为持续性痛。70%~80%急性阑尾炎具有这种典型的转移性腹痛的特点。阑尾的传入神经由脊髓第10、第11胸节传入,所以反映在体表痛的部位大致在脐上或脐周。但当阑尾炎症加重,或发生缺血、渗出,阑尾炎症侵及浆膜,壁腹膜受到刺激则会引起体神经定位疼痛。疼痛位于右下腹部阑尾局部,故称为转移性腹痛,对临床诊断有重要意义。但有些患者发病开始即出现右下腹痛。慢性阑尾炎急性发作时,疼痛亦常开始于右下腹部,往往无转移性腹痛。有些急性阑尾炎由粪石压迫坏死开始,没有明显的梗阻过程,所以亦可能没有转移性痛,而起始在右下腹部。

不同位置的阑尾炎,其腹痛部位也有区别,转移后的腹痛位置有多种可能,故少数患者腹痛开始位于上腹部或脐周围,然后转移至阑尾所在的相应的解剖部位,如盲肠后位阑尾疼痛转移到右腰部,高位阑尾疼痛可转移至右上腹,盆腔位阑尾炎在耻骨上区,极少数左侧腹部阑尾炎呈左下腹痛。阑尾位置异常可增加诊断的困难。阑尾和盲肠在腹膜后时亦无转移痛。

早期的上腹部或脐周疼痛属内脏神经的反射痛,无确切的定位,并不伴有明显压痛,但右下腹多已有压痛。不同病理类型阑尾炎的腹痛亦有差异,如单纯性阑尾炎是轻度隐痛,化脓性阑尾炎则是阵发性胀痛和剧痛,坏疽性阑尾炎呈持续性剧烈腹痛,穿孔性阑尾腔内压力骤减,腹痛可暂时减轻,当出现腹膜炎时,腹痛又会持续加剧。腹痛的轻重程度可因人而异,老年人的痛觉迟钝,阑尾病变相当严重,而疼痛反应可不明显。

2. 胃肠道症状

发病的早期可出现恶心、呕吐,但程度较轻,同时伴有食欲缺乏,有的患者可能发生便秘和腹泻。盆腔阑尾炎时炎症刺激直肠和膀胱,可引起里急后重和排尿疼痛症状;并发弥漫性腹膜炎时可致麻痹性肠梗阻。

3. 全身反应

早期有乏力、头痛等。炎症加重时可有出汗、口渴、脉速、发热等全身感染中毒症状。单纯性阑尾炎,体温一般为 37.5～38 ℃,很少达 38 ℃以上。化脓性阑尾炎、坏疽性阑尾炎,特别是合并穿孔后,常伴有高热、寒战,体温在 38.5～39 ℃。老年患者反应性降低,体温可无明显升高,而小儿急性阑尾炎时体温多在 38 ℃以上。体温升高一般发生在腹痛以后,而不是发生在腹痛之前。如发生门静脉炎可出现黄疸。

(二) 体征

体征是确诊急性阑尾炎的重要依据,根据体征可初步判断阑尾的部位病理类型,有无穿孔、腹膜炎和阑尾周围脓肿形成。

1. 右下腹压痛

急性阑尾炎早期上腹或脐周疼痛时,患者即可有此体征出现。腹痛转移后,右下腹常有明显的局限性压痛,这是急性阑尾炎常见的重要体征。固定性压痛具有重要的诊断价值,压痛点通常在麦氏点,可随阑尾位置变异而改变,但压痛点始终在一个固定的位置上,如两侧髂前上棘连线的右 1/3 点上(Lanz 点),或在右髂前上棘与脐连线和腹直肌外缘交会点(Morris 点)。若触痛范围广泛,说明阑尾炎症已扩散;阑尾穿孔致弥漫性腹膜炎时,全腹均有压痛。检查体征时应比较左右相应的部位,手法轻柔,力量均衡,若是阑尾炎,则右下腹部疼痛最重。

2. 腹膜刺激征象

当阑尾部壁腹膜受炎症刺激,可出现腹肌紧张,并出现反跳痛(Blumberg 征),以及肠鸣音减弱或消失等,表明阑尾炎已发展到化脓、坏疽或穿孔的阶段,并随病情进展而加重。但小儿、老人、孕妇、肥胖、虚弱患者或盲肠后位阑尾炎时,壁腹膜受炎症的刺激较轻或防御反应较弱,腹膜刺激征象可不明显。当出现弥漫性腹膜炎时,全腹均有压痛和反跳痛,但总不及胃十二指肠溃疡穿孔时腹膜炎显著。阑尾穿孔后腹腔内一般无明显游离气体。

3. 其他可协助诊断的体征

① 间接压痛,又称结肠充气试验(Rovsing 征):左下腹部加压时,或用一只手压住左下腹部降结肠部,再用另一只手反复压迫近侧结肠部,使结肠内气体被挤入

盲肠,刺激发炎的阑尾,若引起右下腹痛为阳性。② 腰大肌试验(Psoas 征):患者取左侧卧位,右腿伸直或过度后伸,引起右下腹痛者为阳性,表明阑尾位置较深,或在盲肠后位靠近腰大肌处,腰大肌因受刺激而疼痛。③ 直腿抬高试验:用手按压在右腰部的压痛部位,患者的右腿伸直抬高时,感到疼痛加剧为阳性,刺激严重时大腿不能伸直,表明为盲肠后位阑尾。④ 闭孔内肌试验(Obturator 征):患者平卧,将右髋和右膝均屈曲 90°,并将右股向内旋转,如引起右下腹疼痛者为阳性,表明阑尾在盆腔内,闭孔内肌肌膜受到刺激。⑤ 直肠指诊:盆腔急性阑尾炎,腹部检查可无明显压痛及肌紧张,直肠指检时在直肠深部前侧可有压痛。若为女性患者,推动子宫时有压痛,表明合并盆底部的腹膜炎。如发生盆腔脓肿,可触及痛性肿块。⑥ 过敏反应:急性阑尾炎早期,阑尾腔梗阻时,右下腹的 $T_{10} \sim T_{12}$ 神经分布范围内有皮肤过敏现象,通常在髂嵴最高点、右耻骨嵴和脐所构成的三角形区域内,即 Sherren 三角内。⑦ Deaver 征:深呼吸或咳嗽时引起右下腹痛。

四、辅助检查

(1) 实验室检查 白细胞总数及中性粒细胞增高,单纯急性阑尾炎白细胞计数在 12×10^9/L 左右,中性粒细胞在 80% 以上,化脓性或坏疽性阑尾炎白细胞计数在 $(15 \sim 20) \times 10^9$/L,中性粒细胞在 95% 以上。但升高不明显不能否定诊断,应反复检查,如逐渐升高则有诊断价值。尿检查一般无阳性发现,但盲肠后位阑尾炎可刺激邻近的右侧输尿管,尿中可有少量红细胞和白细胞。

(2) X 线检查 腹部 X 线片可见右下腹有局限性积气,偶可见钙化的粪石和异物影。如有阑尾周围脓肿或盲肠后位阑尾脓肿时,腰大肌影模糊,有高密度影,其周围肠腔积气。阑尾穿孔后因腹腔游离气体少,故腹部平片无膈下游离气体。最近亦提倡做 CT 检查,可显示阑尾明显增粗,周围脂肪间隙模糊等。阑尾呈盆位明显增粗,周围脂肪间隙模糊。

(3) B 超检查 具有无创、易行、可重复、可靠性高等优点,对鉴别诊断亦有意义。急性阑尾炎表现为阑尾周围低回声区,阑尾直径增大,横切面呈同心圆样"靶状"。如形成阑尾周围脓肿,可见其周围局限性积液或不规则混合性回声,阑尾形态失常及管壁层次可完全消失,代之以不规则团块状回声。

(4) 诊断性腹腔穿刺 可用于诊断阑尾穿孔、腹膜炎等,并与其他急腹症区别。阑尾周围脓肿,可在超声引导下腹腔穿刺,但当腹腔内有广泛粘连、严重腹胀、麻痹性肠梗阻时,为避免损伤肠管,腹腔穿刺应慎重。

(5) 腹腔镜或后穹窿镜检查 对可疑阑尾炎的患者可行此项检查,并可同时行腹腔镜阑尾切除术。

五、鉴别诊断

1. 妇科疾病

（1）卵巢滤泡破裂　多发生于青年妇女，且多发生在两次月经之间，即前次月经后 12～14 天。右侧卵巢滤泡破裂出血，可刺激腹膜而引起右侧腹痛。腹痛为突然发生，无转移性右下腹痛的病史，常伴有阴道流血。疼痛部位先开始于一侧，很快扩散到整个下腹部。若出血量大，则可发展至全腹痛。两下腹均有压痛和轻度反跳痛，压痛点偏低，腹肌紧张较轻。最初疼痛较重，而后可逐渐减轻。患者有便意感。一般体温并不升高。白细胞数仅轻微升高。诊断性腹腔穿刺可抽出新鲜血液。

（2）宫外孕　尤其是右侧输卵管妊娠破裂，常有急性失血症和腹腔内出血的体征，如头晕、心慌、乏力以及呼吸急促、面色苍白等。有停经史和阴道流血史，盆腔出血所致的疼痛从下腹开始。出血过大时可引起休克。血液刺激膈肌时患者不能平卧，吸气时疼痛可加剧。患者有肛门下坠感。腹部饱满，全腹均有压痛和反跳痛、腹肌紧张，但以下腹部为主。有移动性浊音。妇科检查时有宫颈剧痛，附件包块，阴道后穹隆穿刺可抽出不凝固的新鲜血液。妊娠试验阳性。腹部超声波检查可见盆腔或腹腔有积液。实验室检查血红蛋白低、白细胞计数多正常。

（3）黄体破裂　亦可引起盆腔出血，但病情较轻，症状和体征同滤泡破裂，腹痛发生在月经中期以后，即下次月经前 14 天以内。

（4）右侧卵巢囊肿蒂扭转　为突然发生，上腹部包块伴有上腹部或脐周围明显疼痛，扭转时疼痛加剧。伴恶心、呕吐。扭转解除后疼痛消失。一旦囊肿缺血坏死，则为持续性右下腹痛，伴右下腹压痛、反跳痛和肌紧张。压痛部位较阑尾位置低。妇科检查时包块与子宫相连，触宫颈时疼痛加剧。

（5）急性输卵管炎和急性盆腔炎　常有脓性白带和下腹部对称性压痛，位置偏低，无转移性腹痛。阴道后穹隆穿刺可获脓性液。

2. 右下叶肺炎、胸膜炎

可刺激第 10～12 肋间神经，出现反射性右下腹痛，常有上呼吸道感染史，患者多先有发冷、发热而后腹痛。腹肌紧张不明显，右下腹压痛轻微，但全身症状明显，患者面色潮红，呼吸急促，咳嗽，胸痛，听诊有啰音及胸膜摩擦音，患侧呼吸音减弱。急性阑尾炎与此不同的是，先有腹痛而后发热，全身症状轻而局部体征明显。

3. 急性肠系膜淋巴结炎

多见于儿童，常需与急性阑尾炎鉴别。患儿多有上呼吸道感染史或症状，先发生高热，后有腹痛或两者同时出现。腹痛始于右下腹，无转移性右下腹痛。腹部压痛部位偏内侧,压痛范围广泛、不固定,与肠系膜根部走行相似,无明显肌紧张及反跳痛。

4. 急性胃肠炎

恶心、呕吐和腹泻等消化道症状较重,腹痛范围较广泛,为阵发性绞痛,便后腹痛减轻。压痛范围广,肠鸣音活跃,但腹肌紧张不明显。大便化验有脓球。

5. 右侧输尿管结石

腹痛多在右下腹,为阵发性绞痛,并向会阴部外生殖器放射。压痛点偏向内上方近脐处,无腹肌紧张,尿中查到多量红细胞。腹部 X 线片或 B 超检查在输尿管走行部位可见结石阴影。

6. 肠蛔虫病

小儿多见,腹痛位于脐周,腹痛部位不固定,为阵发性,可摸到蛔虫团,但位置不固定,腹部柔软,无固定压痛点,无腹肌紧张。

7. 急性输精管炎

病史中无转移痛,腹痛的部位低,压痛不在腹部,而在腹股沟管和阴囊部的输精管处,且输精管增粗。有时伴急性附睾炎,附睾增大且有压痛。

8. 腹型紫癜

有药物过敏史。因腹膜或肠系膜广泛点状出血而引起腹痛,为阵发性剧烈绞痛,多在脐周或下腹部,腹痛常突然发生,无转移腹痛病史。压痛范围广,无腹肌紧张。因肠黏膜有点状出血,可能有血便。皮肤、口腔黏膜同时有出血点。

9. 先天性回肠憩室炎(Meckel 憩室炎)或穿孔

Meckel 憩室是卵黄管部分未闭所留下的一种先天性畸形,与回肠相通。憩室可发生急性炎症,有时伴穿孔和继发腹膜炎。因 Meckel 憩室位于回肠末端,亦可有下腹部疼痛,腹肌紧张,白细胞计数增高等,需与急性阑尾炎鉴别,但常有困难。

10. 胃、十二指肠溃疡穿孔

穿孔溢液可沿升结肠旁沟流至右下腹而引起右下腹痛、压痛、反跳痛、腹肌紧张,酷似急性阑尾炎的转移性腹痛。患者有消化道溃疡病史,检查时全腹均有压痛、反跳痛、腹肌紧张、腹壁板状强直和肠鸣音消失等腹膜刺激症状。叩诊肝浊音界消失,站立位腹部 X 线平片示膈下有游离气体。如诊断困难,可行诊断性腹腔穿刺。

六、治疗

(一)治疗选择

急性阑尾炎可以消退,但消退后约 3/4 的患者将复发。因此急性阑尾炎诊断明确后,一般主张早期外科手术治疗。手术疗法已是安全的方法,可防止并发症和复发。早期手术操作简易,阑尾尚处于管腔阻塞或仅有充血水肿,无明显脓液渗出和与周围组织粘连。但若化脓或坏疽后再手术,则操作困难且术后并发症显著增加。各种不同临床类型的急性阑尾炎的手术方法选择亦不相同。

1. 急性单纯性阑尾炎

某些首次发病,症状、体征较轻微者,可行抗感染治疗,在保守治疗和观察期间应禁用吗啡。一般应行阑尾切除术,近年对急性阑尾炎多开展经腹腔镜行阑尾切除术。

2. 急性化脓性、坏疽性阑尾炎,急性阑尾炎穿孔并发弥漫性腹膜炎

应及早施行阑尾切除术。局限性腹膜炎可能发展成为弥漫性腹膜炎,常有后遗症状和并发症。如腹腔内已有脓液,可清除脓液后关闭腹膜,但不宜冲洗,以防感染扩散。根据情况决定是否置引流管引流。术后积极行支持疗法和抗感染治疗。

3. 阑尾周围脓肿

一般先采用内科治疗,如禁食、输液、应用抗生素等措施,促使炎症吸收消散。待2～3个月以后酌情施行手术,切除阑尾,以防复发。治疗中应密切观察腹部体征,若腹部肿块逐渐缩小,表明机体抵抗力强,经保守治疗后,脓肿可被吸收而治愈。但保守治疗后脓肿无局限趋势,症状明显加重,脓肿则有可能破溃而形成弥漫性腹膜炎,特别是B超检查已形成较大单腔脓肿时,可行脓肿切开引流。是否可切除阑尾应视术中具体情况而定。如阑尾已脱落,应尽量取出,并闭合盲肠壁,以免造成肠瘘。如脓肿局限在右下腹,病情又平稳,可不必勉强行阑尾切除术,可引流,待脓肿消退后再行阑尾切除术。若过早行阑尾切除手术,由于组织炎症脓肿和广泛粘连,不易分离和寻找阑尾。若强行切除阑尾,可损伤肠管,并难以包埋阑尾残端,从而出现肠瘘。B超引导下经皮脓肿穿刺引流术,操作简便,损伤小,不会使炎症扩散,可反复操作,只需在局麻下进行,能使脓肿和全身中毒症状消退,并可局部应用抗生素。

4. 慢性阑尾炎急性发作

应做阑尾切除术。

(二) 手术方式

1. 阑尾切除术

(1) 麻醉 一般采用腰麻或硬脊膜外麻醉。

(2) 切口 右下腹斜切口最为常用。但不宜固定在阑尾点或麦氏点,切口应选择在压痛最显著部位,或右下腹横斜切口。沿皮纹方向切开皮肤,对血管神经损伤少。因三层腹壁肌的纤维方向不同,愈合牢固,不易发生切口疝。但这种斜切口上、下延长困难,不便探查腹腔其他部位的脏器,故对诊断不明的探查性手术,宜选用右下腹直肌旁切口。

(3)保护切口,预防切口污染,寻找阑尾 用纱布垫将小肠推向内侧,先在髂窝内找到盲肠,沿3条结肠带向盲肠顶端寻找阑尾根部,即能找到阑尾。另一种方法是沿末段回肠追踪盲肠,找到阑尾根部。若是高位阑尾,则在髂窝部位找不到盲肠,可顺升结肠旁沟向上寻找盲肠。若为活动盲肠,则有时盲肠位于腹中部或盆腔。有时过长的乙状结肠位于右下腹部,易误认为是盲肠。如仍未找到,应考虑盲肠后位阑尾的可能。剪开侧后腹膜,内翻盲肠寻找阑尾。找到阑尾后判断诊断是否正确,单纯的急性阑尾炎不仅表面可见血管明显增粗,浆膜充血,并且阑尾质地稍硬。若阑尾在正常范围内,则应探查其他病变。值得指出的是,寻找阑尾时尽量使用器械,勿用手指触摸,找到阑尾后,用阑尾钳夹住阑尾或用止血钳夹住阑尾系膜,将阑尾提到切口外切除。以防污染手术切口。

(4)处理阑尾系膜 阑尾动脉位于阑尾系膜的游离缘,在阑尾根部切断结扎或缝扎阑尾动脉。尤其是炎症重时,系膜水肿而易被夹断,如系膜较阔,应将系膜分段切断缝扎。

(5)切除阑尾 阑尾粘连紧密时,不易暴露整条阑尾,可用逆行方法切除。盲肠后位阑尾亦按逆行法切除。化脓、坏疽性阑尾炎因阑尾肿胀,阑尾腔内积脓,钳夹和牵拉阑尾有破溃的危险,应轻轻提起阑尾系膜或阑尾根部,先处理系膜,再切除阑尾。

(6)处理阑尾根部 先用血管钳在阑尾根部与盲肠交界处,距离盲肠约0.5 cm钳夹一条压迹,然后松开钳子,用可吸收线在压迹处结扎,在结扎线远处切断阑尾,残端用石炭酸、酒精、0.9%氯化钠溶液涂擦处理后,在距阑尾根部约1 cm的盲肠壁上行环形荷包缝合,将其埋入盲肠壁内。埋入阑尾根部使盲肠能浆膜对浆膜愈合。但阑尾根部埋入盲肠后会形成一空腔。因此,荷包缝合离结扎线的距离很重要,距离过远,可形成较大腔隙,并发残端脓肿,距离太近,包埋困难。若阑尾基部炎症水肿很严重,脆弱易于撕碎,包埋时盲肠壁的荷包缝合不能满意地将阑尾残端内翻埋入盲肠腔内,可外加间断丝线将肌层内翻缝合。若盲肠壁炎性水肿严重,不能按常规将阑尾残端埋入荷包缝合内,可用间断丝线将肌层内翻缝合,以包埋阑尾残端。如埋入残端仍有困难或不理想,可用阑尾系膜或附近的脂肪组织覆盖残端。

术中应常规剖视切下的阑尾。阑尾炎的阑尾黏膜炎性改变明显,如阑尾病变与腹膜炎的程度不符,应查明引起腹膜炎的病因,尤其应检查末端100 cm以内的回肠有无Meckel憩室。切除的阑尾常规行病理检查。

2. 腹腔镜阑尾切除术

腹腔镜阑尾切除术的优点：① 对腹壁损伤小，腹腔干扰少。② 切除的阑尾经穿刺鞘取出，不与创口接触，且切口小，切口感染发生率甚低。③ 不受患者腹壁厚等因素的影响。④ 瘢痕小。阑尾根部多选用丝线结扎或钛夹处理，残端可不包埋，但应预防残端瘘的可能。

3. 术后并发症的预防及处理

（1）切口感染　切口感染是急性阑尾炎切除术后最常见的并发症，特别是急性坏疽性阑尾炎、阑尾穿孔、局限性或弥漫性腹膜炎等情况下施行手术。据报道，未穿孔组发生率在 10% 以下，穿孔组可达 20% 以上。多因腹腔内脓液污染伤口，或切除阑尾时直接污染切口、手术器械及术者的手套等污染切口，其次为切口存留血肿和异物，引流不畅所致。感染部位可在皮下，或在肌层及腹膜外，临床表现为发热，切口局部胀痛或跳痛，局部红肿、压痛，有波动感，穿刺可抽出脓液。感染多发生于术后 1 周内，但有术后 1～2 个月，甚至多年后才发生脓肿的。一旦发现切口脓肿形成，应拆去部分或全部缝线，扩大切口，排出脓液，清除异物并充分引流。切口感染若合并腹腔污染，还应冲洗腹腔并置放引流。切口感染应重在预防，术中应强调保护切口，注意无菌操作，减少污染。被污染的切口，可用抗生素溶液反复冲洗后再予缝合。腹膜用可吸收性缝线部分缝合，肌层筋膜、皮下组织亦应用可吸收线缝合。

（2）腹腔脓肿　发生率仅次于切口感染，多见于急性坏疽性阑尾炎，阑尾穿孔合并弥漫性腹膜炎术后。参阅本书腹膜炎有关章节。

（3）门静脉炎　急性化脓性、坏疽性阑尾炎时的感染性血栓可进入阑尾静脉，并沿肠系膜上静脉回流至门静脉，导致门静脉炎症。临床表现有肝肿大和压痛，伴黄疸、畏寒、高热等。感染性血栓进入肝内，若延误治疗可发展为细菌性肝脓肿，严重者产生感染性休克、脓毒血症。

（4）肠瘘形成　阑尾周围脓肿如未及时引流，脓肿穿破腹壁可形成外瘘，可从瘘管排出脓液，一部分病例脓肿可向小肠或大肠内穿破，亦可向膀胱、阴道穿破，从而形成各种内瘘。另外，若炎症波及盲肠，阑尾残端包埋不理想，或埋入盲肠壁的阑尾残端继续发炎，可造成阑尾残端或盲肠壁坏死，可形成脓肿和内、外瘘。阑尾手术后如切口流出粪臭样的脓液，应想到阑尾残端瘘的可能性。可行经瘘管造影检查，能明确诊断并协助了解瘘管的走行和范围，宜先行充分引流，若瘘管 2～3 个月后仍不愈合，应再行手术治疗。

（5）阑尾残端炎　阑尾残端炎又称阑尾切除术后复发性阑尾炎。因阑尾残端炎可在荷包内发生脓肿，故又称为"荷包内脓肿"。造成这种情况多因阑尾根部未完全游离，仅切除部分已游离的阑尾段。遗留残端太长，超过 1 cm 时，易形成阑尾残端炎。其临床表现类似术前的阑尾炎症状,常有下腹压痛性包块。若荷包脓肿破裂,可突发高热和腹膜炎症状。因患者曾做过阑尾切除术,若对阑尾残端炎认识、重视不够,可致延误诊断,而在形成腹膜炎时才再次手术治疗。B 超检查和诊断性腹腔穿刺可能有所帮助。行 X 线下钡灌肠检查,若发现过长的残端则可明确诊断。诊断明确后宜再次手术,切除阑尾残端。合并荷包脓肿时应拆除荷包缝线,吸净脓液,并置管引流。

(6) 出血 ① 切口出血:包括皮下出血和肌层内血肿,为在缝合腹部切口时未妥善止血所致。术后如发现皮下血肿并继续增大,或有活动性出血,应拆开缝线清除血块,并缝扎止血。切口血肿易并发感染,故同时给予抗感染治疗。② 阑尾系膜血管出血:阑尾系膜和结扎线松脱可引起腹腔内大出血,特别是阑尾系膜有严重的充血、水肿、组织脆弱时更易发生出血。患者表现为腹痛、腹胀、出血和休克,若未及时发现和处理,出血量很大时还有生命危险。③ 阑尾残端出血:若残端结扎滑脱,可发生残端出血,若荷包缝合较紧,阑尾系膜的出血可流入盲肠肠管内,引起下消化道出血。阑尾残端如出血量不大,可先行保守治疗,若出血量大,应行再次手术处理。找到出血点做加强缝合,并重新结扎阑尾残端。行阑尾切除时应双重结扎阑尾系膜或缝扎,切勿用力牵拉系膜,以防撕断系膜而出血。观察系膜残端确无出血后再将盲肠复位,缝合切口时应再次用干净纱布检查盲肠部位有无出血。术后若发生腹腔内大出血,并有出血性休克表现,应立即施行手术止血。

(7) 粘连性肠梗阻 由于手术损伤、阑尾周围脓液以及肠间脓液等,部分患者有可能形成粘连性肠梗阻。尤其是阑尾穿孔时,发生率可达 5% 左右,多数可经非手术治疗奏效,但若合并绞窄性肠梗阻,则须手术治疗。

第三章　乳腺疾病

第一节　乳腺癌的临床分期和意义

对恶性肿瘤进行正确、合理的分期具有十分重要的意义。恶性肿瘤局部发展累及的范围与区域性和远处转移的程度,对患者的治愈率和生存率有直接影响,同时治疗前对其进行准确、合理的评估,对于判断预后也有着重要价值。由此可见,对恶性肿瘤进行正确的分期将有助于详细记录病变范围、播散程度,准确估计病情,判断预后,并制订有针对性的治疗方案。数十年来对乳腺癌的临床分期,各家、各地有不同的方法,合理的分期法必须满足以下要求:① 简明易记;② 不同期别的自然病程在统计学上有明显差异;③ 不同期别的治疗策略有所差异;④ 用于分期的指征容易获得并与客观情况有较高的吻合性;⑤ 可以客观评价疗效,便于不同的医疗中心交流信息,促进肿瘤研究的深入开展。

尽管对乳腺癌有不同的分期法,但仍以 TNM 法应用最为广泛,在国际上已达成共识。依据解剖学的范畴对肿瘤进行分期,并在国际上达成共识,其主要目的是便于临床诊疗经验的交流。临床医师的任务是依据不同的分期,为患者选择最有效的方案,并评估预后。

目前,临床上采用的美国癌症联合委员会(AJCC)TNM 分期法为 2002 年版,与 1997 年版相比有了如下变化:① 从孤立肿瘤细胞中分出微转移;② 将前哨淋巴结活检、免疫组织化学和分子生物学技术用于分期;③ 将苏木精-伊红染色和免疫组化染色确定的淋巴结转移数目用于淋巴结分期;④ 锁骨下淋巴结转移定为 N3,内乳淋巴结的含义发生变化,锁骨上淋巴结转移定为 N3 而不是 M1。

一、美国癌症联合委员会(AJCC)乳腺癌 TNM 分期(第 6 版)

(一)原发肿瘤(T)

原发肿瘤(T)的分期定义,不管是临床还是病理都是一样的。如果肿瘤的大小是由体检得到的,可用 T1、T2 或 T3 来表示。如果是由其他测量方法,如乳腺 X 线拍片或病理学测量得到的,那么可用到 T1 的亚分类。肿瘤大小应精确到 0.1 cm。分期如下:

Tx 原发肿瘤无法评估。

T0 没有原发肿瘤证据。

Tis 原位癌。

    Tis(DCIS) 导管原位癌;

    Tis(LCIS) 小叶原位癌;

    Tis(Paget) 乳头 Paget 病,不伴有肿块。

注 伴有肿块的 Paget 病按肿瘤大小分类。

T1 肿瘤最大直径≤2 cm

    T1mic 微小浸润癌,最大直径≤0.1 cm;

    T1a 肿瘤最大直径>0.1 cm,但≤0.5 cm;

    T1b 肿瘤最大直径>0.5 cm,但≤1 cm;

    T1c 肿瘤最大直径>1 cm,但≤2 cm;

T2 肿瘤最大直径>2 cm,但≤5 cm。

T3 肿瘤最大直径>5 cm。

T4 不论肿瘤大小,直接侵犯胸壁(a)或皮肤(b),如下所述:

    T4a 侵犯胸壁,不包括胸肌;

    T4b 患侧乳腺皮肤水肿(包括橘皮样变),溃破,或卫星结节;

    T4c T4a 与 T4b 并存;

    T4d 炎性乳腺癌。

(二)区域淋巴结(N)

Nx 区域淋巴结无法评估(例如曾经切除)。

N0 无区域淋巴结转移。

N1 同侧腋窝淋巴结转移,可活动。

N2 同侧腋窝淋巴结转移,固定或相互融合或缺乏同侧腋窝淋巴结转移的临床证据,但临床上发现[①]有同侧内乳淋巴结转移。

       N2a   同侧腋窝淋巴结转移,互相融合或与其他组织固定;

       N2b   仅临床上发现[①]同侧内乳淋巴结转移,而无腋窝淋巴结转移的临床证据。

   N3   同侧锁骨下淋巴结转移伴或不伴腋窝淋巴结转移;或有临床上发现[①]。同侧内乳淋巴结转移和腋窝淋巴结转移的临床证据;或同侧锁骨上淋巴结转移伴或不伴腋窝或内乳淋巴结转移。

       N3a   同侧锁骨下淋巴结转移;

       N3b   同侧内乳淋巴结及腋窝淋巴结转移;

       N3c   同侧锁骨上淋巴结转移。

(三) 病理学分期(pN)[②]

   pNx   区域淋巴结无法评估(例如过去已切除,或未进行病理学检查)。

   pN0   无组织学上区域淋巴结转移,没对孤立肿瘤细胞(ITC)行进一步检查。

   注   ITC 定义为:单个肿瘤细胞或小细胞簇的最大直径不超过 0.2 mm,通常需要由免疫组织化学(IHC)或分子生物学方法检测,但有时也可采用苏木精-伊红染色证实。ITCS 通常不表现恶性特征,如增生或间质反应。

       pN0(i-)   无组织学上的区域淋巴结转移,IHC 阴性;

       pN0(i+)   无组织学上的区域淋巴结转移,IHC 阳性,但 IHC 簇直径不超过 0.2 mm;

       pN0(mol-)无组织学上的区域淋巴结转移,分子生物学方法测定阴性(RT-PCR)[③];

       PN0(mol+)无组织学上的区域淋巴结转移,分子生物学方法测定阳性(RT-PCR)[③]。

   pN1   1～3 个腋窝淋巴结转移,和(或)通过前哨淋巴结切除发现内乳淋巴结有微小转移灶,但临床上未发现。

       pN1mi   微小转移(>0.2 mm,<2.0 mm);

       pN1a   1～3 个腋窝淋巴结转移;

---

   ①   "临床上发现"的定义为:影像学检查(淋巴结闪烁扫描除外)、临床体检或肉眼可见的病理异常。

   ②   pN 分类是基于腋窝淋巴结切除伴或不伴前哨淋巴结切除。分类如果仅仅基于前哨淋巴结切除,而没有随后的腋窝淋巴结切除,则前哨淋巴结标示为(sn),如 pN0(i+)(sn)。

   ③   RT-PCR:反转录酶/聚合酶链反应。

pN1b 通过前哨淋巴结切除发现内乳淋巴结微小转移,但临床上未发现[①];

pN1c 1～3个腋窝淋巴结转移以及通过前哨淋巴结切除发现内乳淋巴结微小转移,但临床上未发现+(在阳性腋窝淋巴结＞3个的情况下,内乳淋巴结阳性即被归为 pN3b,以反映肿瘤负荷的增加)。

pN2 4～9个腋窝淋巴结转移;临床上发现[②]。内乳淋巴结转移,但腋窝淋巴结无转移。

pN2a 4～9个腋窝淋巴结转移(至少1个转移病灶＞2.0 mm);

pN2b 临床上发现内乳淋巴结转移,但腋窝淋巴结无转移。

pN3 ≥10个腋窝淋巴结转移,或锁骨下淋巴结转移,或临床上发现[②]同侧内乳淋巴结转移,同时有1个或更多腋窝淋巴结阳性;或多于3个腋窝淋巴结转移同时临床上未发现内乳淋巴结转移但镜下有微小转移;或同侧锁骨上淋巴结转移。

pN3a ≥10个腋窝淋巴结转移(至少1个直径＞2.0 mm),或锁骨下淋巴结转移;

pN3b 临床上发现** 同侧内乳淋巴结转移、同时有1个或更多腋窝淋巴结阳性;或多于3个腋窝淋巴结转移,同时前哨淋巴结切除发现内乳淋巴结有临床上未发现* 的微小转移;

pN3c 同侧锁骨上淋巴结转移。

(四)远处转移(M)

Mx 远处转移无法评估。

M0 无远处转移。

M1 有远处转移。

(五)临床分期

0 期 TisN0M0

Ⅰ期 T1[③]N0M0

---

① "临床上未发现"的定义为:影像学检查(淋巴结闪烁扫描除外)或临床体检未发现异常。

② "临床上发现"的定义为:影像学检查(淋巴结闪烁扫描除外)或临床体检异常。

③ T1 包括 T1mic。

ⅡA 期　　T0N1M0

　　　　　　T1N0M0

　　　　　　T2N0M0

ⅡB 期　　T2N1M0

　　　　　　T3N0M0

ⅢA 期　　T0N2M0

　　　　　　T1N2M0

　　　　　　T2N2M0

　　　　　　T3N1M0

　　　　　　T3N2M0

ⅢB 期　　T4N0M0

　　　　　　T4N1M0

　　　　　　T4N2M0

ⅢC 期　　任何 TN3M0

Ⅳ期　　　任何 T 任何 NM1

二、乳腺癌分期的临床意义

乳腺癌的分期经过多次修改，已逐渐完善、全面和客观，对指导临床治疗和判断预后起到了指导性作用。我国的乳腺癌临床分期也采用国际 TNM 分类分期法，目前以 2017 年 AJCC 乳腺癌 TNM 分期为准。该分期简明易记，反映了乳腺癌自然病程在统计学上的差异，可以指导临床工作，客观评价疗效，便于交流，促进了肿瘤研究的深入开展。

（一）临床分期与治疗的关系

乳腺癌的手术治疗，采取什么术式和临床分期直接相关，临床分期反映病情的早晚。临床Ⅰ期患者可以采用保留乳房的乳腺癌切除术；不适合保乳术者，则可行改良根治术。Ⅱ期患者术前应用新辅助化疗后，部分仍可实施保乳术，Ⅱ期偏晚的可行改良根治术。Ⅲ期患者一般选择根治术或改良根治术，某些患者应行新辅助化疗。Ⅳ期患者以综合治疗为主，根据具体情况可行乳腺癌姑息性切除术。

（二）临床分期与预后的关系

未经治疗的乳腺癌患者平均生存期为 3～4 年，故根据患者的临床分期，大致可以推测患者的预后。对于经过手术治疗或其他综合治疗的患者，其预后或 5 年生存率也主要决定于治疗前的病变程度;肿瘤期别为最重要的预后因素,不同期别的患者 5 年生存率相差很大,期别越早,预后越好,反之则越差。

原发肿瘤大小和发生淋巴结转移有关,一般认为肿瘤大小仍然是一个独立的预后因素。特别是病理检查无腋窝淋巴结转移时,原发肿瘤大小就成为最重要的预后因素。

第二节　乳腺肿物的几项检查技术

一、针吸细胞学检查

自 20 世纪末微创医学成为发展趋势,不仅影响到临床医学,也渗透到病理学领域。传统的病理组织学诊断主要依赖于手术获得的标本量多,而使诊断的准确率高,但其风险较大。因其创伤大,增加了患者的痛苦,故常受到某些因素的限制。细针吸取细胞病理学(FNAC)检查(也称为针吸细胞学检查)使得患者能够在基本无创或微创的情况下获得病理检查结果,因而近年来在国内外广泛开展。针吸标本采集技术直接关系到 FNAC 诊断水平的高低。尽管目前出现了多种标本采集方法,但仍以传统的徒手控制注射器的穿刺方法最常用、最准确。

(一)针吸标本采集原理及基本要求

(1)针吸标本采集原理　在穿刺针准确进入病变区域后,通过提插针方式,以针尖斜面部利刃对病变组织进行多次切割,并同时借助针管内的持续负压将切割获得的标本(组织液、细胞、小组织块)吸入针芯、针柄及针管内。

(2)注射器容量的要求　国外文献通常主张在针吸标本采集时应具备足够的负压,10~20 mL 一次性注射器基本符合这样的要求。

(3)提插针次数对获得标本的影响　针吸标本采集时,在足够的负压下快捷有力地提插针,随着提插次数的增多获得的标本量也增加。通常认为提插次数以10~20 次为宜。

(4)穿刺针外径的要求　通常认为外径 0.6~0.9 mm 的普通注射针均视为细针。在实际操作中,使用外径 0.8 mm 的普通注射针穿刺能够获得较多的标本,不仅可用于普通涂片细胞学诊断,还能够留有足够的标本用于现代医学实验技术,并且不会对局部组织造成大的创伤。

（二）徒手控制注射器的穿刺方法

1．器械物品的准备

（1）针头　FNAC 诊断的突出特点是细针。选用针头的大小、长短均视针吸部位及肿物性质而定。乳腺肿物和淋巴结等体表组织，一般选用普通肌内注射用的针头即可，临床常用 6～8 号针头（外径 0.7～0.8 mm，长 2.5 cm）。较硬的肿物纤维组织多，细胞不易被吸出，可选用较大外径针头，如 9 号针头等。淋巴结的FNAC 检查也以外径较大针头为宜。恶性肿瘤细胞通常较丰富，细胞易被吸出，同时由于血管丰富而易出血，故选用针头时以外径较小些为宜，通常 6～7 号针头即可。总之，选择适当的针头对于得到足够的细胞标本非常重要。因此，必须仔细检查患者，确定针吸组织的部位、大小、性质、硬度、深度等，然后决定采用针头的大小。

（2）注射器　使用注射器的目的在于利用抽吸力量，造成一个真空负压。临床通常使用 10 mL 注射器，小者也可用 5 mL 注射器，大者可用 50 mL 注射器。过大的注射器操作极不灵活，患者也视之恐惧；过小的注射器可因负压不够吸力太小而导致吸出物太少。

（3）其他物品　干净的载玻片，消毒液，棉签，固定液（1∶1 的 95% 乙醇和乙醚混合液或 95% 乙醇），消毒手套。

2．针吸操作

（1）体位　患者通常采用坐位或仰卧位，视病变部位和病情而定。

（2）消毒与麻醉　皮肤须干净，常规碘酒、乙醇消毒。操作者须戴无菌手套或用碘酒、乙醇消毒左手拇指和食指。通常不需要麻醉，因为注射麻醉药与针吸几乎同等疼痛。

（3）针吸过程　术者左手固定肿物（具体肿物存在是 FNAC 检查的前提），最好用拇指压住肿物，引导针头刺入皮肤。针与皮肤角度视部位而定，体表肿物最好斜行方向。乳腺或锁骨上肿物针吸应避免与皮肤表面垂直，以防止刺入胸腔引起气胸。肿物较小时，吸取其中心部位，肿物较大者，为避免吸出中心坏死物质，可从周边取材。确定针尖部抵达肿物后，开始吸取，拉回针芯，造成负压。在保持负压的状态下，快捷有力地提插穿刺针，用针尖处的利刃将标本（特别是含有较多纤维结缔组织的病变标本）切成微小组织块或颗粒，并改变方向 2～4 次，以取得不同部位的细胞标本。当抽吸完成时，在针头未拔出肿物之前，务必先将针芯放回或将针筒从针头上取下，消除负压状态，然后拔出针头，这一操作环节甚为重要。因为细针吸取细胞量甚微，通常应在针头内，便于涂片，否则吸出物到达针筒部，很难推出涂片。

（4）出血及应对措施　在穿刺操作时，会出现不同程度的出血，少量的出血有利于采集到的微小组织块或细胞进入针芯、针柄及针管内,进而保证获得充足标本;而大量出血会稀释标本,干扰涂片制备质量。因此操作时应注意:① 一边穿刺,一边密切注意针柄部的回血状况,见到有少量回血时,在估计已采集到充足标本后,就应立即拔针结束操作;如果尚未获得充足标本,允许继续快速提插针3~4次后拔针。② 有较多出血进入针管时,应尽快拔针结束操作,并立刻将血性吸取物移至载玻片上,轻轻晃动并倾斜载玻片,使血流向载玻片边缘部,用针管和棉签将流动的血吸出,最终使微小组织块或细胞标本滞留在载玻片上。

(三)涂片制备及染色

(1)涂片针吸完成后,使注射器脱离针头 吸取空气,再安到针头上,然后将吸出物推出至载玻片。切不可从肿物出针后,直接回抽针芯吸空气,如此会将吸出物吸至针筒而不能推出,致使针吸失败。吸出物推至玻片后,用针以平行方向或螺旋形推抹涂片,此时动作要轻巧,以免引起细胞破碎。如吸出物非常少,有时肉眼不可见,此时须反复推抹,尽可能不丢失细胞。特别注意每次推出之前吸入空气时,都必须取下针头,防止将吸出物吸进针筒。

(2)固定与染色 固定液以1:1的95%乙醇和乙醚混合液最佳,95%的乙醇固定亦可。由于染色方法不同,所采用的固定方法也应不同,或湿固定或干固定。前者涂片后绝不能干燥投入固定液中,否则影响染色质量;后者类似于血涂片,使涂片在空气中干燥后再投入固定液中。固定10~15 min后,进行巴氏染色或HE染色,均需湿固定;也可以进行瑞氏染色或吉姆萨染色,该类染色须干固定。

(四)FNAC检查在乳腺癌诊治中的意义

FNAC检查技术早期诊断乳腺癌是利用乳腺癌细胞间黏着力差、易脱落、易被吸出的特点,从乳腺肿物中吸取少量组织细胞进行乳腺癌病理诊断的方法。FNAC适应证广泛:① 适用于临床诊断为乳腺癌或怀疑乳腺癌的患者。用FNAC检查确诊后,可省去以往的冷冻切片检查,直接进行手术治疗。② 对于临床诊断为乳腺癌,因故不能手术需行放、化疗的患者,FNAC检查同样可作为确诊依据,依此制订治疗方案。③ 对于乳腺癌转移的区域淋巴结,FNAC检查在其定性诊断中有着重要价值,有助于对淋巴结状况的评估和指导术前化疗。

FNAC检查诊断乳腺癌准确率高,文献报告为80%~98%。该检查所得细胞制片过程简便,细胞微结构保持完整,可不同程度显示出组织结构、亚组织结构。本方法出现假阴性的常见原因为瘤体小,纤维间质多,癌细胞巢分散不易抽取足够的细胞。未在适当部位吸取细胞、涂片不良、干燥使癌细胞缩小也可能是FNAC检查失败的原因。

（五）乳腺 FNAC 的特点

（1）急性炎症细胞学图像与其他部位的细胞学图像相似，即在腺细胞中混杂大量的中性粒细胞、组织细胞、坏死物、细菌等。临床多有红、肿热、痛的表现。

（2）慢性炎症腺细胞多正常，常有轻度增生。细胞成分复杂，以淋巴细胞、泡沫样细胞、吞噬细胞、浆细胞为主，中性粒细胞比急性炎症少。

（3）乳腺结核涂片中可见到较多类上皮样细胞、结核巨细胞、腺细胞、淋巴细胞、组织细胞等。继发感染者可见较多中性粒细胞、坏死物，细胞背景污秽。

（4）浆细胞性乳腺炎又称乳腺导管扩张症，皮肤可有橘皮样外观。涂片中细胞成分混杂，以浆细胞为主，同时伴有腺上皮细胞、泡沫细胞、中性粒细胞、淋巴细胞、巨噬细胞、异物巨细胞、成纤维细胞，有时可见到重度核异质细胞，取材不良时易误认为是癌细胞。

（5）乳腺良性肿瘤包括乳腺纤维腺瘤、腺病瘤、乳头状瘤等。FNAC 特点为上皮细胞多成团或散在分布，圆形或椭圆形，细胞大小一致，胞质丰富，常见双极裸核的上皮细胞，背景清晰或有红染。青春期细胞多增生，体积增大，细胞可轻度异型，但胞质丰富，无恶性特征。

（6）乳腺癌细胞数量多，异型明显，细胞体积明显增大，核质比增大，细胞大小悬殊；核染色质深染、畸形明显，核仁清晰大而增多，形态不规则，散在或呈腺管样排列，裸核细胞、分裂象多见。

（7）分叶状肿瘤间质细胞丰富，呈梭形或不规则形，片状或弥漫分布；核肥大深染，大小不等，核仁隐现不清，分裂象多见，细胞形态异型明显，胞质量少。

（六）FNAC 检查与癌细胞扩散的关系

乳腺癌的早期诊断是提高治愈率的关键，而 FNAC 检查创伤小，确诊率高，目前已广泛应用于临床。但有人担心针吸检查会造成癌细胞的扩散。国外曾做过研究，让患者进行针吸检查数周后再进行手术，结果表明患者 5～15 年生存率并不低于手术活检或其他检查的患者，说明 FNAC 检查不会造成癌细胞扩散。分析原因：① 癌细胞扩散是一个复杂的多因素、多基因、多步骤的过程。癌细胞表面黏附分子减少，获得离开原发灶的能力；进入微循环的能力；在微循环中存活的能力；在微循环内皮细胞上停留的能力；癌细胞与血管基底膜的黏着增加；适应新的组织环境存活、增殖；细胞外基质的降解。上述任何一个条件不具备都不可能形成转移灶，且细针穿刺对上述诸条件几乎无直接影响。② 进入血管内的癌细胞并非都能够迁移到其他组织、器官形成新的病灶。单个癌细胞大多数被 NK 细胞消灭，只有高侵袭性癌细胞亚克隆才容易形成血行转移。③ 体内存在上皮钙黏素（Ecadherin)、组织金属蛋白酶抑制物（TIMPs），以及 *nm23*、*p53*、*WAF1/CIP1* 等癌转移抑制基因，它们的活性正常或增高均能有效抑制癌细胞的扩散。④ 细针穿刺不可能改变细胞的生物学行为，所以"针吸检查会促进癌细胞入血"的观点没有充分依据。⑤ 针吸检查所造成的组织创面极小，一般在数毫米之内，血管损伤的可能性很小。即使损伤了血管，靠血液的自身凝血机制作用很快（几分钟甚至几秒）就可形成止血栓堵塞创口。⑥ 针吸操作对病灶进行的挤压等机械刺激较切除活检要小得多，癌细胞被挤压入循环的可能几乎不存在。⑦ 针吸的针道一般包括在此后的活检、手术切除范围内，因此没必要担心会出现针道种植的可能，且种植转移并不是每种肿瘤、每个部位发生的机会均等，只是特定类型的肿瘤容易种植在特定部位的脏器上。

二、空芯针穿刺活检术

近年来，由于新辅助化疗在乳腺癌治疗中的应用，乳房肿物非手术活检，由 FNAC 演变成空芯针穿刺活检，其英文全称为"core needle biopsy"（CNB），中文译名多有不同，诸如空芯针穿刺活检、微小组织针芯活检、针芯活检粗针穿刺活检或直接称为 Core 活检等。该技术采用专用穿刺粗针（国际号 14～16 号，针头外径 2～4 mm），国内多用 14 号（外径 2 mm）专用穿刺针。对乳腺肿物穿刺抽吸微小组织条，将此条进行病理组织学检查，收到了良好效果。近年来有代替 FNAC 及部分冷冻切片检查的趋势。在西方国家许多大型的医疗中心，无论是对于可触及的还是影像学检测到的乳腺疾病，CNB 已经取代 FNAC 检查，成为最常使用的诊断手段。

（一）空芯针穿刺活检方法

1. 穿刺前准备

向患者详细解释 CNB 的目的及意义。核对患者及相关资料。常规凝血系列检查排除凝血系统异常，乳腺 B 超检查排除乳腺囊性病变。准备美国 Bard Magnum 全自动活检枪，不同型号穿刺针 14～16 号，穿刺包（无菌托盘、止血钳、镊子、无菌纱布、碘酒、乙醇棉球），标本瓶及相关药品。

2. 操作方法

根据肿物所在部位，患者采取坐位或仰卧位。仔细触诊肿物，首先选好穿刺部位、进针点、深度、角度。根据病变部位、大小及长轴选择穿刺方向，穿刺时针应尽量平行于体表，避免针尖指向人体较深部位。术前常规消毒、铺巾、局麻穿刺点皮肤，无菌刀片切开穿刺点皮肤。穿刺时活检枪针尖首先自穿刺点刺入皮下，此时左手固定肿物,右手持枪,当针尖到达肿物边缘时,右手向前推进针芯,进入肿物内部。针芯进到病变组织后,可轻微活动,看是否带动病变肿物,以证实在病变组织内部。此时固定肿物,弹射。穿刺手法要轻、快、准。每一肿物取材 3～5 针,且每针应尽量穿取肿物不同部位,获取穿刺活检的组织,以提高阳性率。

3. 术后处理

穿刺后局部包扎,用手加压半小时以上,避免出血及血肿形成。服用抗生素 3 天,预防感染。为了减少出血,穿刺前要停止服用阿司匹林等影响出凝血时间的药物,必要时穿刺后立即用冰袋冷敷。

(二)大体检查和组织处理

1. 标本固定

活检组织应立即放入 4% 的中性甲醛中,标本至少固定 6 h。病理检查要核对每个病例的活检组织数目、长度和颜色。所有组织都要石蜡包埋。包埋时要保持组织平整,最好是每块 1 条,每个蜡块中组织数 <4 条,尽可能平行排列。不同部位的组织应当分别包埋。至少切 3～5 个水平面,最好同时制备足量的白片,以备免疫组织化学检查。所制备的蜡块数和所观察的切片数要记录在病理报告中。

2. 组织学检查

组织学诊断报告应该简洁、明了。对于复杂的病例,可以加入详尽的镜下描述和免疫组织化学结果。对于浸润性乳腺癌则要标明组织学类型,是否伴有原位癌,细胞核和组织学分级,以及血管、淋巴管的浸润情况。对于特殊类型乳腺癌,例如髓样癌和小管癌,CNB 标本可能不具有代表性,最终的分类需要依靠肿物的切除活检病理检查。取材时的挤压可能使灶性导管内癌混入间质,造成浸润假象。原位癌病例也要标明类型(导管癌或小叶癌)、细胞核分级、结构类型(如实性、筛状还是微乳头)、有无管腔内坏死和钙化等。如果患者是因发现钙化灶而行 CNB 检查,报告中要注明有无钙化以及钙化类型;如果最初的病理切片中没有钙化,要对蜡块进行 X 线照相检查,确认钙化灶后重新切片。显微镜下 <100 μm 的钙化,通常不是乳腺 X 线所见的钙化,因为后者通常会更粗大。需要注意的是,草酸钙不能被苏木精着染,在偏振光下表现为双折光结晶,容易发生漏诊。

3. 病理报告分级

英国健康服务普查项目将 CNB 病理报告系统分为 5 级:1 级,正常组织或标本不足。应注明是否存在正常乳腺组织、微小钙化以及标本是否足够。2 级,良性病变。该项应用于纤维腺瘤、纤维囊性改变、硬化性腺病、普通型导管上皮增生、某些乳头状病变及炎性改变。3 级,未确定恶性潜能的病变。适用于硬化性导管病变(包括放射状瘢痕)、某些乳头状病变、非典型导管增生及小叶内瘤变等。4 级,可疑恶性。仅用于提示不能完全诊断为恶性的病变。5 级,恶性。用于明确的恶性病变。应尽可能说明是浸润癌还是原位癌。

（三）CNB 的优点

（1）操作简单,创伤小,而且省去了切取活检或冷冻活检的操作。对乳腺内的良性病变,可免除手术活检的痛苦;对乳腺癌患者,可省去术中冷冻切片活检而缩短手术时间。

（2）可为新辅助化疗患者提供病理依据。对不能手术的乳腺癌患者,CNB 不仅可明确诊断,且足够的取材可提供雌孕激素受体状态的定量评价,为放、化疗及内分泌治疗提供病理依据。

（3）可以兼顾组织结构和细胞学特征的评估。病理医师熟悉诊断,不需要专门的细胞病理学培训。

（4）CNB 取材较多,穿出的组织与手术切除标本相近,取材不充分的概率降低。

（5）可以判断良性病变是否伴有明显增生或不典型增生,基本可以区分原位癌和浸润癌,提高了诊断的准确度。

（6）并发症少,安全性高。CNB 的并发症主要是出血和感染。CNB 是否会导致肿瘤种植转移一直是医学界关注的问题。虽然 CNB 是否会引起肿瘤种植尚无定论,但是在治疗过程中应采取谨慎的态度。

（四）CNB 的临床应用

在西方国家许多大型的医疗中心,无论是对于可触及的还是影像学检测到的乳腺疾病,CNB 均是最常使用的诊断手段。在我国 CNB 已经在各级医院逐步开展,主要应用于乳腺内肿物的定性检查。尤其是肿物大小在 1 cm 以上者,穿刺最容易进行。对肿物小于 1 cm 或临床无法触及但影像学有异常表现者,徒手穿刺定位有一定困难,可在影像学引导下穿刺。

三、定位穿刺活检术

FNAC 检查和 CNB 的临床应用已久,但对临床上不能触及的乳房肿物及较小病灶,两者的成功率较低,因此临床上有时借助钼靶 X 线乳腺机和超声定位,以提高穿刺的准确性。

（一）X 线定位穿刺技术

1．穿刺前准备

向患者详细解释乳房肿物定位穿刺活检术的目的及意义。核对患者及相关资料。常规凝血系列检查，排除凝血系统异常，乳腺 B 超检查排除乳腺囊性病变。机器调试。器械准备：穿刺枪，一次性穿刺针，眼罩，消毒定位孔针，穿刺包（无菌托盘、止血钳、镊子、无菌纱布、碘酒、乙醇棉球），标本瓶及相关药品等。

2．操作方法

患者端坐在操作台前，将欲穿刺乳房置于穿刺台上。压迫至合适位置，投照轴位，并在显示器上与前期平片比较，观察分析目前病灶情况，确定是否能够进一步检查。如符合，则行双 10°投照得到同一病灶 2 个位置的胶片，将胶片置于电子计算机辅助定位仪上，测量 2 个位置数值并输入计算机。计算机测出病灶应取的位置后，指示穿刺架自动调节在受检处，锁定穿刺部位。皮肤局部消毒，安装消毒辅助针孔，确定穿刺点位置。用 2.5 mL 注射器行穿刺点局部麻醉，不宜过深，量 0.5～1 mL。安装穿刺枪（注意无菌原则），根据病灶距穿刺台的距离和乳腺大小选用 15 或 22 挡位，并调整至预开击位。手术刀局部稍挑开皮肤，穿刺针刺入到位后，持稳枪弹射。穿刺枪暂不取出，双 10°拍片了解穿刺病灶情况。退出穿刺针，助手用无菌纱布局部压迫，取出组织条，在载玻片上涂片后放入甲醛溶液小瓶中保存待用。连续在 3～4 个位置取组织。退针，无菌棉球及纱布压迫，胶布固定。拆除穿刺设备并妥善放置，收拾各种穿刺器械并归位。

3．术后处理

穿刺后局部包扎，用手加压半小时以上，避免出血及血肿形成；服用抗生素 3天，预防感染。为了减少出血，穿刺前要停止服用阿司匹林等影响出凝血时间的药物，必要时穿刺后立即用冰袋冷敷。

其他同"空芯针穿刺活检术"部分。

（二）B 超定位穿刺技术

B 超发现乳腺病灶，选择距病灶最近的皮肤为穿刺点，在高频探头探测引导下，使活检装置活检针尖位于肿物边缘，持稳枪弹射取活体组织病理检查。

其他同"空芯针穿刺活检术"部分。

（三）钩丝定位技术

1．器械准备

德国 SIMENS 公司的全数字化乳腺机及美国巴德公司双钩型乳腺定位钩丝。

2. 操作步骤

① 对患侧乳腺摄取头尾位(CC)和侧位(ML)钼靶片观察病变,确定穿刺进针方向和深度。通常由侧位进针,位于中央区的病变则采取头尾位进针。根据病变距皮肤的距离确定进针深度。② 常规消毒 X 线检查台、有孔压迫板等。③ 患者取坐位,将可疑病灶置于有孔压迫板中心固定。患者皮肤常规消毒。④ 术者戴一次性无菌手套,进针,确定好进针深度后拍摄图像,确定针尖正对病灶后,松开压迫板。⑤ 将乳腺连穿刺针退出投照区,换上常规压迫板,改为与刚才投照位置垂直的方向压迫乳腺、投照,确定穿刺针针尖在病灶中心或边缘。⑥ 释放钩丝,退出套管针,摄片确认。⑦ 钩丝露出皮肤部分使用清洁敷料覆盖,并用胶布固定,避免钩丝移动。送外科行乳腺局部病变切除。⑧ 带钩丝的组织标本再次行钼靶检查,核实病灶是否已被完整地切除,然后行病理学检查。

四、乳导管镜检查

乳头溢液发生率为 3%～8%,其中导管内乳头状瘤及乳头状瘤病占 35%～48%,乳腺癌占 10%～15%。乳头溢液是早期乳腺癌的重要征象,甚至是唯一的临床表现。尽管乳头溢液以往的诊断方法很多,但由于确诊率不高,无法早期诊断和及时治疗。20 世纪 90 年代发展起来的纤维乳导管镜(FDS)检查,使乳头溢液的诊断治疗有了突破性进展。它不仅有助于导管内微小病变的早期诊断,还有利于导管内病变的微创治疗。FDS 检查对乳头溢液的诊断与鉴别诊断优于乳管造影、细胞学涂片和超声检查。

(一)FDS 的发展及分类

1988 年 Teboul 首先用外径为 1.7 mm 的硬管内镜,在超声探头的引导下成功地观察到了乳腺导管腔,开创了乳腺导管内镜检查的先河。1989 年 Makita 对 Teboul 的硬管内镜进行改良,使其外径缩小为 1.25 mm,并首先成功的对 16 例乳腺导管内的病灶进行了非直视下的活检。同年 8 月 FDS 问世,其外径缩小到了 0.72 mm。目前应用于临床的乳导管镜分为两类:直管硬镜和 FDS。直管硬镜是以光学成像原理为基础的,由 9～11 组镜片不断折射而成像,其优点为图像清晰少有伪影、不失真、分辨率高,缺点在于管径较粗,操作、置管困难。FDS 是通过超细光导纤维观察乳腺导管内的情况,其优点为管径细,易于操作,直接取得数字化图像。随着光导纤维成像技术不断完善,FDS 图像清晰度逐渐增强,越来越多地应用于临床。

（二）FDS 操作方法

1. FDS 检查的适应证

FDS 在临床上主要用于诊断不明原因的乳腺导管溢液（特别是血性溢液）、异常分泌物及怀疑乳管内肿瘤者。但对于麻醉药物过敏、局部急性炎症或乳头有感染、乳头严重凹陷新近有心肌梗死病史者慎用。此外，对于严重高血压病、严重冠心病、严重心肺功能不全者、精神病患者及精神过度紧张不合作者，也应尽量避免FDS 检查。

2. 检查前准备

（1）心理护理　由于 FDS 检查是一种新型的乳腺疾病检查方法，目前不是十分普及，并不为广大患者所认知，同时病变部位又十分敏感，所以绝大多数患者在进行检查前都存在羞涩及恐惧心理。因此，在检查前做好解释和心理护理工作是必要的。首先要向患者介绍 FDS 检查的优点和必要性，使患者树立正确对待疾病和检查的态度。

（2）知识宣教　通过超细光导 FDS 检查可以直接观察乳腺导管管腔和管壁的异常变化，测定病变部位的深度，还可同时进行活检取标本以做病理检查，且检查时患者痛苦小、无创伤、使用安全方便、确诊率高，并具有其他检查无法替代的直接效果。这样可以减轻患者及家属的紧张焦虑及恐惧心理，加深患者对检查过程的认识，以取得患者的配合。

（3）皮肤准备　做此检查者，大部分都有乳头溢液的情况，溢液干后，就容易结痂堵塞乳管，使乳管镜插入困难，所以检查前的皮肤准备是必要的。具体方法是在检查前 1 天先将患侧乳房周围皮肤用肥皂水洗净，如乳头结痂者，可将一湿纱布覆于表面，大约 10 min，当痂变软，这时可用棉签蘸水将其去掉。

3. FDS 检查的具体流程

患者选择坐位或平卧位，临床上对于乳房较小者常选择坐位，而乳房大伴有Ⅱ度以上下垂者选择平卧位。常规消毒、铺巾后，先用 4.5 号平头针，准确插入溢液乳孔（注意：此步是关键，动作轻柔，整个过程应无阻力），同时注入适量 0.5%～1%利多卡因，再在局麻下用扩张探针由细到粗逐步扩张溢液的乳管至其能容纳内镜外套管为止。插入内镜外套管，用生理盐水冲洗乳管（冲洗液和收集的溢液均留做细胞学检查），置镜，调整内镜与分支开口角度，选择异常开口，寻腔进镜。一般经 2～3 次分支，达Ⅲ～Ⅳ级乳管，距乳头 5～8 cm。检查中如发现镜头污染可用乙醇或糜蛋白酶清洗，检查完毕要用清水冲洗并在工作通道内放置导丝，然后消毒，这样可避免通道的阻塞。检查完毕后，将庆大霉素 4 万单位和地塞米松 1 mL 的混合液适量由乳管内注入。并嘱其安静休息，观察 0.5 h，排净乳管内的生理盐水或空气,乳头表面涂抹抗生素软膏,覆以无菌纱布,注意乳头有无活动性的出血,生命体征有无改变等。如有异常,应立即做相应处理。检查后 24 h 应禁浴,口服抗生素,根据不同结果,告知患者做相应的治疗。

4. 检查时注意事项

(1) 准确选择病变乳管,避免暴力扩张乳管形成假道。

(2) 遵照循腔进镜的原则,及时调整进镜方向,保持进镜方向与乳管走行一致,防止穿透或损伤乳管壁。

(3) 观察各级乳管,注意管腔有无狭窄、扩张,以及管壁色泽、弹性,有无充血、糜烂、僵硬。观察管腔内病变的大小、颜色及表面特征。

(4) 操作时注入水或空气应适量,防止管腔内压力过高致乳管破裂。

(5) 进出乳管镜的操作应轻柔缓慢以保护光纤及镜头。

5. 并发症的表现和处理

(1) 乳管破裂　乳管破裂与操作粗暴、乳管腔内压力过大导致乳管壁损伤有关。临床表现为破裂导管处出现乳房皮下气肿,有握雪感。乳管镜下乳腺导管腔消失,呈现黄色脂肪组织。此种情况出现时,无需特别处理。

(2) 局部感染　表现为乳头部及检查导管相应区域出现组织炎症,可用 0.1%~0.2%雷夫奴尔局部外敷。

(三) 乳管内病变镜下特点

通过乳管镜可以看到正常乳管管壁光滑呈乳白色或淡红粉色,毛细血管清晰,弹性好,从Ⅰ级乳管远端开始树权形的逐级分支。我们一般可见 1~4 级分支,每级分支可见 2~4 个分支开口,常见为 2 支。

1. 乳腺导管扩张症

乳窦角部周边易出血,管壁粗糙,弹性稍差,局部毛细血管丰富,管腔内有炎性降解产物(白色絮状物),经冲洗可脱落流出。

2. 乳管内乳头状瘤

生长在管壁上凸向管腔的乳头状隆起。常见的有单发性乳头状瘤、多发性乳头状瘤和乳头状瘤病。乳管镜下见病变常在Ⅱ、Ⅲ级乳管,单个瘤体为多数,而乳管内乳头状瘤病的病变主要发生在小导管和终末导管,是在乳腺增生基础上的导管上皮细胞和间质的一种增生性改变,镜下见病变在Ⅳ级乳管多个开口均有瘤体发生。

3. 乳管内癌

沿管腔内壁纵向伸展的灰白色不规则隆起,瘤体扁平,常较乳头状瘤大,直径多大于 2 mm,基底部较宽,无蒂,管壁僵硬,弹性差,有时可见质脆的桥氏结构,癌先露部常伴有出血。

根据乳管镜下乳管内病变的特点,大致可分为两类:隆起性病变和非隆起性病变。隆起性病变基本上由乳管内乳头状瘤、乳腺纤维瘤和乳管内癌构成;而非隆起性病变主要由乳腺导管扩张症和(或)浆细胞性乳腺炎、乳腺不典型增生组成。其中乳管内肿物距乳头 3 cm 以内的约占 80%,大于等于 3 cm 的约占 20%。乳管内乳头状瘤占隆起性病变的 90% 左右,乳管内恶性肿瘤约占 6%。隆起性病变的分型目前引用较多的是莳田益次郎的分型方法,依据乳管内隆起性病变的数目、分布及管腔阻塞情况分 3 型:Ⅰa 型,结节为单一局限型,均为乳管内乳头状瘤;Ⅰb 型,结节为单一阻塞型;Ⅱ型,2 个或 2 个以上隆起性病变;Ⅲ型,浅表型,隆起较平坦,病变沿乳管纵向伸展。非隆起性病变,按照乳管壁的炎症特点、乳管内内容物和病变部位分为 4 型:Ⅰ型,乳管扩张、毛细血管丰富,管腔内有白色絮状物,并可见纤维网状结构;Ⅱ型,乳管扩张、毛细血管丰富,管腔内有白色絮状物,病变在乳窦角部;Ⅲ型,管壁粗糙,弹性稍差,病变主要在乳窦角部;Ⅳ型,管壁粗糙弹性差,可见出血点,病变主要在末梢乳管。Ⅰ、Ⅱ型考虑为良性,无需外科手术治疗;Ⅲ型也考虑为良性,但应定期随访、复查;Ⅳ型不排除恶性的可能,必要时可行乳腺区段切除以明确诊断。

第三节　乳腺炎性疾病的手术

一、急性乳腺炎(脓肿)的手术

(一) 概述

急性乳腺炎是乳腺的急性化脓性感染,常见于哺乳期,尤其是初产妇女。哺乳期任何时期均可发生。哺乳期乳腺导管阻塞是主要原因,致病菌多为金黄色葡萄球菌,感染从乳头开始,逐渐蔓延至输乳管和腺组织。由于哺乳期乳房的血液循环旺盛,一旦发生炎症,可迅速引起腺组织的破坏,形成脓肿,甚至引起全身性感染。

根据乳腺脓肿形成的部位,临床上除有红、肿、热、痛症状外,浅在脓肿可查出有波动感,多数乳房内脓肿或乳房后脓肿均无此体征,可用较粗针头注射器穿刺抽出脓液后而确定诊断。必要时应用超声波检查,确定脓肿是否存在,以及脓肿的部位和范围,诊断明确后,应及时切开引流。

（二）适应证

乳腺脓肿形成后即应切开引流。

（三）术前准备

（1）乳房的表浅脓肿，可查出有波动感。

（2）乳房的深部脓肿，常是多房性，分散在腺叶内，波动感多不明显，对于这种情况可行超声波检查，以确定脓肿的部位。

（3）乳腺脓肿，为进一步肯定诊断，还应进行较粗针头注射器穿刺诊断，抽出脓液（抽出脓液即可，以利切开引流）后，有条件的医院应行细菌培养和抗生素敏感试验，以选择应用恰当的药物。

（4）术前可输液和采取支持疗法，应用抗生素。体温过高时，应注意适当降温。

（四）体位

患者仰卧，脱去上衣，充分显露乳房。较大的脓肿或需做对口引流时，皮肤消毒范围应包括整个乳房；若采用乳房下弧形切口，皮肤消毒要扩大至患侧胸壁。

（五）麻醉

乳房小的脓肿或表浅脓肿用 0.5%～1.0%普鲁卡因溶液或利多卡因做脓肿周围的环状浸润，并沿切口做皮内和皮下的局部浸润麻醉。脓肿位置深，脓腔范围大，手术中需探查脓腔或用手指分离脓腔纤维隔者，宜用全身麻醉，多选用静脉复合麻醉。也可应用连续硬膜外阻滞麻醉。

（六）手术步骤

1．穿刺

切开前应再行脓肿穿刺，深部脓肿尤为重要，以进一步确定脓肿的位置、深度，并可给切开指示方向。

2．切口

一般选择在波动感最明显处，但脓肿的部位不同，切口的部位及切开方向也不同。

（1）乳房皮下脓肿或乳房靠边的脓肿，切口选在波动和压痛最明显处，可选用弧形或放射状切口。

（2）乳晕下脓肿，一般位置表浅，可沿乳晕和皮肤交界处做半环状切口。

（3）乳腺内脓肿切开时，为了不损伤乳腺管，形成乳瘘，切口应按以乳头为中心呈放射状切开,但切口到乳晕边缘处为止,不损伤乳晕。切口大小以脓腔大小而定,切口两端如超过脓腔伸至正常的乳腺组织,则可能引起乳瘘。切口过小,则引流不充分,脓肿不易消退,延迟切口愈合或形成窦道。

(4)乳腺深部脓肿或乳房后脓肿,可沿乳房下缘做弧形切开,将乳腺与胸大肌筋膜分离上翻乳房切开脓腔,此切口对乳管损伤小,瘢痕不明显,且属于低位引流,但对肥大下垂的乳房不大合适。

3. 排脓引流

切开皮肤、皮下组织后,用血管钳做钝性分离,以减少乳腺组织及乳腺管的损伤。然后以血管钳插入脓腔并撑开,排出脓液。用手指伸入脓腔,探查脓腔大小,并了解邻近有无其他脓腔存在。如手指触及脓腔邻近有波动感,或脓腔内有纤维隔存在,说明脓肿为多房性,可用手指按破腔壁和分离纤维隔,使脓腔彻底排脓,通畅引流。若纤维隔坚硬较厚,不宜强力做钝性分离,以免损伤正常乳腺组织,应另择部位再做切口引流。

4. 放置引流物

脓液排空后,用温生理盐水或抗生素溶液冲洗脓腔,再放入引流物。小的脓腔用宽橡皮片或凡士林纱布条引流,大脓腔用软橡胶管或细烟卷引流。引流物用血管钳夹住后,放入脓腔底部,并以安全别针固定,防止落入脓腔内。

脓腔较大,一个切口引流不满意者,可在脓腔适当部位(经皮肤切开)做对口切开引流,放置凡士林纱布条或宽橡皮片,或放置软橡胶管固定在皮肤上或用安全别针使其不致滑入脓腔内,周围用凡士林纱布填塞,覆盖纱布包扎。

脓腔较大较深者,切开后如渗血较多,可用多条纱布填塞,开始应塞紧脓腔及切口,以压迫止血,扩大创道,然后覆盖纱布包扎。

(七)术后处理

(1)覆盖消毒敷料后,应用宽绷带或胸带、乳罩将乳房托起以减轻坠痛感。

(2)继续输液,加强支持治疗,应用抗生素,控制感染至患者体温趋于正常。

(3)哺乳期应暂停哺乳,用吸乳器将乳汁排空。感染较重、脓腔深大,或术后并发乳瘘者,应考虑断乳。

(4)术后密切观察伤口和引流情况,及时换药。术后第 2 天应更换外层敷料,待术后第 3~4 天,引流纱布稍有松动时,可抽出更换引流物。换药时,放置引流条应自脓腔底部开始,填塞勿过紧,以便肉芽组织由内向外生长,使皮肤切口最后愈合。若曾置放引流管,可在每次换药时用生理盐水冲洗。脓液引流量逐渐减少,直至仅有少量分泌液时,即可去除引流物。引流物如放置深度不够或过早去除引流,可造成引流不畅,切口过早闭合,以致重新形成脓肿。

（5）引流后,全身症状及局部病变可迅速好转、治愈。如经久不愈,或有体温波动,应进一步检查原因;如引流不畅、有残余脓肿或伤口有异物,应做相应的恰当处理。

（6）术后应用热敷和物理治疗,可促进局部炎症吸收。

二、乳腺瘘和窦道的手术

（一）概述

非哺乳期发生的乳房脓肿多局限在乳头和乳晕附近处,常见的致病菌除金黄色葡萄球菌外,还有厌氧菌和肠球菌等,易形成慢性窦道,感染反复发作,伤口长期不愈。

哺乳期化脓性乳腺炎,感染严重破坏腺叶组织及乳导管,或手术切开时损伤乳管,术后形成乳瘘(此种情况如及时断乳,应用抑制乳汁分泌的药物,多能痊愈)。乳腺炎切开后引流不畅或伤口内异物存留均可形成窦道。乳房结核继发感染切开后也易形成窦道,伤口长期不愈。

浆细胞性乳腺炎,可以在乳房内形成肿块或脓肿,或继发感染破溃后伤口长期不愈,或伤口处反复发作感染、破溃流脓,必须完整切除病变组织伤口才能愈合。

（二）术前准备

（1）除一般的术前准备外,尚需拍胸部 X 线片以排除胸壁结核。

（2）乳房超声波检查,了解乳房和病变情况。

（3）乳房瘘口或窦道行碘油造影,了解病变范围以及窦道有无分支和复杂程度。

（三）麻醉

简单的乳房窦道,病变较浅,应用局部浸润麻醉,复杂的乳瘘或窦道应行全身麻醉。

（四）手术步骤

（1）患者取平卧位,患侧上肢适度外展,肩胛部垫枕,使乳房抬高,便于暴露和手术。

（2）消毒铺无菌巾后,用探针检查窦道或瘘管的方向和深浅部位。

（3）瘘口或窦道口注射亚甲蓝,指导手术切除范围。

（4）切口以病变部位灵活掌握,以放射状切口为主,瘘口应梭形切除。

（5）将病变组织全部切除,凡蓝染的部位和肉眼下可触及的病变切除,以显露出正常的乳腺组织。乳房的多发性瘘或窦道,乳腺组织破坏严重,伤口经久不愈,可考虑行乳房单纯切除术。

（6）切除的病变组织,一定要送病理学检查。

（7）用温生理盐水或抗生素溶液冲洗伤口,逐层缝合,适当加压包扎。

（六）术后处理

（1）应用抗生素,预防和控制感染。

（2）密切观察体温和切口变化,及时更换敷料。

（3）乳房切口处在敷料外可应用热敷或理疗,改善血液循环,促进伤口愈合。

（4）根据病理检查结果,做相应处理。

第四节　乳腺肿瘤手术

乳腺肿瘤是一大类疾病,可分为良性肿瘤和恶性肿瘤。良性肿瘤中以乳腺导管内乳头状瘤和乳腺纤维腺瘤多见,因各种良性肿瘤的手术大致相同,故本书主要描述乳腺导管内乳头状瘤切除术和乳腺纤维腺瘤切除术,其他良性肿瘤手术可以参照施行。恶性肿瘤中主要是乳腺癌,随着科学的进步,乳腺癌诊断水平的提高,早期患者的发现越来越多,乳腺癌手术方式也逐渐发展和演变。由于医院条件和手术者对乳腺癌认识的不同,其手术方式不尽统一,故本书将乳腺癌的各种手术均做系统介绍,供广大乳腺外科医师参考。

一、乳头溢液(大导管内乳头状瘤)手术

（一）概述

乳头溢液是临床上常见的主诉之一。多乳管溢液大多是由于乳管扩张引起,无需特殊治疗,通常可随时间推移自行消失。单发的乳管溢液,特别是血性溢液应该引起关注,虽然其原因通常为良性,但必须通过外科探查才能明确。

（二）适应证

单一乳管溢液。

（三）术前准备

手术区备皮。

（四）麻醉

局部浸润麻醉。

（五）体位

仰卧位。

（六）手术步骤

1. 单纯乳导管切除术

（1）确定溢液乳管 手术区常规消毒铺巾后，找到溢液乳管开口插入探针（也可自溢液乳管注入亚甲蓝），沿着探针方向（或蓝染乳管走行方向）行局部浸润麻醉。

（2）切口选择 麻醉成功后采用乳晕边缘弧形切口，切开皮肤、皮下组织。

（3）找出溢液乳管切除 在乳头深面钝性分离，找到插入探针的（或蓝染的）乳导管，将其与周围组织分离。小心退出探针，自乳头根部钳夹切断此乳导管，近乳头侧结扎，再提起远侧，沿乳导管向腺体方向分离，在乳导管深入乳腺组织处钳夹切断，远端结扎，切除乳管送病理学检查。创面仔细止血，再将皮肤间断缝合。伤口加压包扎。

2. 区段切除术

（1）确定溢液乳管 手术区常规消毒铺巾后，找到溢液乳管开口插入探针（也可自溢液乳管注入亚甲蓝），沿着探针方向（或蓝染乳管走行方向）行局部浸润麻醉。

（2）切口选择 麻醉成功后自乳头根部向外做放射状切口，切口略长于探针插入长度。切开皮肤、皮下脂肪组织，显露乳腺组织，注意乳晕区的切口下方没有明显的皮下脂肪组织。

（3）切除溢液乳管及其周围腺体 在乳头根部找到探针所在的（或蓝染的）乳管，此乳管即溢液乳管，小心退出探针，自乳头根部钳夹切断此乳管，乳头侧以丝线结扎，对乳头侧以长丝线结扎做标记，再以此乳管为中心锐性楔形切除预定之腺体,后方要到乳房后间隙。乳腺组织切除后,先以小三角针、4 号线缝合乳头乳晕深面的组织,注意避免损伤其他乳管,避免出现缝合后乳头偏斜、内陷。然后再将余下的乳腺组织缝合,最后缝合皮下组织和皮肤。

3. 乳导管镜定位下区段切除术

(1)确定溢液乳管 手术前先行乳管镜检查,发现乳管内病变后,将配套的乳腺导管活检针套在乳管镜上,直视下将乳腺导管活检针留在病变所在地,并标记定位活检针的长度,再从体表标记病变的投影,画出预定切口,然后退出乳管镜。

(2)切口 沿预定切口局部浸润麻醉,切开皮肤、皮下组织,找到并分离出有导管活检针的乳管。

(3)切除溢液乳管及其周围腺体 小心退出活检针,自乳头根部钳夹切断此乳管,乳头侧以丝线结扎,对乳头侧以长丝线结扎做标记,再以此乳管为中心锐性楔形切除预定之腺体。清洁创面后对缘缝合腺体残面,再间断缝合皮下组织及皮肤。

（七）术后处理

切口局部加压包扎。

二、乳腺纤维腺瘤手术

（一）概述

乳腺纤维腺瘤是女性最常见的良性实体肿瘤,也是 25 岁以下女性最常见的乳房肿瘤。一般在初潮以后发生,20 岁以后明显。临床表现为无痛、界清、光滑、活动、质地韧硬的乳房肿物。雌激素是本病发生的刺激因子,故药物治疗无效。本病虽属良性,癌变可能性很小,但有肉瘤变可能,故手术切除是治疗纤维腺瘤唯一有效的方法。

（二）适应证

单发或多发较小的肿瘤。

（三）术前准备

手术区备皮。

（四）麻醉

局部浸润麻醉。

（五）体位

仰卧位。

（六）手术步骤

1. 切口选择

一般在乳头水平线以上的肿瘤可选择沿皮纹弧形切口或放射状切口，乳头水平线以下的肿瘤选择放射状切口，乳头乳晕区肿瘤选择沿乳晕弧形切口。

2. 切除肿瘤

切开皮肤及皮下组织，显露乳腺腺体。切开腺体，直达肿块。打开肿块的被膜，先将肿块切除，再渐次去除被膜组织及其周围少许正常腺体。切除后彻底止血，确定无活动性出血再冲洗创面，间断缝合乳腺组织残腔，最后缝合皮下组织与皮肤。

（七）术后处理

切口局部加压包扎。

附录一 乳腺区段切除术

（一）适应证

乳腺纤维腺瘤，良性瘤样病变，可疑恶性肿瘤的活体组织检查。

（二）术前准备

于术区备皮。

（三）麻醉

局部浸润麻醉。

（四）体位

仰卧位。

（五）手术步骤

1. 切口选择

用 0.5%～1% 普鲁卡因或利多卡因局部浸润麻醉（乳腺后间隙亦应注射局部麻醉药），以手术切口为中心采用放射状切口，自乳晕边缘到乳腺之外周。

2. 切除病变组织

切开皮肤及皮下脂肪组织，显露乳腺组织，在乳腺组织和皮下脂肪之间锐性向周围游离，将所要切除的乳腺组织完全显露，找出乳腺的边缘，用组织钳夹住向上提，在其后方游离乳房后间隙，然后将所要切除的乳腺组织锐性做一楔形切除（此即所谓的乳腺区段切除术），乳腺组织切除后，用三角针、4 号丝线将余下乳腺组织缝合，乳腺组织本身的出血经缝合后即可止血，皮下可置一橡皮条引流。

（六）术后处理

切口局部加压包扎。

 附录二　乳腺肿瘤麦默通旋切术

（一）概述

麦默通主要是由旋切刀和真空抽吸泵两大装置组成，对乳腺可疑病灶能进行重复切割，从而获取乳腺的组织学标本，可提高乳腺癌诊断的成功率，同时也为良性肿瘤的微创切除提供了技术基础。其特点为微创及准确性高。

（二）适应证

乳腺纤维腺瘤，临床体检发现乳房内肿块，钼靶 X 线发现可疑微小钙化或致密块影，超声检查发现可疑实性肿块，乳头溢液患者经乳管镜检查发现可疑病灶。一般肿块直径小于 3 cm。

（三）禁忌证

有凝血机制障碍且术区加压包扎困难者，各类型血管瘤及纯囊性病灶。

（四）术前准备

手术区备皮。麦默通用美国强生公司生产的 Mammotome 真空辅助乳腺微创旋切系统，该系统由 8 G、11 G、14 G 槽式旋切刀，真空抽吸泵控制器及相关元件组成。彩超可用带高频探头的装置。

（五）麻醉

局部浸润麻醉。

（六）体位

仰卧位。

（七）手术步骤

1．肿瘤定位标记

先用彩超定位,确定肿块位置、大小、深度和距皮肤的距离,并在肿物的体表投影处做好标记。然后选择穿刺点,穿刺点的选择要照顾到美容效果,还要尽量方便操作。若肿块小于2 cm,选用11 G旋切刀;若肿块大于2 cm,选用8 G旋切刀。标记好穿刺点后常规消毒、铺无菌巾。沿穿刺点穿刺方向至肿块后方进行局部浸润麻醉。

2．切除肿瘤

麻醉成功后在穿刺点以尖刀片做一长3～4 mm的切口。在彩超引导下将穿刺针自穿刺点刺入乳腺,直至穿刺针的凹槽正位于肿块后方。利用旋切系统,反复旋切抽吸,将病灶条形切除。操作过程中密切注视彩超屏幕,观察肿块变化,并根据肿块形状调整穿刺针或从体表辅助,直至肿块完整切除。在经彩超确定无肿块残留后吸净创腔内的积血,然后拔出穿刺针。穿刺切口不用缝合,以创可贴外敷即可。

（八）术后处理

穿刺针道和肿块残腔需用纱布加压包扎,并用胸带包扎固定。切除标本送病理学检查。

三、乳腺皮下切除术

（一）概述

某些乳房良性疾病病变广泛,无法局部切除,而药物治疗不见好转,可行乳腺皮下切除。

（二）适应证

（1）严重乳腺增生症经中西药物治疗不见好转，症状重，影响工作和生活且已婚不再要求生育者。

（2）乳房多发良性肿瘤或乳房巨大良性肿瘤者。

（3）男性乳房肥大影响外观要求切除者。

（三）术前准备

手术区备皮。

（四）麻醉

局麻或硬膜外麻醉。

（五）体位

仰卧位，患侧略抬高。

（六）手术步骤

（1）切口选择　沿乳房下皱襞或乳头乳晕区下方做弧形切口，切开皮肤、皮下组织。

（2）游离皮瓣　用组织钳夹起皮下组织，保留皮下脂肪层，在其深面锐性游离皮下浅筋膜浅层组织至乳房四周腺体边缘。

（3）切除乳腺组织　在乳房边缘处夹起乳腺腺体边缘向上提，在胸大肌筋膜浅面进行游离，切开皮下浅筋膜深层的疏松结缔组织，直至完整切除乳腺腺体。注意肋间血管穿支的结扎止血。切除后手术野放置橡皮片或引流管引流。

（七）术后处理

创面加压包扎。有引流者需第二天换药，视引流情况拔除引流。

四、乳房单纯切除术

（一）概述

乳房包括乳头、乳晕、乳腺腺体和腺体外的筋膜、脂肪和皮肤等。乳腺皮下切除术是仅切除腺体组织，保留乳头和乳晕。乳房单纯切除术是将乳头、乳晕和腺体组织全部切除,所谓单纯切除术,是指未行区域淋巴结清除而言的术式。

(二)适应证

(1)巨大的良性肿瘤。

(2)慢性囊性乳腺病,家族有乳腺癌病史,细胞学检查见有明显增生乳管上皮细胞。

(3)患者年龄较大,乳头溢血,细胞学检查有瘤细胞或疑有早期导管内癌者。

(4)多发纤维腺瘤。

(5)乳房结核,抗结核治疗无效,病变范围广或形成瘘管者。

(6)乳腺癌患者,有较重心肺疾患,不能耐受根治性手术者。

(7)乳腺肉瘤及晚期乳腺癌伴有溃疡不宜做根治切除术,但尚未固定于胸壁者。

(三)术前准备

手术区备皮,如肿瘤破溃感染应予抗生素治疗。

(四)麻醉

全身麻醉、硬脊膜外腔阻滞麻醉或局部浸润麻醉。

(五)体位

仰卧位,头略偏向健侧,上肢外展90°,患侧肩胛下垫以敷料包,使患侧略抬高。

(六)手术步骤

1.切口选择

以乳头为中心环绕乳房做梭形切口,可为横切口,也可为纵切口。如为恶性肿瘤患者,切口应距肿瘤边缘大约3 cm。

2.游离皮瓣

切开皮肤、皮下组织,以电刀或手术刀片潜行分离切口两侧皮瓣。皮瓣以保留皮下毛细血管网,附有少许脂肪组织为宜。游离范围:上至胸大肌锁骨部和胸骨部的间隙处,下至乳房下皱襞下1~2 cm处,内至胸骨中正,外至腋前线。

3.切除乳房

游离完皮瓣后,围绕乳房边缘自基底部切开皮下脂肪组织至胸大肌筋膜,然后将整个乳房及周围脂肪组织自胸大肌筋膜表面切除。如为乳腺恶性肿瘤,应同时切除胸大肌筋膜。手术时注意胸骨旁肋间血管的穿支,需用血管钳钳夹,切断后仔细结扎。具体手法同乳房皮下切除术。

4. 创面处理

创面仔细止血后以温盐水冲洗,如为恶性肿瘤以蒸馏水冲洗,再次确定无活动性出血并清点纱布器械无误后,分别于胸骨旁和腋前区放置一引流管自皮瓣下部引出固定。手术切口间断缝合或皮内缝合。缝合时若张力过大可进行游离植皮。切口敷料用胸带均匀加压包扎。具体方法同乳房皮下切除术。

(七)术后处理

手术麻醉清醒后可取半卧位。术后 48 h 内应用抗生素预防感染。引流管引流量小于 20 mL 时可予以拔除。2 周左右拆线。

五、副乳腺切除术

(一)概述

副乳为多乳畸形,是胚胎乳房始基未退化所致,在女性中较为多见。临床上大多以腋下肿物或肿物伴有胀痛来就诊。大多数副乳不需要手术切除。

(二)适应证

(1) 对于较大的腋前副乳影响美观且患者有手术要求者。
(2) 胀痛症状明显、肿块近期增大显著,药物治疗效果不佳。
(3) 伴有副乳纤维瘤或乳头溢液者。
(4) 高度怀疑副乳有恶性变或有副乳癌时。

(三)术前准备

手术区备皮。

(四)麻醉

局部浸润麻醉。

(五)体位

仰卧位,患侧上肢外展,肩胛部垫高。

（六）手术步骤

（1）切口选择 沿副乳表面皮纹做一切口，如副乳组织较多，也可选择梭形切口。切开皮肤、皮下组织，显露乳腺组织。

（2）游离皮瓣 在乳腺组织和皮下脂肪之间锐性向四周游离，至乳腺组织的边缘。

（3）切除副乳腺组织 用组织钳夹住乳腺组织边缘，再进行乳腺后间隙的游离，至副乳腺组织完整切除。创面仔细止血，皮下可放置一橡皮片或引流管引流。间断缝合皮下组织和皮肤。

（七）术后处理

创面加压包扎。皮片引流者可在手术后第1～2天拔引流片，有引流管者视引流情况在手术后第2～3天拔引流管。2周左右拆线。

六、乳腺癌根治切除术

（一）概述

乳腺癌根治切除术（Halsted法）是标准的乳腺癌根治术，该手术是切除全部乳房及其周围脂肪组织，切除胸大肌、胸小肌，清除腋窝及锁骨下淋巴结和脂肪组织。切除的所有组织应做到整块切除，以防术中癌组织扩散。作为乳腺癌的基本术式，在任何需要廓清腋窝淋巴结的术式中，若想确切进行廓清，都需掌握乳腺癌根治术的手术要领。

（二）适应证

（1）乳腺癌临床Ⅱ期，肿瘤位置较深，侵犯胸大肌筋膜或胸大肌以及临床Ⅰ期的患者。

（2）腋下可以触及多发肿大淋巴结或融合的肿大淋巴结。

（三）术前准备

（1）临床诊断为乳腺癌，术前检查无手术和麻醉禁忌证。

（2）剃除患侧乳房和腋窝部毛发。

（3）术前必须有双乳X线钼靶摄片和（或）B超检查。

（4）术前正确估计病变累及范围，临床分期。

（5）手术当天禁食。

（6）对乳腺肿块术前行细针穿刺细胞学检查或空芯针穿刺活检未能确定性质，则应在根治术前将肿块切除，行快速冷冻切片病理检查。

（7）确定为乳腺癌者，应重新消毒铺巾，准备器械行根治术。

（四）麻醉

全身麻醉或高位硬膜外麻醉。

（五）手术体位

仰卧位，患侧上肢外展 90°，肩胛部垫高。将手术台略向健侧倾斜，以便腋窝部廓清有良好的暴露。对侧上肢用以测量血压。

手术野消毒，应包括两侧锁骨上区、整个乳房和前胸壁及上腹部近脐处，以及患侧的腋窝和上臂到肘关节。铺消毒巾和无菌大单应暴露出患侧乳房。患侧上肢、自上臂中部至手部用无菌巾包裹，放在无菌托台上。

（六）手术步骤

（1）切口 根据肿瘤在乳房的位置，选择 Halsted-Meyer 纵梭形切口或 Stewart 横梭形切口。皮肤切口距肿瘤边缘 3 cm 以上，如肿瘤与皮肤有粘连或皮肤有水肿时，皮肤切除范围应更广一些。

（2）游离皮瓣 在切皮前，可用肾上腺素盐水（每 250 mL 盐水中加肾上腺素 0.5 mg）作局部皮下浸润。切开皮肤后，用蚊式止血钳或组织钳每隔 2 cm 将皮肤真皮夹住，以作牵引皮瓣之用。手术者目视皮肤的外面，用锐刀刺入皮肤和皮下脂肪之间作皮瓣游离，在肿瘤周围 4～5 cm 范围内，分离皮瓣宜在皮肤与浅筋膜之间进行，仅留薄层脂肪，毛细血管网留在皮瓣侧，超过此范围后，皮瓣可逐渐变厚。

游离皮瓣范围，上到锁骨，内侧到中线，外侧到背阔肌前缘，下到肋弓及腹直肌上部。用电刀游离皮瓣者，其要求和范围同上。

（3）切断胸大肌 首先游离出乳腺边缘，显露出胸筋膜等。在锁骨下方露出胸大肌横行纤维，保留锁骨下横行纤维 1～2 cm，分离胸大肌纤维，术者用左手食指深入胸大肌纤维的后方，向肱骨游离，在尽量靠近肱骨部直至胸大肌止点处，用刀切断胸大肌的纤维和筋膜。

（4）切断胸小肌 切开胸大肌深面的喙锁肌膜，暴露胸小肌，将胸小肌内、外两缘游离，并与深部组织分开，术者左手食指钩住胸小肌，直达肩胛骨之喙突，将胸小肌附着处切断。胸大肌、胸小肌切断后向下内方牵拉，即暴露出锁骨下的血管和臂丛。

(5) 解剖锁骨下血管及腋窝 自臂丛下方起,将血管周围的疏松组织自上而下地解剖,并切断结扎走向胸壁的动、静脉及神经。肩胛下血管和胸背神经是腋窝外界的标志,一般情况下,应保留此血管和神经。

锁骨下血管下行的分支切断结扎后,进一步解剖胸壁表面,胸长神经自内上向外下走行,一般情况下应予保留。

清除锁骨下和腋窝脂肪和淋巴组织时,除保留肩胛下动、静脉,胸长神经和胸背神经外,尽量保留第2、3肋间穿出的肋间臂神经。但当腋窝淋巴结有明显转移时,该神经亦可切断。

(6) 标本整块切除 腋部解剖结束后,助手将标本自胸壁提起,将乳房、腋窝脂肪和淋巴结,胸大肌、胸小肌自胸壁的起始部切断,标本整块切除。

(7) 冲洗切口 用大量生理盐水冲洗切口,或用灭菌蒸馏水冲洗切口,由于蒸馏水的低渗作用,有可能破坏脱落细胞的细胞膜,从而减少肿瘤细胞在手术区的种植及复发机会。

(8) 缝合切口 缝合皮肤时,张力不可过大,如皮肤缺损较多,应行中厚皮片移植。

(9) 引流 为防止术后皮下积液,腋下和伤口外侧以及内侧放多孔负压引流管。

(七) 术后处理

(1) 一般处理 手术完毕,检查切口对合情况,并用吸引器抽吸引流管,吸净渗液和皮瓣下的空气,使皮瓣贴敷于胸壁。

伤口加压包扎要适度,锁骨下和腋窝放大小适中的纱布团块压迫,以促进皮瓣和胸壁愈合,减少皮瓣下积液,胸带包扎。

回病房后观察患者一般情况,测量血压、脉搏,并注意患侧手臂血运情况和活动能力。

(2) 饮食 手术后当日禁食,术后第一天可进水和流质饮食,3天后可进普通饮食。

(3) 引流管管理 引流管自始至终应保持通畅,详细记载引流量和引流液的变化,引流液每日倾倒一次,注意负压引流器保持无菌。一般术后3天仅有血清样液引出,如果引流液不超过 15 mL/d,可考虑拔管。拔除引流管后,胸部仍需用胸带加压包扎。有时皮瓣下有少量积液,穿刺抽吸后加压包扎即可痊愈,积液较多时,需放入引流管引流。

(4) 患侧上肢管理 术后 48 h 内患侧肩关节轻度内收,约 45°制动,48 h 后开始逐渐练习上肢活动,肩关节可保持近 90%。术后勿在患侧上肢输液,以免引起静脉炎,致上肢水肿加重。

(5) 观察切口皮瓣血运　切口皮肤发生坏死时,一般不宜过早剪除坏死组织,以减少感染机会,可用碘酒棉球擦拭保持干燥。近切口边缘的小部分皮肤坏死,可能在切口愈合后自行脱落。范围较大的Ⅱ度皮肤坏死,待坏死界限明确后,可以切痂植皮。长期不愈的创面也需植皮处理。

(6) 拆线　根治术后拆线一般在 2 周后进行,由于剥离皮瓣范围大,血运不良,切口愈合常较慢。宜先作间断拆线,视切口愈合情况择日完全拆线。

七、乳腺癌扩大根治术

(一) 概述

乳腺癌的淋巴转移途径最主要的是转移到腋下淋巴结、锁骨下淋巴结,继而锁骨上淋巴结,但是也有相当一部分乳腺癌可以直接转移到胸骨旁的内乳淋巴结,再至锁骨上淋巴结。发生内乳淋巴结转移的概率,与原发肿瘤的部位、疾病分期密切相关,一般以内乳区和中央区的肿瘤发生内乳淋巴结转移的机会较大,肿瘤越大,发生该区淋巴结转移的可能性也越大。该手术的主要目的是在乳腺癌根治术的基础上清除内乳淋巴结,故而称为乳腺癌扩大根治术。

乳腺癌扩大根治术开始应用于 20 世纪 60 年代,一般分为两种方式:① 胸膜外扩大根治术(Margonttin 手术),是在胸膜外切除内乳淋巴结;② 胸膜内扩大根治术(Urban 手术),是连同局部相应的壁胸膜在内一并切除内乳淋巴结。

由于该手术能够清除可能发生转移的内乳淋巴结,曾经广泛应用于临床分期Ⅱ、Ⅰ期的乳腺癌患者,对于内乳区肿瘤的患者曾显示出一定的生存优势。由于近年来随着对乳腺癌生物学行为认识的深入,早期诊断放射治疗和化学治疗的进步,以及手术方式的选择更加趋于个体化、人性化等,乳腺癌的手术呈缩小趋势,乳腺癌扩大根治术的应用逐渐减少。但是,该手术清除内乳淋巴结较放射治疗的效果肯定确切,立竿见影,了解内乳淋巴结转移状态也是判断分期、预后和指导选择辅助治疗的依据之一,所以乳腺癌扩大根治术仍具有一定的临床价值,故在此对乳腺癌扩大根治术作简要叙述。

(二) 适应证

临床分期Ⅱ与Ⅲ期、原发肿瘤位于中央区和内乳区的乳腺癌患者,尤其适用于影像学检查如 MRI、CT、B 超发现内乳淋巴结明显肿大者。实际为:适合乳腺癌根治术的中央区和内乳区的患者,均可考虑选择乳腺癌扩大根治术。但是该手术创伤较大,需要气管插管全麻,故年龄较大、一般状况差、有心肺等重要脏器并发症的患者,因其手术耐受力较差,该手术视为相对禁忌。

（三）术前准备

（1）一般准备同乳腺癌根治术。

（2）心肺功能检查、胸部 X 线检查,以明确患者手术耐受力。

（3）就目前乳腺癌手术方式的选择而言,对于年轻的乳腺癌患者,原发肿瘤位于中央区或内乳区,临床分期Ⅱ、Ⅲ期,建议选择胸部 MRI 或 CT 检查,用以明确内乳淋巴结有无肿大;证实确有肿大的淋巴结时再考虑乳腺癌扩大根治术为宜。

（四）麻醉

气管插管全身麻醉。

（五）手术步骤

1. 胸膜外扩大根治术

（1）体位与切口 同乳腺癌根治术。

（2）游离皮瓣 方法同乳腺癌根治术,内侧一般要超过胸骨边缘。

（3）显露内乳血管 在完成常规腋窝淋巴脂肪组织清除、将整个标本掀向内侧时,不切断胸大肌的起点在第 1 肋间胸骨旁 1.0 cm 附近切断肋间肌,于胸内筋膜浅面解剖出内乳血管,即胸廓内动静脉,予以结扎离断;同法一般在第 4 肋间解剖显露内乳血管结扎离断。

手术中要注意:① 切开肋间肌时要分层渐进,操作轻柔,避免用力过猛,防止损伤胸膜;② 离断前最好先穿线结扎而后再切断,近心端双重结扎为宜;③ 第 4 肋间处有胸横肌,要注意在其浅面进行分离显露内乳血管;④ 由于第 4 肋间隙窄小,也可以先切断第 4 软骨外侧端,向内牵拉,便于分离暴露胸廓内动静脉。

（4）分离胸膜和离断肋软骨 自第 1 肋间向下、第 4 肋间向上,用手指轻轻将胸膜推开,用手术刀或电刀距离胸骨旁 3~4 cm 切断第 2、3、4 肋软骨外端,向内掀起折断肋软骨的内侧端,操作中更要注意保护胸膜;然后于胸大肌的胸骨起点部用电刀切断,至连同肋软骨、内乳血管与淋巴结在内整块标本移除。

（5）关于胸膜损伤 胸膜很薄,稍有不慎即易损伤,在分离时应注意保留胸膜外的一层胸横肌,如此不易发生胸膜损伤。如果伤及胸膜,应及时告知麻醉师,并予以修补,破口较小者可以利用周围的胸横肌修补,此时操作更要轻柔,以免加重损伤;破口较大者无法修补时,可应用双面聚丙烯补片将胸壁缺损处完整修补,修补最后缝针固定时,应让麻醉师配合使肺膨胀,挤出胸腔的积气。缝合伤口前冲洗时,可用少量生理盐水或蒸馏水来检测该区域有无气泡溢出。

2．胸膜内扩大根治术

(1)由于该手术与胸膜外扩大根治术的不同之处在于要切除相应部位的壁胸膜,胸腔与外界相通,需要考虑胸壁缺陷的修补问题,一般有两种途径:一是选择自体的阔筋膜进行修补,则需要在根治性手术开始之前,先切取大腿阔筋膜(1.2～1.5) cm×(8～10) cm 大小备用;二是选择人工合成材料如双面聚丙烯补片进行修补。

(2)该手术与胸膜外扩大根治术的第二个不同之处是在切断肋软骨外侧端后,需要纵行切除约 1 cm 宽、相应长度的胸骨边缘,连同所属的胸膜、内乳血管与淋巴结和整个乳房标本一并移除。

(3)胸壁修补材料　现在临床上所应用的双层聚丙烯补片等,具有一定张力和可塑性、理化性质相对稳定、无毒性与致癌作用等优点,尤其不增加手术创伤,已完全可以替代自体筋膜。修补时要注意先行壁胸膜外翻缝合固定于胸壁,再用筋膜或补片修补胸壁缺损,四周行双排单结缝合固定。

(4)胸腔闭式引流　虽然该手术确实造成胸腔开放,但并没有在胸腔操作,胸腔内没有明显创伤,局部修补得当,手术野渗出少、胸壁引流管接负压引流,保持通畅,胸腔内也可以不安置闭式引流。

（六）术后处理

(1)注意呼吸情况,给予吸氧,观察有无呼吸急促、口唇发绀、皮下气肿、血气胸以及血氧饱和度等情况,发现问题及时处理,必要时安置胸腔闭式引流。

(2)一般处理同乳腺癌根治术,但更需要注意在手术完毕时,用负压吸引器抽吸胸壁引流管,吸净渗液和皮瓣下的空气,并保持手术后的引流通畅、胸壁包扎整洁可靠。

附录　乳腺癌锁骨上淋巴结清除术

（一）概述

关于乳腺癌锁骨上淋巴结清除术,实际上是在乳腺癌根治术的基础上清除锁骨上窝淋巴结,属于不规范的乳腺癌扩大根治术。

近年来,通过对乳腺癌发生同侧锁骨上淋巴结转移患者的观察,其预后远较对侧锁骨上和其他远处转移为好,故而在第 6 版 AJCC 乳腺癌 TNM 分期中将同侧锁骨上淋巴结转移定义为 N3,不再归为 M1,说明同侧锁骨上淋巴结仍属于区域淋巴结,发生该处淋巴结转移是局部晚期乳腺癌的表现,但是不属于远处转移,因此仍然可以考虑实施手术治疗。虽然不是所有的乳腺癌锁骨上淋巴结转移都适合手术清除,但是该手术清除锁骨上淋巴结能够更准确地了解锁骨上淋巴结转移状态,疗效较放射治疗肯定确切。所以乳腺癌锁骨上淋巴结清除术在临床上具有一定的应用价值。

(二)适应证

(1)乳腺癌局部表现属于乳腺癌根治术的手术适应证。

(2)锁骨上淋巴结经组织细胞学检查如穿刺细胞学、快速病理切片等证实为转移,并且淋巴结活动度良好,无固定。

(3)手术前检查,包括 CT、MRI、B 超、骨扫描等未发现有远隔转移。

(4)估计患者一般情况好,能够耐受手术者。

(三)术前准备

(1)一般准备同乳腺癌根治术。

(2)心肺功能检查、胸部 X 线等检查,进一步明确患者手术耐受力。

(3)手术前可考虑进行新辅助治疗,既可以局部降期,也可以观察锁骨上淋巴结对新辅助治疗的反应,如果化疗效果明显,一部分患者的锁骨上淋巴结转移完全消退,则可以放弃锁骨上窝淋巴结的清扫,而在常规根治术后追加放射治疗。

(四)麻醉

选择气管插管全身麻醉为宜,也可选择高位连续硬膜外阻滞麻醉。若为根治术后发生锁骨上淋巴结转移者,可行颈丛阻滞麻醉。

(五)体位

与乳腺癌根治术相同,头偏向健侧,显露患侧锁骨上窝。

(六)手术步骤

(1)锁骨上淋巴结清除术主要是指清除肩胛舌骨肌下腹、胸锁乳突肌后缘与锁骨上缘所围成的三角区域(即锁骨上窝)的淋巴脂肪组织。

(2)若乳腺癌根治术选择纵切口,可以将切口上端延长至锁骨上窝,先行锁骨上淋巴结清扫,而后再进行乳房和锁骨下腋窝淋巴脂肪的切除;如果乳腺癌根治术选择横切口,则锁骨上淋巴结清除另行切口,在锁骨上窝选择由后向前或平行于锁骨的切口,一般长 6～8 cm。

（3）清除淋巴脂肪切开皮肤和颈阔肌，在其深面分离皮瓣，即可显露该区较丰富的脂肪组织，于胸锁乳突肌后缘分离即可显露深面的颈内静脉，于锁骨上锐性分离则可显露颈横血管、锁骨下血管和臂丛神经、膈神经等，深部为前中斜角肌构成的后壁，注意保护该区的重要血管神经，用电刀锐性切除脂肪淋巴组织。

（4）手术中可以连同部分胸锁乳突肌深面、颈内静脉旁的淋巴结一并清除；要注意保护胸导管，在清除锁骨上淋巴结后，应该仔细检查锁骨上、颈内静脉旁有无渗液，以防遗漏胸导管的误伤，而造成手术后乳糜瘘。

（七）术后处理

（1）一般处理同乳腺癌根治术。

（2）注意呼吸情况、上肢有无水肿和功能障碍等，观察颈部引流液的性状和量，如果发生乳糜瘘，且引流量较大时，可能仅靠局部压迫难以奏效，需要及时再次手术寻找瘘口。

（3）即便是进行了锁骨上淋巴结清除术，手术后仍应追加放射治疗。时机根据整个治疗计划进行掌握，如果全身治疗的迫切性不强，则可尽早实施放射治疗。

八、乳腺癌改良根治术

乳腺癌改良根治术是乳腺癌的常用外科治疗手段，是早、中期乳腺癌的常用手术方式，该手术要求整块切除全部乳房及其周围脂肪组织、胸大肌筋膜、胸肌间淋巴脂肪组织（Rotter 淋巴结）、腋下淋巴脂肪组织（包括第 1 水平、第 2 水平和（或）第 3 水平淋巴结）。该术式特点是保留了胸大、小肌或只保留胸大肌的功能，故要求保留支配肌肉的胸前神经及伴行血管。胸前神经分为 3 支：内侧肌支（胸外侧神经），自胸小肌上部内侧穿出，是支配胸大肌的主要神经；中间肌支，自胸小肌中部穿出；外侧肌支（胸内侧神经），自胸小肌外缘中部穿出，支配胸大肌外 1/3。

（一）适应证

（1）按 TNM 国际分期不宜行保乳手术的 Ⅰ、Ⅱ 期乳腺癌，肿瘤未侵犯胸肌。

（2）Ⅰ 期乳腺癌，不包括皮肤广泛受侵、胸肌受侵以及同侧锁骨上淋巴结转移者。

（3）无远处转移证据，全身情况好，无重要脏器功能损害，能耐受手术者。

（二）禁忌证

（1）皮肤胸壁广泛受侵，不能达到"根治"切除要求。

（2）影像学检查发现远处转移证据。

（3）患者一般状况差,不能耐受手术者。

（三）术前准备

（1）完善术前检查,无手术禁忌证。

（2）患侧备皮,如需术中植皮,应对取皮区皮肤备皮。

（3）术前禁食、水 4～6 h。

（4）术前经病理学检查应确诊为乳腺癌。方法包括细针穿刺细胞学检查,空芯针穿刺活检,麦默通活检,肿瘤切除活检,尽量不要行切取活检。

（5）对术前不能确诊者,应行术中快速冷冻活检。活检时注意不应切透胸肌筋膜,并应将皮肤切口妥善封闭(如 OB 胶),以免渗液流出;活检用过的手术器械不应重复使用,手术人员更换手套,避免造成癌细胞种植。

（四）麻醉

一般采用气管插管吸入麻醉、静脉麻醉或高位硬膜外麻醉。

（五）手术方法

1. 保留胸大肌、胸小肌的改良根治术(Auchincloss 法)

（1）体位　仰卧位,患侧肩胛部垫高,患侧上肢外展 90°,或外展并悬吊于头架上,便于良好暴露腋窝。

（2）切口　根据肿瘤所在位置,选择横梭形切口或纵梭形切口。横梭形切口内侧点选择在中部或中上 1/3 交界处,一般不高于第 2 肋间;外侧点选择在中上 1/3 交界处,便于清扫腋窝。纵梭形切口,上点选择在锁骨中外 1/3 交界处,便于暴露腋窝。切缘应距肿瘤 3～5 cm。如果有皮肤水肿,应将水肿区包括在切除范围内,不应随意缩小切除范围,以免术后复发,如皮肤切除范围过大,应术中植皮。

（3）游离皮瓣　游离皮瓣有两种方法:手术刀游离皮瓣和电刀游离皮瓣。范围:上到锁骨,内侧至中线,外侧至背阔肌前缘,下至肋弓。

① 手术刀游离皮瓣:切皮前用肾上腺素盐水(生理盐水 250 mL + 肾上腺素 0.5 mg)做切口和游离范围皮下浸润注射,可以减少出血。切开皮肤至真皮层,电刀切开至皮下,用蚊式钳或组织钳夹住真皮层,间隔 2～3 cm,提起夹皮钳,助手绷紧皮肤,术者目视皮肤外侧,于皮肤和皮下脂肪之间用 22 号手术刀游离皮瓣,术者隐约可见皮下手术刀片。距肿瘤 4～5 cm 范围内,皮瓣宜较薄,以皮瓣下可见皮下血管网,基本上见不到皮下脂肪为宜,远距肿瘤的皮瓣可适当变厚,至边缘处向下切开达胸肌筋膜。

② 电刀游离皮瓣：宜使用电凝按钮，功率不宜太大，以免烧伤皮肤。一般电刀游离皮瓣不用提前注射肾上腺素盐水，提起夹皮钳，将皮下组织下压，自皮肤与皮下脂肪交界处开始游离皮瓣，近肿瘤侧皮瓣薄，基本不带皮下脂肪，3～5 cm 后逐渐变厚，至手术范围边缘处达胸肌筋膜，清理切断乳腺边缘和胸肌筋膜。

（4）离断、结扎内乳动脉静脉第 2、3 穿通支。

（5）显露胸大肌　以数把血管钳钳夹并提起乳房，自上向下、自内向外于胸肌筋膜后方电刀切除乳房及周围脂肪组织至胸大肌外缘。

（6）游离胸大肌外侧缘和胸大肌后疏松组织，向上提拉胸大肌，暴露胸小肌，清除 Rotter 淋巴结，游离胸小肌内、外缘，并将胸小肌背侧也进行钝性分离，便于拉钩提拉，清除腋下淋巴结。注意保护胸前神经中间肌支和外侧肌支，保护胸肩峰血管。

（7）切开喙锁胸筋膜，显露腋静脉，切断结扎腋动静脉走向乳腺（向下）的分支（包括胸外侧动静脉、胸长静脉及最外侧动静脉等）。牵开胸小肌，清除第 2 水平淋巴脂肪组织。采用深部拉钩，可以清除胸小肌内侧的第 3 水平淋巴脂肪组织。

（8）保护前臂内侧皮神经和肋间臂神经　前臂内侧皮神经紧贴腋静脉下方向外侧行走；肋间臂神经于胸小肌外缘第 2 肋间穿出，向外侧行走进入腋窝，支配前臂内侧感觉。如有必要，两者皆可切断结扎。

（9）自前锯肌筋膜下向外、下游离，切断肋间神经、血管肋间穿通支，解剖显露并保护胸长神经、胸背神经及肩胛下血管。

（10）整块切除患侧乳房及腋窝淋巴脂肪组织。

（11）检查创面无活动性出血后，蒸馏水浸泡并冲洗创面。

（12）于胸肌下腋窝处和内乳区安放多孔引流管，经最低点引出并妥善固定。

（13）间断缝合皮肤。如缝合张力大，可做减张缝合，必要时植皮。

（14）负压吸引后，加压包扎。

2. 保留胸大肌的改良根治术（Patey 法）

保留胸大肌切除胸小肌的乳腺癌改良根治术便于清除第 3 水平淋巴结。在清除胸大、小肌间淋巴脂肪组织时，应常规探查第 3 水平淋巴结，如发现第 3 水平淋巴结有肿大，考虑清除困难时，应采用该术式。该术式包括两种手术方法。切口、游离皮瓣以及乳房和胸肌筋膜的游离均同上述改良根治术。

第一种方法：术中悬吊上肢，使胸大肌松弛，牵开胸大肌，游离胸大肌后方的疏松组织，暴露胸小肌并进行游离，紧贴肩胛骨喙突切断胸小肌附着处，即显露出腋静脉下脂肪淋巴组织，自胸壁切断胸小肌起点，此时，胸小肌仅和腋下的软组织相连，切开喙锁胸筋膜，显露出腋静脉，清除腋静脉下方的淋巴脂肪组织（第 1、2、3 水平淋巴结）。

术中应注意保留胸前神经内侧肌支和中间肌支,以避免胸大肌萎缩。

第二种方法:将胸大肌筋膜连同乳房一并切至胸大肌外侧缘,显露胸大肌,将胸大肌第4、5、6肋的起始部切断,上翻胸大肌并牵拉至锁骨上,游离暴露胸小肌,然后切除胸小肌,清除第1、2、3水平淋巴结,将乳房连同腋窝脂肪淋巴组织和胸小肌行整块切除。保护胸前神经分支。清扫完毕后,再将胸大肌复位、缝合。腋下放多孔橡皮引流管。

其余处理同保留胸大肌、胸小肌的改良根治术。

3. 横行劈开胸大肌的改良根治术(Kodama 法)

该术式便于更好地清除第3水平淋巴结。凡乳腺癌适合根治术且肿瘤未侵犯胸肌者,均可施行此术式。术前可行B超等影像学检查,以确定锁骨下有否肿大淋巴结。手术切口和皮瓣游离均同上述改良根治术。切离乳房和胸大肌筋膜,常规将乳房游离至胸大肌外侧缘,仅和腋下方外侧胸壁相连。

显露出胸大肌,在胸大肌锁骨部(横行肌纤维)和胸肋部(斜行肌纤维)之间有一自然间隙,解剖学上称之为胸肌间沟,一般将自胸锁关节下缘稍下方至胸大肌肱骨止点的连线认定为胸大肌间沟。

分离胸大肌间沟,用拉钩向上、下牵开肌纤维,注意保护胸前神经内侧肌支及胸肩峰血管勿受损伤。

显露出胸小肌,清除胸大、小肌之间淋巴脂肪组织(Rotter 淋巴结)。

游离胸小肌,用纱布带向外侧牵拉胸小肌,清除锁骨下淋巴结(即第3水平淋巴结),缝线作为标记,便于术后解剖。

游离胸大肌外侧缘和胸大肌后疏松组织,向内上前拉胸大肌,显露胸小肌并进行内外侧和背侧游离,将胸大肌、胸小肌向内上方提拉,分离出腋静脉,清除胸小肌背侧和外侧的淋巴脂肪组织,如此将腋下第3、2、1水平淋巴结顺序完整切除。

其余处理和上述改良根治术相同。

4. 保留乳头的改良根治术(樱井武雄手术)

该手术是在 Auchincloss 改良根治术的基础上,实施保留乳头的改良根治术。其适应证为肿瘤<3 cm,距乳晕≥2 cm 的乳腺癌患者,因某种原因未能行保乳手术。由于保留了乳头、乳晕复合体,便于将来乳房重建时达到更佳美容效果。中国女性乳房较小者,即使不施行乳房重建,该手术方式术后也有一定外观美容效果。

保留乳头的乳腺癌改良根治术,除了切口选择、皮瓣游离及乳头、乳晕保留上与 Auchincloss 手术不同外,其在淋巴结廓清方法、要求及神经保留等方面完全相同。

根据肿瘤位置选择1或2个皮肤切口。肿瘤位于乳房外上或外下象限者,仅取一个乳房外侧沿胸大肌外缘的弧形纵切口,在肿瘤表面演变为梭形切口。肿瘤位于内上或内下象限者,可取 2 个切口,除取一个外侧长弧形切口外,另在肿瘤表面取一个横梭形切口,依肿瘤位置的深浅决定切口距肿瘤边缘的距离。

皮瓣游离范围同 Auchincloss 手术,为保持血运,皮瓣可稍厚。一般乳头下组织保留约 7 mm 厚度,乳晕下要求保留"乳晕下肌肉组织",厚度约 5 mm。乳头正下方乳腺表面相应部位取组织块送快速冷冻病理,检查是否有癌残留。腋淋巴结廓清方法同 Auchincloss 手术。

该手术将乳腺完整切除,解决了乳腺的多发癌灶问题,因选择早期病例,一般情况下术后不需追加放疗。如行假体植入,其乳房外形良好。

5. 乳腺癌改良扩大根治术(保留胸大肌,切除内乳淋巴结的手术)

该术式适用于中央区及内乳区肿瘤,且术前影像学检查(B 超、磁共振、CT、PET)发现内乳淋巴结肿大者。

常规改良根治术完成后,于胸骨旁相当于第 1～4 肋间处胸大肌做弧形切开,显露第 2、3、4 肋软骨及肋间肌。

于第 1 肋间胸骨旁切开肋间肌达胸膜,在胸膜外寻找并结扎切断内乳动静脉。

同法于第 4 肋间肋软骨中部切开肋间肌,在胸膜外寻找并结扎切断内乳动静脉。

于胸骨旁和肋软骨肋骨交界处切断 2、3、4 肋软骨,切除 2～4 肋软骨、肋间肌及其后方的部分内乳动、静脉和内乳淋巴结。胸膜撕破者应予修补,间断缝合胸大肌。

（六）术后处理

术后观察、处理及并发症防治同乳腺癌根治术。

九、保留乳房的乳腺癌切除术

（一）概述

保留乳房的乳腺癌切除术是指包括原发灶在内的部分乳房切除和腋窝淋巴结的切除,术后对残留乳房进行放射治疗以杀灭可能残存的癌细胞。旨在获得与根治术相同或相似治疗效果的同时,保留相对良好的乳房外观,以提高患者的生活质量。此手术方式已有 30 余年的历史,随着对乳腺癌生物特性研究的不断深入,以及放疗设备和技术的改进,结合放疗的保乳手术已日趋成熟,在西方发达国家开展得尤为广泛,通常在 50% 以上。

（二）适应证

（1）经组织学或细胞学检查证实为乳腺癌的女性患者。

（2）各项检查证实为单发病灶。

（3）肿瘤最大直径≤3 cm。

（4）肿瘤为周边型，肿瘤距乳晕边缘＞2 cm。

（5）腋淋巴结无明显转移征象。

（6）乳房体积适当，术后能够保持体形美容的效果。

（7）患者有保乳要求或同意行保乳手术。

（8）病灶＞3 cm 经化疗降期后也可保留乳房，但局部复发的风险会增加。

（三）绝对禁忌证

（1）分布比较广泛的多灶性或多中心性乳腺癌。

（2）钼靶 X 线片上恶性或可疑恶性钙化点分布范围比较广泛。

（3）再次手术切除标本切缘仍为阳性。

（4）患侧乳房和胸壁曾经接受过放射治疗。

（5）妊娠期患者近期不能终止妊娠接受放射治疗。

（四）相对禁忌证

（1）肿瘤直径＞5 cm。

（2）肿瘤位于中央区以及乳头乳晕区佩吉特（Paget）病。

（3）伴有乳头溢液的乳腺癌。

（4）病理为浸润性小叶癌，且有相距较近的多发病灶表现。

（5）腋淋巴结或其他部位已有转移（包括隐性乳腺癌）。

（6）患有结缔组织或胶原血管性疾病，如硬皮病、活动性红斑狼疮，难以耐受放射治疗。

（7）由于患者经济条件或当地医疗条件难以保证手术后放射治疗。

（8）标本切缘灶性阳性，2008 年乳腺癌临床实践指南（中国版）指出，对显微镜下有局灶性阳性切缘，但不伴广泛导管内癌结构的病例，选择性施行保乳手术是合理的，对这部分患者应考虑施行更高剂量的瘤床推量照射。

（9）已知存在 BRCA 1/2 突变的绝经前患者。

（10）年龄＜35 岁，年轻患者复发或再发乳腺癌风险相对较大。

（五）术前准备

手术前一天清洗局部皮肤,剃除腋部及局部区域毛发,并与有关科室联系术中冷冻切片检查。

（六）麻醉

全身麻醉或高位硬膜外麻醉。

（七）体位

仰卧位患侧垫高,患侧上肢外展80°左右。

（八）手术步骤

（1）切口　根据癌灶的原发部位和大小确定,位于乳房上部应沿自然皮纹走行(Langer线)采用弧形切口,位于乳房下部者可采用弧形或放射状切口。对于是否切除肿瘤表面皮肤的意见尚不一致,多数学者主张切除肿瘤表面皮肤及粗、细针穿刺的针道和针孔,切取活检术后患者必须切除部分皮肤。

（2）切除肿瘤　切开皮肤、皮下组织后,显露肿瘤。切除乳腺组织应距肿瘤边缘大于等于1cm,并切除胸大肌筋膜。有人提出切除标本时应避免使用电刀,以免影响切缘的病理检查。

切除的肿瘤应包裹在正常的乳腺组织之中。切除的标本应标明方位,最简便的方法为依时钟点位缝线法。切除标本乳头侧为12点(缝双线标本),顺时针3点处标记缝单线,依此两点可以定出6点、9点以及更多的点位,便于快速冷冻切片病理检查,某一切缘不满意或有癌残留,可以进行补充切除。

乳腺肿瘤切除后,残端仔细止血,冲洗后,切缘可放置4～6枚金属夹,作为瘤床加量放疗的定位标志。手术残腔可以缝合或不予缝合,术后由纤维组织充填残腔,有利于保留良好的乳房外观,局部适当加压包扎。

（3）清除腋淋巴结　行腋淋巴结清除时,对原发肿瘤位于乳腺尾部或靠近腋窝者,可经同一切口进行手术。原发病灶位于其他部位均应分别切口。腋下切口应于腋皱襞下,沿Langer线作弧形切口,前起胸大肌外缘,后到背阔肌前缘。

切开皮肤、皮下组织后,游离皮瓣,上到腋皱襞,下至乳房尾部,游离胸大肌外侧缘,锐性解剖腋窝,注意保留胸肌外侧神经,牵拉胸大肌,暴露并清除胸大肌、胸小肌间的脂肪淋巴组织,清除胸小肌内侧缘的淋巴脂肪组织时应注意保留胸肌内侧神经。然后牵开胸大肌、胸小肌,暴露腋静脉,根据患者腋淋巴结的转移情况决定切开或保留腋静脉鞘。行保乳手术时,通常临床分期较早,可以保留腋静脉鞘,以减少术后上肢水肿的机会。沿腋静脉清除第 1、2 或 3 水平淋巴结,向外游离至腋静脉与肩胛下静脉交会处时,应注意清除其外交角处的胸外侧淋巴结。常规保留肩胛下动、静脉,胸背神经及胸长神经,尽力保留肋间臂神经。标本应整块切除,于背阔肌内侧腋窝处放置多孔橡胶管引流,引流管外接负压吸引囊,伤口适当加压包扎。

（九）术后美容效果评价

保乳手术应于放、化疗结束后 3 个月评价乳房美观程度,并应随访 3 年,因为 3 年后乳房外形才趋于稳定。评价标准是从双侧乳房是否对称、乳头间的距离及皮肤改变三方面进行评价。

优:双侧乳房对称,乳头水平距离≤2 cm,手感和对侧无差异,皮肤颜色正常。

良:双侧乳房基本对称,患侧乳房外形正常或略小,乳头水平距离≤3 cm,手感略差,皮肤颜色有改变。

差:两侧乳房明显不对称,外观变形,患侧乳房明显缩小,乳头水平距离＞3 cm,手感差,皮肤增厚,表面粗糙。

十、副乳腺癌切除术

（一）概述

副乳腺癌又称异位乳腺癌,临床罕见,国外文献报道约占全部乳腺癌的0.2%～0.6%,国内文献报道不足 0.1%。副乳腺癌可发生于"乳线"上的任何部位,但以腋下的部位最为多见,占副乳腺癌的 90% 以上。腋下副乳腺内发现渐进性肿块时,怀疑副乳癌,应行组织学或细胞病理学检查以明确诊断。

文献中提出的副乳腺癌的诊断标准如下:

(1)副乳腺组织必须与正常乳腺组织无关,通常需连续切片检查。

(2)癌组织周围可见到腺小叶结构或导管内癌成分,以排除腋下转移癌。

(3)癌旁乳腺组织中见到大导管可排除外乳腺腋尾部癌,因为乳腺腋尾部不具此成分。

(4)组织学检查排除外来源于其他组织的癌,如皮肤附件的大汗腺癌等。

（二）手术方法

早期癌可行横/纵梭形切口,局部广泛及 1、2 水平淋巴结切除,或根据前哨淋巴结活检结果决定是否行腋淋巴结切除,腋下局部晚期(T2/T3)的副乳癌,可行连同乳房切除的乳腺癌改良根治或根治术。

十一、乳腺癌外科治疗围手术期护理

乳腺癌手术治疗为其主要治疗手段,多采用根治术、改良根治术、保留乳房的乳腺癌切除术,也需要行腋窝淋巴结清除。由于上述手术创伤较大,除提高手术技巧、减少并发症以外,手术后加强护理,也是保证手术成功、顺利康复的重要组成部分。为此,对乳腺癌手术后护理也不能忽视。

(一)术后处理

1. 一般处理

手术完毕后,用吸引器抽吸引流管,吸净渗液和皮瓣下空气,使皮瓣贴敷于胸壁,同时检查切口和引流管有无漏气,如果切口处漏氧,可用油纱布覆盖,以免术后影响引流效果。

术后包扎一般采用胸带包扎或用特制的尼龙套包扎。包扎前在锁骨下窝和腋窝处置放大小适中的纱布团或纱布垫,以防此处皮瓣漂浮。包扎的松紧应适度,在有负压引流的情况下,一般不需包扎过紧,否则不但影响呼吸,还易造成皮瓣受压,影响血运。

在出手术室前,应检查患者血压、脉搏、呼吸等一般情况。待一般情况稳定后方可离开手术室。

2. 基础护理

回病房后,取平卧位,头偏向健侧,以防呕吐污染敷料和伤口,清醒和麻醉反应消失,血压平稳,改半坐位。

观察病情变化,检查血压、脉搏,如发生低血压,应注意是否有活动性出血或血容量不足。注意体温变化,一般自手术结束 6～8 h 开始有体温升高,2～3 天内达高峰,最高体温一般不超过 38.5 ℃,如果有持续高热,应考虑是否有继发感染的发生。同时注意患侧手臂血运情况和活动能力。

手术后当日禁食,术后第 1 天可进水和流食饮食,术后第 2 天即可进普通饮食。

3. 引流管的护理

负压引流是确保术后不发生伤口内积液的关键,同时为观察有无术后出血提供了方便条件。负压引流量:一般手术后第 1 个 24 h 可引出 50～150 mL 淡血性液体,术后第 2 个 24 h 一般为 20～50 mL 淡血性液体,第 3 个 24 h 仅有少于 20 mL 血清样液体。如果术后第 3 天引流量不超过 15 mL 可考虑拔除引流管,如果引流量较多可缓至术后 4～7 天拔管。

引流管自始至终应保持通畅,若不通畅可试用含抗生素药物的生理盐水冲洗,或在皮下可触及引流管的位置不当,适当移动引流管。引流液每日倾倒一次,注意负压吸引器(或囊)保持无菌。

4．术后患侧上肢管理

术后 48 h 内患侧肩关节轻度内收约 45°制动,48 h 后开始逐渐练习上肢活动,肩关节可保持近 90°,如此愈合后腋窝处可保持圆滑平整,有利于上肢功能的恢复,同时也便于手术后放疗的实施。术后勿在患侧上肢输液。

5．拆线

乳腺癌患者术后拆线一般在 2 周后进行,由于剥离皮瓣范围大,血运不良,尤其是乳腺癌根治术,切口愈合常较慢,宜先做间断拆线,视切口愈合情况择日完全拆线。

(二) 术后出血的监护

无论标准根治术或改良根治术,凡行乳房切除术者,出血点处理不牢固,术后均有出血的可能,虽发生频率不高,却需要紧急处理。乳腺癌术后出血,大部分发生在手术结束后当天夜晚。术后出血的表现应该注意以下几点:① 引流管持续引出血性液体;② 因凝血块引起引流管堵塞,引流量反而减少;③ 伤口周围皮下有淤血表现;④ 来自胸外侧动、静脉及胸背动、静脉的分支出血,凝血块填满腋窝脂肪组织存在部分,扩展到整个自由空间,腋窝处呈饱满状;⑤ 胸廓内动、静脉穿通支的出血,凝血块沿前胸壁扩展,表现为全部平缓的隆起;⑥ 压迫膨隆部分,有似黏土状抵抗感,有时有"咕噜"的手感,是凝血块按破的感觉;⑦ 血红蛋白有异常低下。

有血红蛋白下降或疑有大量凝血块潴留的情况,应打开伤口进行止血,判断不清时,可以拆掉 1～2 针缝线,来确认有无凝血块。诊断明确后,应送入手术室,再次打开创口,必须特别保护好皮瓣,清除凝血块,冲洗创口,重新放入引流管,进行缝合。

(三) 化疗用静脉的护理

乳腺癌患者手术后均需追加化学药物治疗,如患者恢复良好,术后 1 周即可开始化疗,为防止患侧上肢栓塞性静脉炎以及上肢水肿,甚至组织坏死的发生,忌用患侧上肢静脉输液,只能用健侧上肢静脉输注化疗药物。因乳腺癌患者化疗疗程较长,次数较多,必须保护好静脉才能完成化疗计划:① 选择健侧上肢远端小静脉开始化疗;② 熟练的静脉穿刺技术,尽量做到一次成功;③ 输液穿刺成功后,先用 5%葡萄糖溶液或生理盐水输注通畅后再加注化疗药物;④ 化疗药物一般先稀释到一定浓度或用静脉冲入法,防止药物滞留增加对血管内膜的刺激;⑤ 输液结束,拔除穿刺针头后,平整压迫穿刺部位数分钟;⑥ 次日可用硫酸镁纱布(或温热清洁毛巾)进行穿刺近端静脉部位湿热敷,保护静脉,预防静脉炎发生。

化疗过程中,密切观察输液情况,如不慎药液溢出,应停止输注药物,局部可注射生理盐水稀释或注入地塞米松 10 mg,也可外敷氢化可的松,局部冷敷。以后依情况局部可用氟轻松软膏或三黄水湿敷等。

(四)术后患侧上肢功能锻炼

乳腺癌根治性手术,因行腋窝淋巴结清扫,术后患侧上肢功能锻炼,也是治疗和护理过程中的重要一环。一般可分为三个阶段进行:第一阶段(手术当日至术后4 日)主要锻炼手、腕和肘关节的功能,可进行伸指、握拳、屈腕和屈肘等锻炼。手术当日即可练习手指屈伸活动。再握拳,重复进行,10～15 min/次,3 次/日。术后1～2 天可做握拳、屈腕等小动作。术后 3～4 天,患者可坐起,开始进行屈肘运动,屈肘运动避免上臂外展,前臂(也称小臂)上下、左右、前后摆动,练习肘关节屈伸,10～15 min/次,3 次/日,前臂可逐渐抬高。第二阶段(术后 5～15 天)主要是肩关节的锻炼。术后 5 天,上臂活动锻炼,用患肢的手逐渐摸同侧的耳朵,进一步摸到对侧的肩部。第 7 天可做肩部活动。第 9～12 天,进一步锻炼活动上臂,练习患肢内收、外展、内旋、外旋、向前抬高、伸展。逐渐进行上举等活动,可做手指爬墙活动,最初用健侧手掌托扶患肢肘部(必要时可由护理人员协助),逐渐抬高患侧上肢。术后第 14 天起练习将患侧手掌置于颈后,使患侧上肢逐渐抬高。进而能从患侧手掌越过头部触摸对侧耳部为止。第三阶段(第 16 天以后)主要练习患肢抬高上举,肘关节伸直并以肩关节为中心做向前、向后的旋转运动,适当做后伸及负重锻炼,逐步达到和健侧上肢功能相同的程度。有下列情况者,肩关节活动可适当延迟和减少活动量:① 有腋下积液、积气、皮瓣尚未充分与胸壁、腋壁贴合者;② 近腋区的皮瓣有较大面积坏死;③ 皮瓣缝合时,有较大缺损行植皮者。

第五节　前哨淋巴结活检技术

(一)概述

腋淋巴结的转移情况是乳腺癌正确分期判断预后以及指导手术后辅助治疗最主要的依据。然而,腋淋巴结清扫对于无腋淋巴结转移的早期乳腺癌无任何治疗价值,只能增加患者手术后的并发症。前哨淋巴结(SLN)即为最先接受来自肿瘤淋巴引流的第一站淋巴结,同时也是最有可能首先发生转移的淋巴结。从理论上讲,如果前哨淋巴结没有肿瘤转移,区域淋巴结应无肿瘤转移。近20余年来,围绕着前哨淋巴结的临床价值进行了大量的实验研究,其目的在于通过前哨淋巴结的活检(SLNB)来预测腋淋巴有无转移,使无腋淋巴结转移的乳腺癌患者避免行腋淋巴结清扫,以提高生活质量。现今此项技术已基本成熟,在北美洲和欧洲西部诸国应用尤为普遍,甚至已成为乳腺癌治疗的标准手术方式。此外,美国临床肿瘤学会(ASCO)指南也推荐早期乳腺癌行前哨淋巴结活检。我国已有部分医院开始应用前哨淋巴结活检技术。

前哨淋巴结活检通常采用示踪剂示踪的方法进行,常用的示踪剂包括蓝色染料和放射性核素,国外常用的蓝色染料为专利蓝(patent-blue)、活力蓝(vital dye)、淋巴蓝(lymphazurin)等,国内多应用1%亚甲蓝作为示踪剂,亚甲蓝分子量小,容易穿过前哨淋巴结到其他淋巴结,剂量一般为 $2\sim8$ mL。应用蓝色染料的优点是可在手术中提供视觉帮助,不需要特殊设备,价格低廉,过敏反应发生率低(通常为 $0.1\%\sim1.9\%$),且较轻微。放射性核素主要是由硫胶体、人血清蛋白微胶粒或大分子葡萄糖苷标记的 ^{99m} 锝(^{99m} Tc),示踪剂颗粒通常为 $4\sim200$ nm,其优点是手术前可借助 ECT 的检查探及"热点",能够更准确更完全地发现、切除前哨淋巴结。前哨淋巴结活检仅需要注射 $0.2\sim0.4$ mL($0.5\sim1$ mCi),对患者、家庭、手术人员及病理检查人员均无伤害,无需放射保护。对于有经验的外科医师,两种方法前哨淋巴结检出率和正确率差异无统计学意义,多在 90% 以上。然而,两者结合的检出率和正确率会更高。

(二)适应证

前哨淋巴结活检主要适用于原发肿瘤较小(T1/T2),临床腋淋巴结阴性,单发灶的乳腺癌患者。

(三)禁忌证

前哨淋巴结活检禁忌证包括:
(1)患侧乳房或腋窝接受过放射治疗;
(2)有腋窝淋巴结手术史;
(3)炎性乳腺癌;
(4)妊娠哺乳期乳腺癌;
(5)腋淋巴结可疑转移,尤其是 N2 患者;
(6)示踪剂过敏。

（四）术前准备

手术前一天清洗局部皮肤,剃除局部及腋下毛发,并与有关科室联系术中冷冻切片和印片或刮片细胞学检查。

（五）麻醉

全身麻醉或高位硬膜外麻醉。

（六）体位

仰卧位患侧垫高,患侧上肢外展 80°左右。

（七）手术步骤

(1) 示踪剂注射部位和时间　示踪剂的注射部位包括:肿瘤表面的皮下组织、肿瘤周围的腺体组织和乳晕区的皮下,放射性核素还可注射于真皮内。通常不主张注射于肿瘤实质内,因有引起肿瘤播散之嫌。注射时间:蓝色染料通常需在手术前 5～10 min;放射性核素可于手术前 4～20 h。

(2) 切口设计　前哨淋巴结活检的切口设计应根据拟行手术方式而定,欲腋下另行切口的保乳手术,可于腋下做一弧形切口,若前哨淋巴结病理检查阳性,延长切口即可行腋淋巴结清除。需同一切口的保乳手术,可先将切口延长至腋下,寻找前哨淋巴结,然后再切乳房组织。全乳切除者,先自切口游离皮瓣至腋下取前哨淋巴结。

(3) 放射性核素示踪的活检方法　术中应用 γ 探测仪探测整个乳房,并重点探测腋窝及内乳淋巴引流区域,放射性计数值明显增高的位置(常称之为"热点"),即为核素浓聚的前哨淋巴结所在的位置,如果借助于 ECT,术前即可发现的"热点",并于体表进行标记,术中选择合适的切口,在 γ 探测仪的引导下切除放射性核素浓聚的淋巴结。

(4) 蓝色染料示踪的活检方法　根据是否切除乳房选择切口,切开皮肤后,在皮下组织内寻找蓝染的淋巴管,循此淋巴管向两端进行分离即可发现蓝染的淋巴结即前哨淋巴结。

(5) 所取淋巴结的处理　将所取的淋巴结于淋巴门的位置纵行剖开,进行印片或刮片送细胞学及病理切片检查,也可直接送病理或冷冻切片检查。前哨淋巴结活检阴性者可免除腋淋巴结清除。

（六）影响前哨淋巴结活检的因素

虽然许多国内外研究证明了前哨淋巴结活检可以准确地预示腋淋巴结转移情况，但是同时也发现了诸多影响因素。

（1）外科医师的经验 外科医师的经验可以影响前哨淋巴结活检的成功率和正确率，美国肿瘤外科医师学会（ACOSOG）要求正式行前哨淋巴结活检手术前，外科医师需要 20～30 例的实际训练，即行前哨淋巴结活检后，再行腋淋巴结切除术，以验证前哨淋巴结是否正确，失败率＜15%，方有资格实行前哨淋巴结活检手术。研究表明，经过 20～30 例的实际训练，前哨淋巴结活检的成功率可达 90%，50 例以后可达 95%，在训练过程中，应采用蓝色染料和放射性胶体示踪技术相结合的方法鉴别淋巴结。

（2）患者的年龄和体重指数 获取前哨淋巴结的成功率与患者的年龄及体重指数有关，有文献报道，年龄＞65 岁、55～65 岁以及＜55 岁，前哨淋巴结活检的失败率分别为 15.2%、8.3% 和 6.2%。老年人淋巴组织也常常脂肪化，淋巴管的功能退化，对示踪剂的转运能力降低，影响示踪剂在淋巴结内浓聚的程度及时间。NSABPB-32 的研究结果也表明：患者的年龄可以影响前哨淋巴结活检的成功率，年龄≤49 岁明显优于年龄≥50 岁者。研究还表明体重指数（BMI）对前哨淋巴结活检的成功率也有明显影响，BMI＞27、22.5～27 以及＜22.5，失败率分别为 15.9%、8.5% 和 7.7%。

（3）肿瘤部位和大小 原发肿瘤位于乳房内侧者前哨淋巴结的检出率明显降低，可能是与乳房内侧的淋巴液部分回流至内乳区淋巴结有关。此外，一般认为肿瘤越大对淋巴引流的干扰越明显，前哨淋巴结活检的正确率将随肿瘤体积的增大而降低。

（4）原发肿瘤的活检方式 切除或切取活检较细针抽吸细胞学检查及空心针活检更容易影响前哨淋巴结的检出率。术前活检可引起一些大分子物质渗出，以及局部的炎症反应会阻塞淋巴管，改变淋巴液的引流途径，从而影响到前哨淋巴结检出率。

（5）获取前哨淋巴结的数 目前哨淋巴结活检的数目也是影响正确率的重要因素之一，有研究表明，获取单枚与多枚前哨淋巴结相比具有明显差异，假阴性率分别为 14.3% 和 4.3%。NSABPB-32 的研究结果也证实获取前哨淋巴结的数目与正确率显著相关。通常假阴性主要发生于活检数目在 2 枚淋巴结以下者，取 4 枚以上淋巴结者正确率较高，因此，有学者主张行前哨淋巴结活检时，应将前哨淋巴结周围可触及的淋巴结一并切除，并按前哨淋巴结进行处理。

（九）亟待解决的问题

虽然前哨淋巴结活检已趋成熟，但尚有许多问题亟待解决。

1. 降低前哨淋巴结的假阴性率

通常文献报道前哨淋巴结活检的假阴性率在 5%～10% 范围，有的甚至高达 20%，假阳性罕见。可以断言前哨淋巴结活检的假阴性率不可能完全解决，因为即使行根治术或改良根治术也存在淋巴结转移假阴性（约为 1%）的问题。然而，为进一步降低前哨淋巴结的假阴性率，使前哨淋巴结活检的正确率更接近根治术的水平，应该努力做到：① 熟练掌握前哨淋巴结活检技术，了解影响前哨淋巴结活检的诸多因素，探索更可靠的前哨淋巴结的定位方法；② 提高手术中冷冻切片的诊断水平，要求以淋巴门为中心多层面切片，至少应做 3 个层面。同时可结合应用细胞印片和刮片技术，以及快速免疫组化的检查手段。

2. 内乳区前哨淋巴结活检

内乳区的前哨淋巴结活检存有争议，而且有一定难度。内乳区也是乳腺癌转移的第一站淋巴结，其转移率为 16%～20%，单独内乳区淋巴结的转移率仅为 5%，肿瘤位于乳腺内侧者约为 7%，位于外侧约为 3%。放射性核素作为示踪剂，γ 探测仪发现"热点"位于内乳者为 1%～6%，内乳区的前哨淋巴结活检可以提供是否应该行内乳区放疗的依据，尤其对肿瘤位于乳房内侧或中央区，怀疑腋淋巴结有转移者。Hong 等采用淋巴闪烁扫描法，在 903 例成功的病例中，发现并切除内乳区的前哨淋巴结 138 例，结果 25 例转移阳性，其中 6 例仅有内乳淋巴结转移，认为内乳淋巴结活检并发症少，而且可获取重要资料，主张行内乳淋巴结活检。但多数美国学者不主张内乳区的前哨淋巴结活检，认为会增加手术的并发症，故对内乳区的前哨淋巴结活检需要继续探索。

3. 较大肿瘤的前哨淋巴结活检

肿瘤越大淋巴结转移率越高，然而原发病灶＞5 cm 无淋巴结转移者也不少见，对这些患者同样应避免行腋淋巴结切除。然而，临床研究尚少，通常认为较大肿瘤的前哨淋巴结活检结果不可靠，有报道称其假阴性率高达 20%～25%。而 Wong 等报道了 41 例，正确率为 98%，假阴性率仅为 3%，T1、T2、T3 前哨淋巴结活检的检出率及假阴性率均无统计学差异。故认为 T3 患者，若临床腋淋巴结阴性也可考虑行前哨淋巴结活检。

4. 前哨淋巴结微转移灶或亚微转移灶的处理

前哨淋巴结微转移是指转移灶的最大直径在 0.2～2 mm 范围，近年来，将其定为乳腺癌 TNM 分期 1 个亚组（pN1mi）。迄今，对前哨淋巴结微转移进行了大量研究，结果表明前哨淋巴结微转移的患者行腋淋巴结清扫，发现前哨以外淋巴结转移的概率为 15%～35%。前哨淋巴结亚微转移或称孤立瘤细胞群(ITC)患者,行腋淋巴结清扫发现淋巴结转移的概率仅为 5%～10%。孤立瘤细胞群是指病灶小于 0.2 mm,或为病灶无法测量的散在瘤细胞。国际抗癌联合会(UICC)和美国癌症协会(AJCC)指南提出,前哨淋巴结的微转移,应行常规腋淋巴结切除,而孤立肿瘤细胞群则无需再行腋淋巴结切除,不主张根据前哨淋巴结的孤立肿瘤细胞群再区分 N0 或 N1。最近,Cox 等公布的资料表明,前哨淋巴结 pN1mi 及 pN0(i＋)的比例分别为 5% 和 16%,其中非前哨淋巴结转移的概率分别为 15.5% 和 9.3%;pN0(i＋)患者的生存率,行全腋淋巴结切除者明显优于未行腋淋巴结切除者。

5. 新辅助化疗后的前哨淋巴结活检

新辅助化疗后的前哨淋巴结活检也是一个有争议的问题,新辅助化疗有效者可以看到肿瘤及转移淋巴结明显缩小,病理证实,这些淋巴结内有坏死、纤维化或瘢痕形成等变化,这些变化将会影响淋巴液的正常引流,同时也会影响这些淋巴结对示踪剂的吸收及积聚,故多数学者不主张常规应用。新辅助化疗后前哨淋巴结的检出率通常在 68%～90%,假阴性率为 9%～13%。而 Kinoshita 等报道了采用真皮内注射放射胶体的方法,77 例新辅助化疗后前哨淋巴结活检的结果,检出率为 93.5%,正确率为 95.8%,假阴性率为 11.1%。Piato 等报道了 42 例新辅助化疗后的前哨淋巴结活检,41 例(97.6%)检出 1 枚以上的淋巴结,正确率为 93%。

第四章　直肠肛管疾病

第一节　直　肠　癌

　　直肠癌是乙状结肠、直肠交界处至齿状线之间的癌,是消化道常见的恶性肿瘤,发病率占消化道恶性肿瘤的第二位。我国直肠癌与欧美直肠癌相较,有三个流行病学特点:① 直肠癌比结肠癌发病率高,约 1.5：1;② 低位直肠癌发病率高,占直肠癌 65%～75%,绝大多数直肠癌可在指检时触及;③ 青年人(<30 岁)直肠癌比例高,占 10%～15%。由于直肠癌位置较低,指诊、内镜检查易发现,容易诊断;但因其位置深入盆腔,手术困难,术后复发率高。中下段直肠癌与肛管括约肌接近,不易保留肛门,亦是一难题。目前,直肠癌根治性切除术后总的 5 年生存率在60% 左右,早期直肠癌术后 5 年生存率为 80%～90%。

(一) 病因与病理

1. 病因

　　直肠癌的发病原因尚不清楚,相关因素包括饮食及致癌物质,直肠慢性炎症,遗传易感性,以及癌前期疾病如直肠腺瘤,尤其是绒毛状腺瘤、家族性肠息肉病等。

2. 大体分型

　　可分为溃疡型、肿块型、浸润型三型。

　　(1) 溃疡型　多见,占 50% 以上。形状为圆形或卵圆形,中心凹陷,边缘凸起,向肠壁深层生长并向周围浸润,易侵犯邻近器官与脏器或发生穿孔,此型分化程度低,转移较早。

　　(2) 肿块型　亦称髓样癌,特点为肿瘤向肠腔内生长,状似菜花或息肉样,肿瘤增大时表面可产生溃疡,向周围浸润少,预后较好。

　　(3) 浸润型　亦称硬癌或狭窄型癌。癌肿沿肠壁浸润,与周围分界不清,易引起肠腔狭窄。本型恶性程度高,较早出现转移,预后差。

3. 组织学分类

(1) 腺癌 直肠癌细胞主要是柱状细胞、黏液细胞和未分化细胞,进一步分为管状腺癌和乳头状癌,占 75%～85%,其次是黏液腺癌,占 10%～20%。① 管状腺癌:癌细胞呈腺管或腺泡状排列,据其分化程度可分为高分化腺癌、中分化腺癌和低分化腺癌。② 乳头状腺癌:癌细胞排列组成粗细不等的乳头状结构,乳头中心索为少量血管间质。③ 黏液腺癌:由分泌黏液的癌细胞构成,癌组织内有大量黏液为其特征,恶性程度较高。④ 印戒细胞癌:肿瘤由弥漫成片的印戒细胞构成,胞核深染、偏于胞质侧,似戒指样,恶性程度高,预后差。⑤ 未分化癌:癌细胞弥漫成片或团状,不形成腺管状结构,细胞排列无规律,癌细胞小,形态较一致,预后差。

(2) 腺鳞癌 肿瘤由腺癌细胞和鳞癌细胞构成,其分化多为中度至高度,主要见于直肠下段和肛管,较少见。结、直肠癌可以在一个肿瘤中出现两种或两种以上的组织类型,且分化类型并非一致,这是结、直肠癌的组织学特征。

4. 临床病理分期

传统的临床病理分期为 Dukes 分期,它着重于癌肿浸润直肠壁及其周围组织的范围,这一分期目前仍在广泛使用,目前国内多采用改良的 Dukes 分期。A 期:癌肿仅局限于肠壁内;B 期:癌肿穿透肠壁侵入浆膜或浆膜外,但无淋巴结转移;C 期:淋巴结转移仅限于癌肿附近如直肠壁或直肠旁淋巴结为 C1 期,转移至肠系膜或肠系膜根部淋巴结者为 C2 期;D 期:已有远处转移或腹腔转移,或广泛侵犯邻近脏器无法切除者。

TNM 分期:由国际抗癌联盟(UICC)推荐,此方案用于临床太烦琐,使用普遍性不如 Dukes 分期。

5. 扩散和转移

(1) 直接浸润 癌肿一旦在黏膜形成,在肠壁可向三个方向浸润生长:一是环绕肠管周径生长,一般累及肠管一周需 1～2 年;二是沿肠管纵向生长,一般远侧肠壁浸润很少超过 3 cm;三是向深层浸润,浸润越深,发生淋巴转移和血道转移机会越大。首先直接向肠管周围及肠壁深层浸润生长,向肠壁纵轴浸润发生较晚,估计癌肿浸润肠壁一周需 1～2 年。深层浸润可穿透浆膜层侵犯邻近脏器如子宫、膀胱等。下段直肠癌由于缺乏浆膜层屏障作用,易向四周浸润,侵入附近脏器如前列腺、精囊腺、阴道、输尿管等。

(2) 淋巴转移 是重要转移途径,癌细胞通过直接浸润淋巴管或经细胞外间隙渗入淋巴管而发生淋巴转移。腹膜返折以上的直肠淋巴引流只向上方;返折以下的直肠淋巴引流主要向上,同时也可向两侧,只有在向上的淋巴引流被阻塞时,才逆行向下转移。这些淋巴引流方向实际上也代表了肿瘤淋巴道转移方向。齿状线周围癌肿可向上、侧、下方转移,向下方转移可表现为腹股沟淋巴结肿大。淋巴转移发生率与癌肿浸润范围、深度、肿瘤类型及恶性程度密切相关,淋巴转移途径是决定直肠癌手术方式的依据。

(3)血行转移　直肠的静脉主要汇流到门静脉,癌肿侵入静脉后沿门静脉转移至肝,肝脏是最易受累脏器,直肠癌手术时 10%~15% 的病例已发生肝转移;也可由髂静脉转移至肺、骨和脑等。直肠癌致肠梗阻和手术时挤压,亦可造成血行转移。血行播散发生率与直肠癌肿位置密切相关,腹膜返折以下的直肠癌血行播散发生率明显高于腹膜返折以上直肠癌,离肛门越近,血行播散发生率越高。

(4)种植转移　直肠癌种植转移的机会极少,上段直肠癌偶有种植转移发生,腹膜广泛种植常有癌性腹水。

(二)临床表现

直肠癌早期无明显症状,癌肿破溃形成溃疡或感染时才出现症状。

(1)直肠刺激症状　患者便意频繁、排便习惯改变、便前肛门有下坠感、里急后重和排便不尽感,晚期有下腹痛。

(2)肠腔狭窄症状　癌肿侵犯致肠管狭窄,初时大便变形、变细,造成肠管部分梗阻后,有腹痛、腹胀、肠鸣音亢进等不全肠梗阻表现。

(3)癌肿破溃感染症状　大便表面带血及黏液,甚至脓血便。

(4)癌肿外侵症状　癌肿侵犯前列腺、膀胱可出现尿频、尿急、尿痛、血尿等,侵犯骶前神经可出现骶尾部激烈、持续疼痛,晚期出现肝转移时可有腹水、肝大、黄疸、贫血、消瘦、浮肿、恶病质等。

(三)辅助检查

(1)大便隐血检查　仍是直肠癌初筛的主要方法,阳性者再做进一步检查。

(2)直肠指检　是诊断直肠癌最重要的方法。由于中国人直肠癌 75% 以上为低位直肠癌,能在指检时触及,因此凡遇患者有便血、大便习惯改变、大便变形等症状,均应行直肠指检。指检可查出癌灶部位,距肛缘距离,癌肿的大小、范围、固定程度、与周围脏器的关系等。

(3)内镜检查　包括直肠镜、乙状结肠镜和纤维结肠镜检查。内镜检查不仅可直视下肉眼做出诊断,且可取活组织进行病理检查,明确直肠癌诊断后应行纤维结肠镜检查,因为结、直肠癌有 5%~10% 为多发癌。

(4)影像学检查

① 钡剂灌肠检查:对直肠癌诊断意义不大,用于排除结、直肠多发癌。

② 腔内 B 超检查:用腔内探头可检测癌肿浸润肠壁的深度及有无侵犯邻近脏器,内镜超声检查也可在术前对直肠癌局部浸润程度进行评估。

③ CT 检查:可以了解直肠癌盆腔内扩散情况、有无侵犯膀胱、子宫及盆壁,CT 检查可扫描有无肝转移。

(5)腹部 B 超检查　由于结、直肠癌手术时有 10%～15%同时存在肝转移,所以腹部 B 超应列为常规检查。

(6)肿瘤标志物检测　目前公认在大肠癌诊断和术后监测上有意义的肿瘤标志物是癌胚抗原(CEA),它对大肠癌敏感度尚可,而特异性差,不宜用于早期诊断。主要用于预测直肠癌的预后及监测复发。

(7)其他检查　低位直肠癌伴有腹股沟淋巴结肿大时,应行淋巴结活检。癌肿位于直肠前壁的女性患者应做阴道检查及双合诊检查。男性患者有泌尿系症状时,应行膀胱镜检查。

(四)治疗

手术切除仍然是直肠癌的主要治疗方法。术前的放疗或化疗可一定程度提高疗效。从外科治疗角度,临床上将直肠癌分为低位直肠癌(距齿状线 5 cm 以内);中位直肠癌(距齿状线 5～10 cm);高位直肠癌(距齿状线 10 cm 以上)。这种分类对直肠癌根治手术方式的选择有重要的参考价值。

1. 手术治疗

凡能切除的直肠癌如无手术禁忌证,都应尽早施行直肠癌根治术,切除范围包括癌灶、足够的两端肠段、已侵犯的邻近器官全部或部分、四周可能被浸润的组织、全直肠系膜及淋巴结。手术的原则是:首先考虑手术的根治性,降低局部复发率,其次才是排便功能的保留。如不能进行根治性切除亦应进行姑息性切除,使症状得到缓解。如伴发能切除的肝转移癌应同时切除。手术方式的选择根据癌肿所在部位、大小、活动度、细胞分化程度以及术前排便控制能力等因素综合判断。常用手术方式有以下几种:

(1)局部切除术　适于早期病灶小,局限于黏膜和黏膜下层,分化程度高的直肠癌。手术可经肛门局部切除或骶后径路切除。

(2)腹会阴联合直肠癌根治术(Miles 手术)　原则适于腹膜返折以下的直肠癌,切除范围包括乙状结肠远端、全部直肠、肠系膜下动脉及区域淋巴结、全直肠系膜、肛提肌、坐骨直肠窝内脂肪、肛管及肛门周围 3～5 cm 的皮肤、皮下组织及全部肛门括约肌,于左下腹行永久性乙状结肠单腔造瘘。手术优点是病变切除较彻底,治愈率高,为下段直肠癌标准手术。缺点是手术损伤大,需做永久性人工肛。

(3)后盆器官切除术　女性低位直肠癌侵犯子宫时,手术除上述 Miles 手术要求的手术切除范围外,一并切除阴道后壁、子宫和双侧附件。

(4)全盆腔器官切除术　男性腹膜返折以下直肠癌侵犯膀胱及前列腺,手术范围除 Miles 手术所要求的手术切除范围外，一并切除膀胱、前列腺及部分后尿道，同时行尿路改道术。

（5）经腹直肠癌根治术（Dixon 手术）　适于距齿状线 7～10 cm 的直肠癌，在使用吻合器条件下，可使距肛缘 5 cm 以上的直肠癌获得切除并完成低位或超低位吻合。手术行乙状结肠和直肠端端吻合时要注意吻合口要无张力和近段肠管血运良好。该术式是目前应用最多的直肠癌根治术，其最大的优点是保留了肛门，符合生理要求，术后控便功能最为满意；不足的是直肠下端切除组织范围有限，根治不彻底易导致术后局部复发，另盆腔内吻合操作困难，尤肥胖、骨盆狭小者更甚。

（6）改良 Bacon 手术（直肠经腹、肛管拉出切除术）　适于距肛缘 6～10 cm 的直肠癌，如乙状结肠系膜过短，切除肿瘤后无足够长度的结肠拖出肛门，则不应做此手术。腹部操作基本同 Miles 手术，直肠游离达肛提肌以下水平，并充分游离左半结肠。会阴部操作经肛门在齿线上方切断直肠，将乙状结肠从肛门拉下并固定于肛门，10～14 天切除肛门外多余结肠。此手术病变切除较彻底，也避免做人工肛，但由于肛管无黏膜，肛门无感觉功能，大便常不易控制，目前多由 Dixon 手术取代。

（7）经腹肛切除吻合术（Parks 手术）　适于低位直肠癌，肛提肌上方残留直肠太短无法进行低位吻合者。腹部操作同 Dixon 手术，但要将直肠前后及两侧游离直达肛提肌处。会阴操作：在齿状线上方 1 cm 处横形切开黏膜，在内括约肌表面向上剥离直肠黏膜肌层至肛提肌平面以上切断直肠，将近端结肠经肛管拉至肛缘，将结肠断端与肛管残存黏膜吻合。为防止吻合口瘘，可做横结肠造瘘。据长期观察，Parks 手术与 Dixon 手术 5 年生存率和术后复发率相当，但并发症较多，处理困难。

（8）经腹直肠癌切除、近端造口、远端封闭术（Hartmann 手术）　适用于因全身一般情况很差，不能耐受 Miles 手术或急性梗阻不宜行 Dixon 手术的直肠癌患者。术后患者存活 2 年以上无复发征象，可考虑行结肠和直肠端端吻合，消除造瘘口以改善生存质量。

（9）腹腔镜下 Miles 手术或 Dixon 手术　手术具有创伤小，恢复快的优点，但对淋巴结清扫及周围被侵犯脏器处理尚有争议。

近年来，随着直肠癌临床、病理学研究不断深入，对直肠癌根治切除的认识不断加深。目前，不少学者认为手术应注意以下问题：① 充分切除原发灶。直肠癌肠管远切端距癌肿下缘一般情况应为 3 cm，恶性程度高患者（未分化癌或黏液腺癌）仍需达 5 cm，下切缘不足 3 cm 并不安全，可造成吻合口复发。对有其他器官浸润的直肠癌，应行脏器联合切除（后盆器官切除术或全盆器官切除术），仅将原发灶切除意义不大。② 合理清扫淋巴结。淋巴结转移是直肠癌主要扩散途径之一，直肠癌侧方淋巴结转移率为 10%～20%，主要发生在腹膜返折下的癌，对腹膜返折下的癌行侧方淋巴结清扫，可明显提高生存率。③ 全直肠系膜切除(TME)是直肠癌外科必须遵循的原则之一，此原则应包括三方面内容：要在骶前筋膜的脏层和壁层之间进行锐行分离，不要损伤骶前筋膜，尤其强调不要损伤脏层筋膜及保持脏层筋膜完整性的重要性；直肠系膜的切除平面要低于肿瘤 5 cm；开展保留盆腔自主神经手术，可减少术后排尿和性功能障碍发生，从而提高患者的生存质量，手术不因保留盆腔自主神经而影响根治的彻底性。

2. 放射治疗

(1) 直肠癌术前放疗　又称新辅助放疗，适于高度恶性、肿瘤巨大或 Dukes B/C 期病变。常用方案是 45 Gy/(4.5～5)周，休息 4～6 周后手术，目前认为术前放疗比术后放疗更有效。术前放疗局部复发率明显低于术后放疗。

(2) 直肠癌术后放疗　术后放疗可减少局部复发率，提高生成率。适于手术切除不彻底，Dukes B/C 患者或任何一期中、下段癌。常用剂量 45 Gy/(4.5～5)周。

(3) 直肠癌术前、术后放疗　被称为三明治式放疗，此法可提高疗效。可术前一次照射 5 Gy，然后手术，手术后再放疗 45 Gy/5 周。

(4) 不能手术直肠癌放疗　对晚期不能手术者，接受一定剂量的放疗后，可达到缓解症状或镇痛效果。

3. 化学治疗

主要用于手术切除后，预防复发或转移及治疗未切尽的残留癌。最常用化疗药物是氟尿嘧啶(5-FU)，5-FU 加甲酰四氢叶酸钙(CF)两药联合疗效优于 5-FU 单药使用，可提高疗效及延长生存时间。奥沙利铂(L-OHP)是新一代的双氨基环己烷铂类化合物，与 5-FU 无交叉耐药性，单用有效率仅 10%，但以 5-FU 和 CF 联合用药，有效率可达到 53%～59%。开普拓(CPT-11)系部分合成喜树碱衍生物，为真核细胞内拓扑异构酶抑制剂，对未经化疗及经治患者单纯使用有效率分别为 15%～32% 和 22%～25%。与 5-FU 无交叉耐药性，对 5-FU + CF 方案耐药病例仍有效。

4. 其他

目前对直肠癌的治疗正进行广泛研究，如生物治疗、基因治疗、免疫治疗等，但尚处摸索阶段，疗效尚待评价。

第二节　痔

一、病因病机

痔是一种最常见的肛门病,是由于种种原因而使直肠下部、肛管或肛门边缘的静脉曲张扩大而形成柔软的静脉团块,肛垫病理性肥大下移。

痔是由于机体内部调节功能失常(阴阳失调,抗病能力减低)和解剖生理缺陷以及各种各样的外在诱因而引起的一系列病变。其中,机体内在因素是其发生、发展的决定性因素。

(1)大便干燥或便秘　因为粪块的直接压迫和刺激痔静脉丛,因而血流发生障碍,引起痔静脉充血扩张;或因大便时用力过甚,使静脉破裂而出血淤滞在皮下,则形成血栓性外痔。

(2)饮食不节,饮酒过量　经常吃辛辣刺激性食物,使盆腔脏器充血,影响静脉回流,同时刺激性食物往往可以引起便秘。

(3)久坐久站　由于重力影响,盆腔静脉的回流迟滞,肠的蠕动减少,粪便下行缓慢,压迫静脉,造成血液回流困难。

(4)妊娠与分娩　妇女怀孕后期,子宫膨大,压迫盆腔静脉;使腹压过度增加,这都可以影响痔静脉的血液回流。

(5)局部刺激　肛门受湿受热,慢性直肠炎,久泻久痢,都可以使痔静脉丛血管壁弹性减弱;经常刺激局部使其感染发炎。上述诱因都可使局部血液回流受阻,循环不畅,血管内压增高,静脉壁变薄,弹力减弱,静脉淤血肛垫的黏膜下肌,纤维组织断裂使下移衬垫组织脱垂形成痔疮,是肛垫的病理性肥大。肝外静脉迂曲扩张容易发生炎性外痔。

二、临床表现

(一)全身症状

(1)血滞型　由于痔核初起,偶有便血。

(2)湿热型　表现口苦、胃部痞满、大便干燥或秘结、小便色黄。

（3）热毒型　有恶寒发热、口干咽燥、食欲缺乏、尿短赤,局部多有剧痛。

（4）血虚型　表现头晕、目眩、心悸、耳鸣、盗汗、四肢无力等症状。

（5）气虚型　多表现有心跳加速、气短、自汗、精神疲倦、肛门部有下坠感等症状。

（二）局部症状

1．外痔

发炎肿胀,而且有剧烈疼痛。

（1）血栓性外痔的症状是患者感觉灼热疼痛肿物表面呈青紫色,触之感到疼痛。

（2）静脉曲张性外痔的症状是有时刺痒作痛。

（3）炎性外痔的症状是肛门红肿,疼痛剧烈。

（4）结缔组织性外痔的症状是局部胀痛而发痒。

2．内痔

内痔生于肛门内部,齿线之上。

（1）流血　在大便时或大便后有血流出。

（2）内痔脱出　大便时向下推动而脱出肛门之外。有时内痔脱出,发生嵌顿,称为绞窄性内痔。

（3）黏液流出　因为直肠黏膜受到痔块刺激,分泌物增多。

（4）疼痛　痔块内有血栓形成时,特别是内痔嵌顿于肛外。

3．混合痔

兼有内痔与外痔的表现。

三、诊断

根据中医学的望、闻、问、切四诊和局部检查确定。

（一）定型

（1）血滞型　脉象多为平脉或弦脉；舌苔薄白或少苔；局部病变多属于静脉曲张性或结缔组织性外痔、初期内痔。

（2）湿热型　脉象多见弦数；舌苔黄腻而厚,舌尖多带红色；局部病变多为静脉曲张性外痔初起,血栓性外痔,或初期、中期内痔较重者。

（3）热毒型　脉象多见弦数或洪数或弦紧；舌苔黄燥,舌质红赤；局部病变为大型血栓性外痔,嵌顿性内痔。

（4）血虚型　脉象细而无力；舌苔薄白，舌质淡；局部病变多为初、中期内痔。

（5）气虚型　脉象沉细无力或微脉；舌苔薄白或无苔；局部病变为中期内痔较久或中期内痔并有痔核脱出。

（二）分类

1. 外痔

（1）血栓性外痔　在肛门皮肤上有椭圆形青紫色肿物。

（2）静脉曲张性外痔　在肛门皮肤皱襞处，有囊状肿物。

（3）炎性外痔　在肛门皱襞表面有炎症肿物。

（4）结缔组织性外痔（也称前哨痔）　在肛门前、后两部分，生有大小不同而较硬的肿物。

2. 内痔

（1）初期内痔　有时便血，通过窥肛器检查才能发现。这种痔是在齿线以上。

（2）中期内痔　在大便用力时会脱出在肛门的边缘其颜色红紫，黏膜表面常有出血点。

（3）嵌顿性内痔　痔核脱出肛外不能送其中央为嵌顿痔核。

3. 混合痔

内痔外痔连在一起的叫混合痔，也叫中间痔。

四、鉴别诊断

（1）直肠脱垂　黏膜脱出肛外，其下垂的黏膜呈均匀鲜红色，旋形而有层次。

（2）脱肛　是在肛门边缘有一圈堤样突起，而外痔为个体散在的肿物。

（3）直肠息肉　有一乳头状的圆形小瘤，带有长蒂，呈朱红色。

（4）直肠癌　可触到大小不同硬性肿物，边界不整，表面凹凸不平，后期者肛门直肠狭窄。

（5）肠内出血，血色较深（黑紫色），而且与粪便混合；内痔出血，则为鲜红色，且常于大便之前流出。

（6）肛裂　肛裂流血不多，但十分疼痛。

五、治疗

现在一般认为，无症状的痔无需治疗，治疗的目的重在减轻、消除症状，而非根治。实际上痔是不可能根治的。治疗时先选用内服及外用药物等非手术疗法，无效及病情严重时再选用手术治疗。

（一）内痔的治疗

1．止血

内痔的主要症状是大便时肛门出血或滴、射鲜血及脱出,药物治疗的主要目的是止血。

（1）栓剂 痔疮栓可直接接触直肠黏膜,疗效较好。目前常用的有:洗必泰痔疮栓,由洗必泰、肾上腺素及赋型剂等成分组成,有消炎止血的作用;复方角莱酸酯栓,成分为角莱酸酯、氧化锌、二氧化钛等,具有保护痔黏膜、止血收敛等功效,用法是每日 1～2 颗纳入肛内,最好在大便完后即纳入一颗,间隔十几小时后再纳入另一颗。

（2）口服药物 目前治疗痔的口服药物很多,凉血止血类中成药如槐角丸、化痔丸、三七粉等;进口药如迈之灵(作用于静脉壁)痔根断、消脱痔等。可根据情况选用。有肛门下坠感时可服用补中益气丸等补中气的药物。伴大便干燥的应同时应用缓泻剂如麻仁丸、果导等。伴腹泻的应同时服用黄连素、PPA 等抗菌药物。

2．辨证施治

（1）肠道湿热 证见便血鲜红,大便不畅或稀,可伴腹痛、口苦、苔黄腻、脉濡数。因湿热蕴结肠道,肠道脉络受损,以致便血。脏毒便血下血瘀晦,为湿热蕴结及阴毒之气久而酿成。肠风下血者便血色泽鲜红,质清稀,下血如溅,为风热伤及肠络所致。方用地榆散(地榆、茜草、栀子、黄芩、黄连、茯苓)或槐角丸(槐角、地榆、黄芩、防风、枳壳、当归),或槐花散(槐花、柏叶、荆芥穗、枳壳)加减。

（2）脾胃虚寒 证见便血紫黯,便溏,面色无华,舌淡,脉细。方用黄土汤(灶心土、白术、附子、甘草、阿胶、地黄、黄芩)加减。可加白及、乌贼骨、三七等止血。

（3）中气下陷 证见肛门坠胀、大便时有脱出物,伴少气懒言、体倦肢软、便稀、舌淡。方用补中益气汤(黄芪、甘草、人参、当归、陈皮、升麻、柴胡、白术)加减。

3．出血严重

可静脉滴注止血敏、氨甲苯酸等。

4．内痔脱出嵌顿

治疗同炎性外痔。

（二）外痔的治疗

1．结缔组织外痔

结缔组织外痔无肿痛时无需用药。

2．静脉曲张性外痔

目前尚无疗效好的药物。进口药物"迈之灵"能作用于静脉壁,有增强静脉压、改善曲张静脉循环的作用,但临床应用疗效并不明显。

3．炎性外痔和血栓性外痔

(1)中成药 可服用槐角丸、独一味、化痔丸等,有细菌感染时应加用抗生素。

(2)辨证施治 ① 气滞血瘀者痔表面皮色青紫,质硬,自感针刺样疼痛。方用活血散瘀汤(当归尾、赤芍、桃仁、大黄、川芎、苏木、丹皮、枳壳、瓜蒌仁、槟榔)加减。② 湿热下注者肛门红肿,灼热胀痛,方用仙方活命饮(穿山甲、白芷、天花粉、皂角刺、当归尾、甘草、赤芍、乳香、没药、防风、贝母、陈皮、金银花)加减。

(3)中药熏洗坐浴 可用金银花、川椒、红花、川乌、草乌、荆芥、防风熏洗肛门,疗效很好。对于疼痛难以忍受者,可在熏洗液中加入适量的麻醉药,如每500 mL加入2%利多卡因5～10 mL,可起到良好的止痛作用。对于年老体弱或孕妇不方便坐浴者,可用纱布浸药液后做肛门湿敷,每日1～2次。

(4)外涂膏剂 如麝香痔疮膏、九华膏、喜疗妥(进口药),每日1～2次。

(5)抗生素 可根据情况适当应用。

(三)混合痔的治疗

根据混合痔表现的症状,按内痔或外痔的治疗方法治疗。

(四)针灸与挑治疗法

常用的针灸穴位有攒竹、燕口、龈交、白环俞、长强、会阳、飞扬、委中、承山等。

挑治疗法:有挑治痔点、穴位、局部区域三类。痔点一般位于背部第7颈椎至第2骶椎之间,呈灰白、棕褐或淡红色的小米粒大圆形丘疹,压之不褪色,可选靠肛门近的2～3个痔点挑治。穴位可选肾俞、大肠俞、上髎、次髎、中髎、下髎、长强等。挑治区域在第3腰椎至第2腰椎之间左右旁开1～1.5寸的中线上,任选一点挑治。

挑治方法:取侧卧位,用三棱针或手术刀片,在表皮上迅速剔开长约0.5 cm的伤口,与脊柱平行,深度0.2～0.3 cm,将其中的白色纤维挑断、挑尽,将伤口再消毒,包扎。据李宁汉报道,该法对痔出血、发炎、血栓性外痔有效,总有效率为80%。

还有人挑治唇系带上的滤泡治疗痔疮,取得疗效。

(五)枯痔与注射疗法

枯痔疗法分枯痔钉和枯痔散,是中医学的一大发明。但现代由于这一疗法的一些副作用,应用的人较少。注射疗法在西方国家已有100多年的历史,我国医学工作者在枯痔药物的基础上,研制出多种痔注射药剂,主要分硬化剂和坏死剂,但由于坏死剂并发症较多,且用药后的疼痛程度、愈合时间与手术相比并无优势,所以目前多主张用硬化剂。硬化剂只用于内痔和混合痔的内痔部分,具有一定的局限性。

常用的硬化剂有消痔灵(北京史兆岐等发明)、5%石炭酸植物油、5%鱼肝油酸钠、5%盐酸奎宁尿素水溶液等。

1. 适应证

主要用于Ⅰ～Ⅱ度内痔和混合痔的内痔部分。Ⅲ度以上有脱出的内痔效果较差,但也可减轻脱出。

2. 禁忌证

任何外痔及有并发症的内痔(如感染、血栓形成等)。

3. 方法(以消痔灵注射为例)

患者注射前应排空大便,取右侧卧位。消痔灵用1%利多卡因按1∶1比例稀释,选用5号齿科针头、10 mL注射器注射。肛周局麻后,用PVP碘棉球消毒肛管直肠,将带斜面或缺口的肛门镜插入肛门,将缺口或斜面对准要注射的内痔,用PVP碘棉球消毒痔黏膜表面,在齿线上0.5 cm以上高度将针尖刺入痔黏膜下,切勿刺入过深而进入肌层,刺入后针头能左右移动即证明在黏膜下层,否则可能已进入肌层,应立即退出。回抽无血后,即开始注药。当痔核充盈,可清晰看到黏膜表面的血管时,为注射适量,换另一痔注射。注射后嘱患者24 h后解大便,服用抗生素。

4. 并发症

如果选择病例适当、操作规范,患者在12～24 h内有肛门胀痛感,以后便恢复正常,停止便血,肛门指诊会摸到注射的痔核形成纵向硬条索状。如果注射前有感染或注射时消毒不严,会在2～3天后发生痔黏膜感染、糜烂、溃疡,这种情况可能持续1～3个月才会痊愈。

若注射过深或注射入齿线以下的皮肤内,则可发生注药部位坏死、肛周水肿疼痛,甚至发生脓肿及大出血。

5. 结果

一般Ⅰ～Ⅱ度内痔可保持2～3年不复发。亦有注射消痔灵后十几年才复发的病例。硬化剂治疗痛苦少,起效迅速,近期疗效好,易被患者接受,缺点是复发较快。

（六）结扎疗法

1. 丝线结扎法

（1）适应证　适用于Ⅱ、Ⅲ期内痔（包括内痔血栓形成）及混合痔嵌顿不愿做剥扎术者。

（2）操作方法　常规消毒麻醉后，用拉钩拉开肛门，用组织钳将痔牵起，以全牙弯血管钳在基底部夹牢，取 10 号丝线胖圆针，从痔中心部血管钳下方进针，做贯穿 8 字缝合结扎。亦可不必贯穿而直接绕于钳下结扎，松开血管钳后继续勒紧丝线，打 3 结。

2. 胶圈套扎疗法

该疗法是用器械将小胶圈套在内痔上，胶圈阻断内痔的血供，使痔缺血、坏死、脱落而治愈。

（1）适应证　适用各期内痔及混合痔的内痔部分。但以Ⅱ、Ⅲ期的内痔最适宜。

（2）器械　一般应用套扎器，也可使用血管钳。早期的套扎器为拉入式，现在有负压吸引式。拉入式套扎器由套圈、连杆、手柄及圆锥体组成，套圈前端直径为 1 cm，分内外两圈，内圈可接一圆锥体，以将小胶圈（可特制或用自行车气门芯胶管代替）套在内圈上，内圈通过一长 20 cm 的杆与固定手柄相连，外圈则通过另一杆与手柄上起扳机作用的活动部分相连，固定柄与活动柄之间用弹片支撑。握压活动柄，外圈向前推出胶圈，套住痔块。吸引式是用管与内圈相连，管接吸引器，启动吸引器，负压将痔块吸入内圈中，外圈推出胶圈套住痔块。

（3）操作方法　取胸膝位或侧卧位，插入肛门镜，暴露要套扎的内痔，局部消毒后，左手持套扎器，右手持痔钳或组织钳从套圈内伸入肛门，夹住痔块，将套圈套在痔块上，握压手柄，将胶圈套在痔块上，松开痔钳，与套扎器同时取出。用负压吸引式套扎器时，只需将套圈口贴在痔块上，启动吸引，将痔块吸入套圈内，扣动扳机，套上胶圈。用血管钳套扎则要费时一些。

（4）注意事项　应在齿线 1.5 cm 以上操作，以免疼痛。每个痔块可套两个胶圈，以防万一。术后可用抗生素。

（5）并发症　一般内痔脱落时有少量出血，个别可发生大出血。若套扎低于齿线可出现肛周水肿疼痛。

本法的优点是操作简单、迅速，术前不需特殊准备，但只适合于内痔和混合痔的内痔部分。

（七）手术疗法

1. 外痔的手术治疗

一般小的结缔组织性外痔并不需切除，大的可做梭形切除，并用 0 号丝线缝合。小的炎性外痔用药物保守治疗可以治愈。小的静脉曲张性外痔不需治疗，大的可将静脉团剥出，若已变成混合痔的外痔部分，则按混合痔手术。

（1）血栓外痔血栓剥出术　　操作方法：局麻下，在肿块表面用组织钳夹成一纵形隆起，用剪刀剪去该隆起部分，使其呈一梭形切口，剥净肿块内血凝块，修剪创缘，使创口边缘正好对合，再用组织钳将创口两边轻轻钳夹，不缝合（小血栓）或用 0 号丝线缝合 1～3 针，上覆消毒棉球及无菌纱布。手术对于单发的血栓外痔效果良好，一般可在 5 天后一期愈合。对于多发的则变数较多（术后可能发生水肿或再形成血栓）。

（2）结缔组织外痔切除术　　操作方法：局麻下，钳夹皮赘基底，用剪刀剪除钳印以上部分。可缝合或开放创口。

（3）静脉曲张性外痔剥出缝合术。操作方法：局麻后，沿静脉曲张外痔外缘做弧形切口，剥出其中的曲张静脉团，将创缘修整后缝合。

2. 混合痔的手术治疗

在 20 世纪 50 年代以前，国内外广泛开展的术式是痔环切术，但该术式对肛门正常组织破坏太多，皮肤与黏膜缝合后难免发生痔黏膜外翻等并发症，所以现在已少有人做该术式。目前常用的是外剥内扎术等。

嵌顿性混合痔急性期能否手术曾有争议，有学者认为，急性期手术既不能损伤过多组织也不会引起感染，并有以下优点：① 可减少患者主观上的疼痛。虽然术后的疼痛可能一点也没减少，但因为嵌顿痔患者肛门疼痛剧烈，术后的疼痛只是术前疼痛的延续，同时手术切口的引流使水肿减退及止痛药物的应用，可能使疼痛减轻，因而更易被患者接受。② 手术时肛门麻醉后经过按揉可使嵌顿痔的水肿大部分消退，手术不仅不会损伤过多组织，而且了解术前的水肿状态，有助于手术中对所留皮桥宽度的把握，使愈合后的肛门更平整。③ 术中摘除了血栓剔除了曲张静脉及针对术前水肿严重部位的切口行引流措施，使术后肛周水肿的概率下降。

（1）外剥内扎术　　① 适应证：适用于Ⅱ～Ⅳ期混合痔。嵌顿痔急性期也可进行手术治疗。② 禁忌证：严重心脑血管病及血液病患者。糖尿病和妊娠期间患者应慎重。③ 操作方法：取侧卧位，局麻或骶麻，常规消毒，用拉钩牵开肛门，观察混合痔的情况，大概设计要切除的外痔部分和要保留的皮桥。将要切除的外痔用组织钳夹起，用尖头剪刀从痔的外端开始呈"Ｖ"形剪开，直到齿线稍上高度，剥离外痔内的静脉丛，将剥开的外痔同其相连的内痔一并提起，用中弯血管钳夹住内痔部分,钳下绕上 10 号丝线,用力扎紧,内痔较大的可做贯穿"8"字缝合。剪掉部分外痔(留下足够的蒂)。如此法处理其他混合痔,两切口之间应保留不小于 0.5 cm 的皮桥,切口不要宽于肛门的 1/4 周,若痔太大,应该分两部分切,中部留 0.5 cm 作为皮桥,该皮桥可做修剪缝合以使其平整。最后再修剪创缘,并充分止血。④ 术后处理:术后应用抗生素、止痛药,每日用中药熏洗,并敷烧伤膏类药膏。

(2) 痔切除缝合术 ① 适应证、禁忌证同上。② 操作方法:取侧卧位,局麻或骶麻,处理外痔同"外剥内扎术"。将内痔钳夹后,用手术刀沿血管钳上切除内痔,以圆针用 1/0 或 2/0 肠线或可吸收线连续缝合内痔残余组织(连同血管钳缝合,最后撤下血管钳,拉紧缝线)。外痔部分切口保留开放。

(3) 混合痔保留齿线手术 该手术设计旨在保留肛门的正常解剖结构,术中一定要保护好齿状线。操作方法:用弯血管钳夹住混合痔的内痔部分,用 7 号丝线做内痔的贯穿结扎,扎后剪掉内痔的一部分,将外痔表面皮肤梭形剪开,剥出内痔中的曲张静脉,缝合外痔创口。

(八)痔上黏膜环切术(PPH 手术)

PPH 手术是 1998 年意大利学者 Logon 等提出的,通过直肠下端黏膜及黏膜下层组织环形切除治疗Ⅲ、Ⅳ期脱垂内痔的新方法,该术式依据肛垫下移学说,认为肛垫是正常解剖结构,不应将其切除,而是通过切除痔上的黏膜组织将痔组织上拉恢复原位,从而治疗痔。美国强生公司及时地设计生产了适用该手术的吻合器,并迅速在国外得到推广。国内自 2000 年 7 月开始使用该吻合器治疗Ⅲ、Ⅳ期脱垂内痔及直肠黏膜脱垂。

1. 适应证

适用于Ⅲ、Ⅳ期脱垂内痔及Ⅲ、Ⅳ期以内痔为主的混合痔。

2. 吻合器介绍

全套设备由吻合器、肛管扩张器、肛镜缝扎器,导线器组成。

3. 操作方法

术前清洁灌肠,骶麻下,取胸膝卧位或截石位,常规术区及直肠内消毒。用 2~3 把组织钳夹住肛门皮肤或外痔,助手予以固定,将专用透明肛管扩张器涂液体石蜡,扩张肛管,取出内芯,消毒直肠黏膜,将肛镜缝扎器插入肛管扩张器内(也可不用肛镜缝扎器),在齿线上 4 cm 高度用 7 号丝线通过旋转缝扎器顺时针做一圈或两圈黏膜下荷包缝合。脱垂较轻者可做 1 圈,较重者宜做 2 圈荷包缝合,还可根据左右侧脱垂程度的不同调整缝合高度,脱出严重的一侧应稍高,两圈荷包之间间隔约 1 cm。取出缝扎器,将吻合器完全旋开,将头部插入直肠并达荷包缝线以上,将荷包缝线适度拉紧(以能在吻合器杆上自由活动为度),打结,用引线器将两荷包缝线从吻合器侧孔引出,牵拉荷包线使直肠黏膜进入吻合器套管,边拉缝线边旋紧吻合器,最后击发,即完成直肠黏膜的切除和吻合。将吻合器打开,轻轻拔除,检查吻合环有无搏动性出血,若有,则用 7 号丝线做"8"字缝合,肛内填塞包裹引流管的油纱。拔出肛管扩张器,术毕。该手术操作简单,效果好,几无痛苦,但要选好适应证,缺点是费用太高。

（九）物理疗法

物理疗法是指用热、冷等物理方法去除痔的治疗方法。随科学技术的发展,许多新型的痔治疗法已问世。

激光治疗是利用 CO_2 激光束的高温切割和凝固组织的作用,将痔组织切除,并将创面凝固以止血,适用于Ⅰ～Ⅲ期混合痔。He-Ne 激光束照射伤口有消炎、消肿、促进愈合的作用,可用于术后并发症的治疗。冷冻治疗是应用液态氮通过特制探头与痔块接触,达到将痔组织冻结、坏死、脱落,创面逐渐愈合而治疗痔的目的,适用于Ⅰ～Ⅲ期混合痔。红外线照射疗法是通过红外线照射痔组织,产生黏膜下纤维化,从而固定痔垫、减轻脱垂,达到治疗痔的目的,适用于Ⅰ～Ⅱ期内痔。电子痔疮治疗机是利用高频低流量的电流通过痔组织,使痔组织蛋白凝固坏死,缓慢脱落,创面逐渐愈合而治疗痔。一种治疗机是将阳极板垫于臀下,将两针状电极插入痔组织内,通电后痔组织逐渐凝固坏死,适用于Ⅰ～Ⅱ期内痔。另一种治疗机是将阳极板垫于臀下,用特制血管钳夹住痔组织,通电后将痔组织凝固坏死,可治疗Ⅰ～Ⅱ期混合痔。

所有的物理疗法的结果都是将痔组织去除,与痔手术殊途同归。

第三节　肛门直肠周围脓肿

肛门直肠周围脓肿是肛管直肠周围软组织急性感染的结果。《灵枢·痈疽篇》称其为"锐疽","痈疽发于尻。名曰锐疽,其状赤坚大"。《素问·生气通天论》认为其原因是:"营气不从,逆于肉里,乃生痈肿。"肛周脓肿因其发生在肛周的不同部位,故历代的命名也颇为复杂,有穿裆发、坐马痈、跨马痈、下马痈、上马痈、悬痈、臀痈、涌泉痈、脏毒等。明、清以来则多称为肛门痈,简称肛痈。本病虽可发生于任何年龄,但以 20～40 岁的青壮年为主。

一、病因病机

（一）中医学认识

多由过嗜辛辣、醇酒等物，湿浊不化，热邪蕴结，下注大肠，毒邪入经络，瘀血凝滞，热盛肉腐成脓而发为痈疽；亦有因肺、脾、肾亏虚，湿热乘虚下注而成。

（二）西医学认识

现代医学认为感染是引起肛周脓肿的主要原因，其次是外伤、肿瘤和其他原因，其发病可能与肛门腺的发育和内分泌有关。

1. 感染

（1）肛窦炎及肛门腺的感染　是引起肛门周围脓肿的主要原因，约占肛门周围脓肿的 85% 以上，感染类型以混合感染为主，其次是纯需氧菌、厌氧菌。将这些致病菌分为皮肤源性细菌和肠源性细菌。皮肤源性细菌感染所形成的肛管直肠周围脓肿，合并或继发肛瘘的可能性小，肠源性细菌感染所形成的肛周脓肿比较容易形成肛瘘。肛管直肠周围感染一般可分为三个阶段，即肛隐窝炎阶段、肛门直肠周围炎症阶段及肛瘘阶段。肛隐窝形似漏斗，口向直肠开放，底向下与肛腺管相连。在排便时隐窝关闭，粪便不易进入；腹泻时稀便易进入，积存，可引起隐窝感染。隐窝一旦受到炎症刺激，便扩张松弛、失去收缩能力，外界病菌可乘机侵入肛腺管引起肛腺炎。感染可沿其分支系统蔓延形成肛门直肠周围炎，继而发生肛周脓肿。

（2）肛门周围皮肤病感染　化脓性汗腺炎、毛囊炎、尖锐湿疣、蜂窝织炎等。

（3）手术感染　如肛裂感染、痔感染、会阴部手术感染等。

（4）全身性疾病并发感染　结核病、糖尿病、白血病、再生障碍性贫血等全身性疾病通过血运继发肛周脓肿。

2. 外伤

枪伤、刀伤、直肠内异物损伤穿越肛门直肠后，一旦感染就会形成肛门直肠周围脓肿。

3. 肿瘤

肛管直肠癌破溃后波及深部，如平滑肌瘤、血管瘤、脂肪瘤、粉瘤等感染，骶骨前畸胎瘤感染等。

4. 其他

性病性淋巴肉芽肿、放射菌病、直肠憩室炎、溃疡性大肠炎、克罗恩病等继发感染,形成肛门直肠周围脓肿。

二、临床表现

（一）分类

根据脓肿形成的部位。一般可分以下6个类型。

（1）皮下脓肿　在肛门周围皮肤下面形成的脓肿。

（2）黏膜下脓肿　在直肠黏膜下层内形成的脓肿。

（3）坐骨直肠窝脓肿　在坐骨直肠间隙内形成的脓肿。

（4）骨盆直肠窝脓肿　在骨盆直肠间隙内形成的脓肿。

（5）肛门后脓肿　在肛门后间隙内形成的脓肿。

（6）直肠后脓肿　在直肠后间隙内形成的脓肿。

（二）辅助检查

（1）探针检查和美蓝检查　确定内口的位置。

（2）肛门镜检查　观察直肠内有无内口、脓血及其他病变。

（3）脓汁细菌培养和活体组织检查　确定致病细菌和病变性质。

（4）直肠腔内超声检查　直肠腔内超声检查能够准确诊断肛周脓肿,尤其是对通常方法难以确诊,而临床一次手术失败率较高的高位脓肿的诊断效果尤佳。超声显像脓肿多表现为肛管直肠周围软组织内低回声或液性暗区,为圆形或椭圆形,亦有不规则形,边界模糊不清,后壁回声稍强。其中超声显示不均匀低回声型,为脓肿早期,软组织充血水肿改变,尚未形成脓液;超声显示不均匀液性暗区,为脓肿形成中期,软组织为蜂窝织炎伴部分液化;超声显示均匀性液性暗区,为脓肿后期,软组织坏死明显,大量脓液形成;超声显示强回声与低回声混合型,临床多因脓肿迁延时间较长。部分软组织机化,纤维组织增生,多是瘘管形成所致。

三、诊断与鉴别诊断

（一）诊断要点

1. 症状

先感到肛门周围出现了一个小硬块或肿块,继则突然剧烈疼痛,红肿发热,坠胀不适,坐卧不安,夜不能眠,全身体温升高,怠倦不舒,食欲不振,大便秘结,排尿不畅。深部脓肿还会引起会阴及尾骶部胀痛,出现发热、发冷等全身中毒症状。一般 1 周左右即可形成脓肿,在肛门周围或直肠内指诊时可以摸到波动、柔软的脓腔,用注射器穿刺可抽出脓汁。此时,经切开排脓,或自溃流脓后。疼痛就会缓解或消失,体温下降,全身情况好转。但流脓的伤口却不愈合,或暂时愈合后又复发流脓,经久不愈,就成了肛瘘。

结核性肛门直肠周围脓肿与以上情况不同,常常是慢性发病,经数日或数月后才形成脓肿,疼痛不剧烈,伴有低热,局部红肿,高突不明显,破溃后流出的脓汁清稀色白,疮口凹陷,周围皮肤发青或呈青白色,常有数个流脓的外口,经久不愈。全身检查可发现肺部、大肠或其他部位有结核病灶,脓汁培养可见结核杆菌。

2. 视诊

观察局部脓液及皮肤状态。脓汁厚稠色黄量多,多是金黄色葡萄球菌等所致的急性炎症;混有绿色脓汁,应考虑绿脓杆菌感染;脓液色黄而臭,多属大肠杆菌感染;脓液呈清稀米泔样,多属结核杆菌感染;脓血相混,夹有胶冻样物,应考虑癌变。皮肤红、肿、热、痛是急性炎症的表现,皮肤不变色或色暗,无明显热痛,多是慢性炎症,如结核等。

3. 指诊

对查清脓肿的形态、性质,有无瘘管、瘘管走行,波及肌肉层次等都有重要意义。

(二)鉴别诊断

(1)多发性化脓性汗腺炎　由肛周皮下大汗腺感染化脓所致,好发于青壮年,尤其是 30～40 岁。该病最早表现为骶部、会阴、阴囊区皮肤炎症,形成与汗腺毛囊分布一致的小硬结,并出现红肿、化脓,脓肿破溃后流出糊状有臭味的脓性分泌物,继而发展成皮下窦道及瘘管。本病的特征是肛门周围皮肤相继出现许多窦道,可波及臀部、阴囊、腹股沟区、耻骨区,多数患者尚伴有腋窝及其他部位的相同病变。疾病晚期皮肤呈慢性炎症改变,皮肤变硬、肥厚,呈褐色。其中一部分皮肤形成瘢痕,另一部分则形成窦道及瘘管,并彼此相通,病灶多局限于肛周皮下部,偶尔有侵犯坐骨直肠间隙,但无内口。

(2)化脓性骶前畸胎瘤　为先天性疾病,青春期后发病多见,为畸胎瘤增大破裂合并感染所致。临床表现与直肠后间隙脓肿相似,直肠指诊触及直肠后肿块,光滑,有囊性感,X 线检查可见散在钙化阴影,病理检查可确诊。

(3)子宫内膜异位症　会阴、肛门外侧、直肠内可触及境界不清的隆起肿物,月经期增大,可继发化脓感染,病理检查可确诊。

(4)化脓性毛囊炎　好发于肛门及尾骨周围,为毛囊急性化脓性炎症,可溃破流脓,病灶中心可见毛发,窦道表浅,无内口。

（5）克罗恩病　可并发肛周脓肿，有局部红肿及不典型的肛门皲裂和瘘管，常伴其他肠段的同样病变。纤维结肠镜、X线及病理检查可确诊。

四、治疗

（一）辨证论治

1．火毒蕴结型

症状：肛门周围突然肿痛，持续加剧，肛周红肿，触痛明显，质硬，舌红，苔薄黄，脉数。

治法：清热解毒，消肿散结。

方药：黄连解毒汤。黄连、黄芩、黄柏、栀子。方中以大苦大寒的黄连清泻心火为君，因心主神明，火主于心，泻火必先泻心，心火宁则诸经之火自降，并且兼泻中焦之火。臣以黄芩清上焦之火。佐以黄柏泻下焦之火。使以栀子通泻三焦，导热下行，使火毒从下而泻。四药合用，苦寒直折，火邪去而热毒解，诸证可愈。

2．热毒炽盛型

症状：肛门肿痛剧烈，持续数日，痛如鸟啄，难以入睡，按之有波动感或穿刺有脓，舌红，苔黄，脉弦数。

治法：清热解毒透脓。

方药：透脓散。生黄芪、穿山甲（炒）、川芎、当归、皂角刺。方中黄芪生用益气托毒，佐以当归、川芎活血和营，穿山甲、皂角刺消散穿透，直达病所，软坚溃脓。全方共奏托毒溃脓之功效。

3．阴虚毒恋型

症状：肛门肿痛不剧烈，成脓时间长，溃后脓出稀薄，疮口难敛，舌红，苔少，脉细数。

治法：养阴清热解毒。

方药：青蒿鳖甲汤。青蒿、鳖甲、细生地、知母、丹皮。本方出自《温病条辨》下焦篇，方中鳖甲入至阴之分，滋阴退热，入络搜邪；青蒿芳香，清热透络，引邪外出，两味相合，共为君药。生地甘凉，滋阴凉血；知母苦寒，滋阴降火，共助鳖甲养阴退虚热，两药为臣。佐以丹皮辛苦性凉，泻阴中之伏火，使火退而阴生。诸药合用，有养阴退热之功。

（二）局部处理

可用如意金黄散、玉露膏、鱼石脂软膏、消炎止痛膏等外敷，脓肿切开后用祛毒汤或高锰酸钾 1∶5000 液每日便后坐浴。用 5% 红粉生肌膏纱条或凡士林纱条、利凡诺纱条等换药引流。一般脓未净时,宜化腐提脓,用红粉纱条或五五丹纱条。1周左右脓净后,改用玉红膏纱条或利凡诺纱条。对较大脓腔应用生理盐水或利凡诺溶液冲洗,有脓汁还可用双氧水冲洗。

(三)手术治疗

1. 脓肿单纯切开引流术

对肛管直肠周围脓肿的手术治疗,以往多采用脓肿单纯切开引流术,形成肛瘘后再行手术治疗。手术方法:在腰俞穴麻醉下,根据脓肿部位不同选择不同的切口切开脓肿,引流脓汁,切口一般选择在脓肿的最低位有利于脓液引流,应避开正中线,呈梭形放射状,距肛门口 2 cm 以上,对骨盆直肠间隙脓肿做弧形切口。如脓肿过大,可做 2～5 个多切口引流,用手指分开脓腔间隔,使各引流切口互通。

2. 脓肿一期切开根治术

(1)一期切开根治术　脓肿一期切开根治术旨在切开排脓的同时正确处理内口(包括肛腺导管和感染的肛窦)以及内、外括约肌,达到一次根治又不损伤肛门功能的目的。适用于皮下脓肿、肛门后间隙脓肿、坐骨直肠间隙脓肿及直肠黏膜下脓肿。该术式的关键在于寻找内口。手术方法:骶麻后常规消毒,于脓肿最明显处放射状切开脓腔使脓液彻底排尽。寻找内口,确定内口之后,在探针的引导下切开外括约肌皮下部、浅部及部分内括约肌,彻底刮除脓腔壁坏死组织,修剪切口边缘,使切口呈长梭形。然后切开内口,于齿线上切开黏膜 1 cm,分离黏膜下组织,暴露内括约肌上缘约 0.5 cm,并将其切断,清除残留在内口、黏膜下及内外括约肌中感染的肛腺和肛导管,以避免复发。扩大创面,使其呈三角形,引流通畅。术后换药,通过肉芽填充愈合。

(2)一期切开加挂线疗法　对于内口位于肛管直肠环以上的肛管直肠周围脓肿,如一次切开必然会切断肛管直肠环,损伤肛门功能而导致大便失禁;而仅单纯排脓,不处理内口及感染的肛腺,又会形成高位肛瘘,需二次手术,增加患者痛苦。近年来,国内采用中西医结合的切开挂线治疗肛周脓肿提高了一次治愈率。即在切开排脓的同时,切开低位括约肌(包括位于肛管直肠环以下的外括约肌皮下部、外括约肌浅部和内括约肌),对肛管直肠环以上与内口相通的腔道用橡皮筋挂线法,挂线应松紧适度,一般脓腔局限,无明显浸润时挂线宜紧;脓腔炎性浸润严重时挂线宜松;脓腔内侧距肛门远时挂线宜紧;脓腔内侧距肛门近时宜松。术后 2～3周缓慢地将肛管直肠环勒开,使勒开的肌肉边勒开边修复以防止大便失禁。该术式的关键也在于寻找内口。手术方法:骶麻后常规消毒,切开排脓后查清脓腔与内外括约肌和肛管直肠环的关系及内口位置。一般用探针顺切开的脓腔仔细查找内口,查到内口后,用探针查清脓腔的深度和走行方向,分离其间的纤维隔,用刮匙刮除腐烂组织。应尽量垂直切开低位括约肌(即外括约肌皮下部、浅部及内括约肌),以防止括约肌过大范围的损伤。将探针从内口探出,探针后端结扎粗丝线并在粗丝线上结扎一根橡皮筋,在马叶肛门镜下纵行切开内口下方与上方的肛管皮肤和内口上方的黏膜1cm,并切开内口上下的内括约肌。将探针从内口抽出,使橡皮筋保留在肛管直肠环上方与内口相通的腔道中,用另一条粗丝线结扎橡皮筋的两端,但不要收紧(术后再分次收紧橡皮筋),只将橡皮筋结扎固定即可。修剪创缘皮肤,放置橡胶管引流,创口用油纱条填塞,外用纱布固定。术后10天再拉紧橡皮筋,并结扎拉紧的橡皮筋,隔10天再拉紧橡皮筋结扎1次,最好收紧2~3次。要求在1个月左右的时间用橡皮筋将高位括约肌缓慢勒开。忌将橡皮筋过度拉紧,以免使肛管直肠环一次勒开,发生肛门不全失禁后遗症。术后每日坐浴换药。

3. 切开留线引流术

对肛提肌以上深部脓肿、后蹄铁型脓肿等复杂性肛门直肠周围脓肿,防止一次性根治切断内括约肌引起排便失禁等后遗症,也可采取切开排脓。手术方法:用生理盐水彻底清洗脓腔后,对肛提肌以上部分通过外口经脓腔仔细找到原发内口后,引出橡皮筋引流处理,对后蹄铁型或较大脓肿也可采取置橡皮筋对口引流处理。采用不损伤括约肌手术治疗高位肛周脓肿。术后保持引流通畅。但这种术式比较复杂,有时难以达到根治目的,需二次手术。

第四节　肛门直肠瘘

肛门直肠瘘是指直肠、肛管与周围皮肤相通所形成的瘘管。一般由原发性内口,瘘管和继发性外口三部分组成,也有仅具内口或外口者。内口多开口于齿线处的肛隐窝内,外口多位于肛门周围皮肤上。肛瘘多是肛门、直肠周围脓肿的后遗症。本病祖国医学称为"肛漏"。

本病是常见的肛门、直肠疾病,任何年龄均可发病,但以青壮年多见,男性多于女性,在我国发病占肛门、直肠疾病的1.67%~3.6%,国外为8%~25%,婴幼儿发病者亦不少见,主要见于男孩,女孩少见。

一、病因病机

（一）中医学病因病机

中医学认为本病的形成为肛周脓肿溃后，余毒未尽，蕴结不散，血行不畅，疮口不合，日久成瘘；且瘘管久不收口，邪气流连，日久可耗伤气血。

（1）湿热下注　过食辛辣厚味之品，或外感风湿燥热之邪，郁于肠胃，下迫大肠、肛门，蕴结不散，久则化热，热盛肉腐，肉腐成脓，溃后成瘘。

（2）正虚邪恋　过食醇酒厚味，或劳伤忧思，损伤脾胃，脾虚运化失常；或年老体弱，大病久病等素体虚弱，气血不足，邪气留恋，而肛瘘久不收口。

（3）阴液亏虚　素体阴虚或外邪不解，郁久化热，耗伤阴液，无以滋养，故肛瘘缠绵不愈。

（二）现代医学病因病理

现代医学认为本病的病因病理与下列几种因素有关：

（1）肛门周围脓肿　是形成肛瘘的主要原因，多由粪便、细菌滞留肛隐窝产生肛腺炎引起。

（2）直肠、肛管损伤继发感染　如外伤、异物损伤、检查损伤及手术感染等。

（3）特异性感染疾病　如结核、克罗恩病、溃疡性结肠炎等。

（4）全身疾病　因机体抵抗力降低，常可由血行感染引起肛瘘。如糖尿病、白血病、再生障碍性贫血等。

肛瘘的病理变化为脓肿自溃后或切开引流后，脓液排出，脓腔得以修复，由新生的肉芽组织和结缔组织所填充。但由于原发内口的存在，感染物仍不断由内口进入瘘管，从而使管腔不能完全闭合，形成由致密结缔组织包绕的慢性病理管道，即瘘管。瘘管与外口相连，外口一般较小，有时可暂时闭合，如管道内感染物蓄留积聚，外口可再度破溃或继发新的脓腔，溃破后形成新的管道和外口。因此，肛瘘由原发内口、瘘管、外口等组成，有的还伴有支管和空腔。

二、临床表现

（一）症状

（1）流脓　为其主要症状。流脓多少与瘘管长短、分支及炎症程度有关，新形成或急性炎症期流脓多、味臭、色黄而稠厚;慢性炎症期流脓少,脓液血色质稀色淡,且时有时无。若脓液突然增多,局部肿胀、疼痛,体温升高,常是肛瘘炎症急性发作或有支管生成。

(2)疼痛　一般疼痛不明显,仅有不适感。如脓液积存于管腔内引流不畅时,则出现疼痛,脓液流出后即缓解。

(3)瘙痒　因分泌物刺激,可使肛门及肛周皮肤潮湿瘙痒,长期反复刺激,能引起湿疹或皮炎,而瘙痒加重。

(4)肿块　肛缘有条索状质硬肿物,当炎症急性发作时外口若封闭,致引流不畅,肿块可增大。若为高位复杂肛瘘或马蹄形肛瘘,因慢性炎症刺激,引起肛管直肠环纤维化,或瘘管环绕肛门,形成纤维化条索环,会影响肛门舒张,引起排便不畅。

(5)全身症状　一般肛瘘无全身症状。若继发感染,可有体温升高等全身中毒症状。复杂而病程长的,常有身体消瘦、精神不振、贫血及排便困难等症状。

(二)体征

肛门视诊可见肛周皮肤有凸起或凹陷外口,单纯者一个外口,亦有多个外口者,管道走行低位者,多能触及有质硬的条索状肿物通向肛内,也有管道分支较多、走行弯曲者。指诊肛内齿线处内口位置可触及硬结或凹陷。

(三)辅助检查

(1)探针检查　目的是探查清楚瘘管走行方向及内口位置。将探针从外口顺瘘管走向探入,另一手示指伸入肛门触摸探针头部以确定内口位置。如瘘管弯曲,可将探针弯曲成与瘘管相似之弯度,有时能较顺利探入内口。如果瘘管弯曲度大或有分支不易探通者,不必强行探查,可改用其他检查方法。探针是检查和治疗肛瘘的重要工具之一,应备有粗细不同、长短不一、软硬不等的探针,以适合不同类型瘘管的检查。探针检查时必须轻柔,切勿暴力操作,而造成假道、假内口,给治疗带来困难。

(2)亚甲蓝检查　利用肛门镜将纱布卷放入直肠,将装有5%亚甲蓝溶液的注射器接上细塑料管,插入肛瘘外口并压迫堵塞,如有别的外口也应堵塞,防止亚甲蓝外溢。随即向管道内缓缓注入亚甲蓝液,手指感觉稍有压力时停止推注,然后从肛内取出纱布条,如有染色即证明有内口,如染色较少,还可确定内口的位置。但纱布卷不染色也不能确定无内口,因为纱布卷放置太紧、注药量太少、管道堵塞及括约肌痉挛等均能影响纱布卷染色。

(3)X线造影摄片　对反复多次手术的患者和复杂性肛瘘的瘘管走行、分支和内口位置不清者,可做此项检查。检查时在 X 线下将装有造影剂(如碘化油)的注射器对准肛瘘外口缓缓注入,边注药边观察,满意时摄片。可显示瘘管的走行、分支、内口位置及与邻近脏器的关系。注意摄片前应在肛门口与直肠内放置标志物,以帮助判断病情。

(4)索罗门定律   可帮助寻找肛瘘内口。方法是:经肛门中部画一横线,如外口在横线之前,离肛门缘不超过 5 cm,其内口在肛门齿线部且与外口相对应;如外口距离肛门缘超过 5 cm 或外口在横线之后,则瘘管多向后弯曲,内口常在肛门后正中齿线部。

(5)其他检查   主要有肛镜检查、X 线摄片、病理检查及细菌培养等。肛镜检查可以看清齿线部肛隐窝有无充血、凹陷、流脓,借以判断内口位置。X 线摄片检查可发现有无骨质破坏,如因骶骨前畸胎瘤破溃所致的瘘管,X 线摄片可见钙化点。病理检查可确定肛瘘有无癌变或是否为结核性等。细菌培养可协助诊断和指导治疗。

三、诊断与鉴别诊断

(一)诊断

采用国家中医药管理局 1994 年发布的《中医病证诊断疗效标准》。

(1)有肛周脓肿病史   病灶有外口、管道、内口。

(2)分类   ① 低位单纯性肛瘘:只有一条管道,且位于肛管直肠环以下。② 低位复杂性肛瘘:具两条以上管道,位于肛管直肠环以下,且有两个以上外口或内口。③ 高位单纯性肛瘘:只有一条管道,穿越肛管直肠环或位于其上。④ 高位复杂性肛瘘:管道有两条以上,位于肛管直肠环以上,且有两个以上外口或内口。

(3)肛周溃破流脓,可暂时外口愈合,导致蓄脓,呈急性发作的肛周脓肿表现。

(二)鉴别诊断

(1)肛周化脓性汗腺炎   肛周皮肤汗腺发生炎症。病变范围较大,呈弥漫性或结节状,局部常隆起,皮肤常有许多窦道溃口,流脓。其病变在皮肤和皮下组织,窦道不与直肠相通,即无内口,病变区皮肤色素沉着呈暗褐色。

(2)骶尾部瘘   常因臀部损伤、毛囊感染,在骶尾部生成脓肿,溃后成瘘。管道在骶尾筋膜深部和皮下组织蔓延扩散,无内口。

(3)骶尾部畸胎瘤   此病为胚胎发育异常的先天性疾病,多在青壮年时期发病。继发感染后自行溃破或切开引流后在肛门后尾骨前形成瘘口,管道向直肠后骶前走行,无内口。肛门指诊常可触及骶前有肿物或饱满感,X线摄片可见不定形的散在钙化阴影,手术可见内有毛发、牙齿和骨质。

(4) 骶骼骨结核　此病可形成脓肿,常在肛门后破溃形成瘘管,瘘口距肛门较远,与直肠不通。本病发病缓慢,无急性炎症,脓液清稀,久不收口,创口凹陷,有低热、消瘦、盗汗、纳差等结核特有症状。X线摄片可见骨质破坏。

四、治疗

(一) 辨证论治

本病总属虚实夹杂,本虚标实。故辨证应首先辨明虚实、标本之主次。初期表现为脓肿症状,又以全身症状为主,即标实为主,当辨寒热的偏盛,后期则重在局部,尤其复杂性及结核性肛瘘,因病久者多以正虚为主,当辨阴阳、气血以何虚损为主。

1. 湿热下注

症状:肛周经常流脓液,脓质稠厚,肛门胀痛,局部灼热。肛周有溃口,按之有索条状物通向肛门。舌红,苔黄,脉弦或滑。

治法:清热利湿。

方药:萆薢渗湿汤(《疡科心得集》)合二妙丸(《丹溪心法》)加减。萆薢、薏苡仁、黄柏、茯苓、丹皮、泽泻、滑石、通轧苍术。

2. 正虚邪恋

症状:肛周流脓液,质地稀薄,肛门隐隐作痛,外口皮色暗淡,瘘口时溃时愈,肛周有溃口,按之较硬,或有脓液从溃口流出,且多有索条状物通向肛内,可伴有神疲乏力。舌淡、苔薄、脉濡。

治法:扶正祛邪。

方药:托里消毒散(《外科正宗》)加减。党参、川芎、白芍、黄芪、当归、白术、茯苓、金银花、白芷、桔梗、皂角刺、甘草。

3. 阴液亏虚

症状:肛周有溃口,颜色淡红,按之有索条状物通向肛内,可伴有潮热盗汗,心烦口干。舌红,少苔,脉细数。

治法:养阴清热。

方药:青蒿鳖甲汤(《温病条辨》)加减。青蒿、鳖甲、生地、知母、丹皮。若肺虚者,加沙参、麦冬。

（二）非手术疗法

1．熏洗法

手术前后，根据病情可选用具有清热解毒、行气活血、消肿止痛、祛风止痒、收敛生肌等作用的中药煎剂熏洗肛门部。常用的洗剂有祛毒汤、苦参汤、五倍子汤、复方荆芥洗剂、硝矾洗剂等，也可用 1：5000 高锰酸钾溶液或盐水坐浴。

2．外用药膏

肛瘘急性炎症期，可选用清热解毒，消炎止痛的药膏，如金黄膏、黄连膏、马应龙麝香痔疮膏或磺胺软膏、鱼石脂软膏等。

3．脱管疗法

是将具有腐蚀性的药捻、药钉或药棒插入瘘管内，使管壁腐蚀脱落，从而治愈瘘管。常用药物有红升丹、白降丹或枯痔散等。此法目前较少采用，已改进为内口封闭外口脱管法、药液灌注脱管法及运用器械、激光、冷冻等法脱管治疗肛瘘。

（三）手术疗法

1．切开法

适用于低位单纯性及低位复杂性肛瘘。操作方法：局部麻醉或骶麻，用探针寻找内口，将主管切开，再查清有无支管及空腔，如有则全部切开。复杂性肛瘘可采用对口引流以保留部分皮桥，从而保护肛门功能。瘘管全部处理后，用刮匙刮除腐烂组织，结扎内口，修剪伤口，使对合整齐，引流良好，包扎固定。

2．切开缝合法

适用于低位单纯性或低位复杂性肛瘘之瘘管较长者。操作方法：探查清内口后，将管道沿探针从外口至内口切开，结扎内口，切除全部管道壁，如有支管同样切除，充分止血后逐层缝合。运用此法时注意术中无菌操作，术后消毒换药。

3．切开挂线法

祖国医学早在明代就采用了挂线疗法。切开挂线法是在继承传统挂线疗法的基础上，吸取现代医学解剖知识发展而来的具有中医特色的中西医结合疗法。此法主要适用于高位肛瘘，即瘘管在肛管直肠环上方或通过肛管直肠环的肛瘘。操作方法：找到内口后，将主管道部外括约肌深部下面的瘘管予以切开，用探针从切口探入，从内口穿出，并引一橡皮筋穿过，再探查并切开支管及空腔，用刮匙清除腐肉后，将主管内的橡皮筋根据具体病变，拉至松紧适度后结扎。术后包扎固定。

挂线疗法不易引起肛门失禁的原理是：药线或橡皮筋的异物刺激作用，使括约肌周围产生炎症反应，致使局部纤维化，使括约肌组织被橡皮筋缓慢勒断的同时，会出现边分离边修复，剖开与生长同时进行，这样就避免了像一次切断后肌肉突然分离回缩而造成的肛门失禁。但挂线法也有可能使肛门功能产生轻度障碍。手术时注意,虽为高位肛瘘,但肛管直肠环如已纤维化者,也可一次全部切开而无须挂线。如高位肛瘘通过肛尾韧带,可以做纵形切开,不能作横行切断肛尾韧带,以免造成肛门向前移位。术后换药时注意橡皮筋松紧情况,一般10天左右脱落。如发现皮筋已松而所挂肌肉组织尚多不能脱落者,可予以再次紧线。如虽未脱落,而所挂肌肉组织不多,大部分已剖开者,可剪断剩余组织取橡皮筋。

第五节 肛　　裂

肛裂是指肛管皮肤组织的全层裂开,局部表现为纵行的梭形溃疡的一类炎症性疾病。往往反复发作,难以愈合,而逐渐形成慢性肛裂。溃疡创面局限于肛缘和齿线之间,通常为单发性,位于肛管的后正中线,有时也可以发生在前正中线,或者前后正中线同时发生,临床上溃疡发生在两侧的甚为少见。一般位于后正中线的肛裂多见于男性,而位于前正中线的肛裂以女性多见。早期肛裂多位于肛管下段,也可累及肛管全长。

古代中医多将肛裂列在痔门,称为"钩肠痔""裂痔"或"裂口痔"等。如《外科大成》记载:"钩肠痔:肛门内外有痔,摺缝破烂,便如羊粪,粪后出血,秽臭大痛。"所述即是肛裂症状。《医宗金鉴·外科心法要诀》说肛裂的特点是:"肛门围绕,折纹破裂,便结者火燥也。"从广义上讲肛门裂应是所有肛门处有裂口疾患的统称,包括肛裂、肛门皲裂、结核性裂口、梅毒、克隆病和溃疡性大肠炎引起的裂口等。但临床上所谓肛裂,则是指发生在齿线以下肛管皮肤处的裂开性溃疡。

一、病因病机

(一) 中医认识

中医认为肛裂的发生多由燥火或湿热蕴结肛门和血虚肠燥而致。

(1) 感受风火燥热邪气　燥火结于肠胃,灼津伤液,粪便坚硬干结,难以排出,强努损伤肛门,造成裂口,裂口因便秘而反复加深,久不愈合,遂成肛裂。

(2) 湿热蕴结　外感湿热邪气,内积醇酒肥甘,以致湿热蕴结胃肠,下注肛门生痈,痈溃不愈而成肛裂。

(3) 血虚肠燥　老人、产后或贫血患者,血虚不能养肤,肠燥而为便秘,最易发生肛裂。

（二）西医认识

（1）感染因素　肛门湿疹皮炎、肛窦炎、肛乳头炎、直肠炎等慢性炎症的刺激，使肛管皮肤弹性减弱，容易造成肛管皮肤的损伤。

（2）解剖因素　肛门外括约肌浅部从尾骨起始，分成左右两条肌束沿肛管两侧呈"Y"形向前围绕肛管至肛门前方交叉汇合，肛提肌绝大部分附着于肛管的两侧，对肛管的两侧有较强的支持作用，而在肛管的后方和前方形成一个相对薄弱的区域。直肠的末端从后向前与肛管相连，形成一定的角度。这一角度使肛管后方在排便时承受的压力较大，而肛管的后方多为纤维、韧带组织，血液循环和组织弹性较差，一旦肛管上皮破裂损伤，不易修复，逐渐形成溃疡。

（3）局部损伤　局部损伤是肛裂形成的直接原因。粪便干硬异物、分娩排便时过度用力、不正确的肛门直肠的检查或治疗、手术操作不当等，均可造成肛管皮肤的损伤，继发感染，形成肛裂。

（4）肛管狭窄　先天性畸形、外伤或手术等因素可以形成肛管狭窄，在这种情况下干硬的粪便排出时容易引起肛管皮肤撕裂损伤，细菌侵入，感染形成慢性溃疡创面。

（5）内括约肌反射性过度收缩痉挛　国内、外的多数学者认为肛裂患者不正常的内括约肌的反射性过度收缩、痉挛是肛裂迁延不愈的重要原因。肛裂患者的肛管压力为(127.5±42.2)kPa，而正常人仅为(86.3±33.3)kPa。

（6）固有肛管肛窦残留上皮的异物样反应　当肛管皮肤浅表损伤，创面深度未累及其深面的肛窦上皮时，肛裂可以很快自行愈合。一旦深度裂伤，细菌侵入，继发感染，暴露的肛窦上皮如异物一样，创口很难愈合。而少数慢性肛裂继发严重感染，如脓肿形成，破坏了上皮的残留，有时肛裂反而可以自愈。

二、诊断

（一）诊断要点

1．症状

（1）疼痛　是肛裂的主要的症状。特点是开始排便即疼痛，排便后有一短暂疼痛减轻的间歇期，接着又出现更加剧烈的持续疼痛，可长达数小时至1天，形成所谓"周期性疼痛"。肛裂的排便时疼痛一般认为是创伤性疼痛，即大便冲击创面所致，便后持续疼痛是内括约肌痉挛所致，直至括约肌疲劳，疼痛才会缓解。

（2）出血　由于粪便损伤创面所致。一般血量不多，为鲜血点滴而下或手纸带血。

（3）便秘　多为直肠型便秘。肛裂的患者因恐惧排便剧痛，不愿自主排便，故减少排便次数，结果使粪便在直肠内停留的时间延长，水分被完全吸收，大便变得越发干硬，一旦排便就会更加使裂口加深，疼痛加重。形成肛裂引起疼痛→怕痛不大便→大便越干硬→肛裂越加深→疼痛愈加重的恶性循环。

（4）肛门发痒　肛裂溃疡面和皮下瘘的分泌物，可刺激肛缘皮肤引起肛门湿疹和肛门瘙痒，并污染内裤，自觉肛门经常潮湿不适。

（5）全身症状　剧痛可影响患者休息，加重精神负担，甚至引起神经衰弱。有的患者会因排便恐惧，有意减少进食量，长期下去可引起轻度贫血和营养不良。妇女还可以出现月经不调，腰骶部疼痛。肛裂感染期可有发热、肿痛和流脓血等症状。

2. 视诊

肛裂的检查应以视诊为主，即让患者取侧卧位或胸膝位，放松肛门，医生用两拇指将肛缘皮肤轻轻向两侧分开，观察肛管是否有肛裂。急性肛裂的特点是在齿线下缘至肛缘皮肤之间可见一卵圆形新鲜裂口，色红、底浅、边缘柔软。慢性肛裂的裂口则多是呈梭形、灰白色、底深、裂口边缘不整齐、质硬、有结缔组织增生，肛缘增生的结缔组织常会形成隆起的皮赘外痔，称为"哨兵痔"或"哨痔"。

3. 指诊

因指诊能引起剧痛和括约肌痉挛，所以如通过典型症状和视诊即可确诊，就不必再做指诊检查。必要时可用1%利多卡因或3%丁卡因涂敷肛裂表面，5 min后再做指诊。触诊时要注意肛裂基底部有无皮下瘘和内口。

（二）辅助检查

可先用1%利多卡因或3%丁卡因涂敷肛裂表面，5 min后做肛门镜检查，肛门镜检查应注意肛裂上方齿线处有无肥大乳头、内痔及息肉等，如有皮下瘘，术前在局麻下还应做探针检查。

（三）鉴别诊断

（1）肛门皲裂　最易和肛裂混为一谈。皲裂是发生在肛缘和肛管处皮肤的浅表开裂，裂口可发生在任何部位，多表浅，局限于皮下，不波及肌层。常可见几处裂口同时存在，不用拉开肛门即可看见。多见于肛门皮肤病，如湿疹、皮炎及肛门瘙痒症等。排便时虽有疼痛，但没有持续性痉挛性疼痛，可有手纸带血，局部常可见到丘疹、角质化和增生等皮肤病变。

（2）**肛管损伤** 常见于肛门镜粗暴检查、粪便过于干硬损伤肛管。特点是新鲜表浅撕裂，色鲜红，有出血，可发生在肛管任何部位，但以后正中线多见。有外伤史和便秘损伤，常可自愈。

（3）**克罗恩病** 克罗恩病可并发肛门周围脓肿、肛瘘、肛裂、肛门溃疡和皮赘等肛门周围疾患。其中肛裂发生的频率最高，可达 50%。其特点是裂深、边缘潜行，有时两个裂的潜行边缘互相沟通，上面的皮肤形成皮桥，裂口周围皮色青紫。肛裂可发生在肛周的任何部位，疼痛较轻。可伴有皮赘、溃疡和瘘管。一般多为慢性病程，顽固难愈。

（4）**溃疡性大肠炎** 常可发生肛门周围炎、肛瘘、肛裂和内痔。肛裂的特点是肛裂较浅，多见于肛门两侧，伴有脓血便、腹泻和腹痛等症。

（5）**结核** 结核性肛裂的特点是溃疡面可见干酪样坏死，底不平，色灰，潜行性边缘，呈卵圆形，有脓性臭味分泌物，脓汁可培养出结核杆菌，疼痛不剧烈，肛裂可发生在肛周的任何部位。

（6）**尖锐湿疣** 外形颇似肛裂的哨兵痔，但表面色黯，排便无出血及疼痛。

三、中医治疗

（一）辨证论治

1. 燥火便结型

症状：便时肛门剧痛，便后稍有缓解，随后又因括约肌持续性痉挛而剧烈疼痛，往往持续数小时，甚至整日不减，鲜血随粪便点滴而下，舌苔黄燥，脉数。

治法：泻火清热，润肠通便。

方药：栀子金花汤。黄芩、黄连、黄柏、大黄、栀子。本方以便时肛门剧痛，便后稍有缓解，即则持续疼痛数小时，甚至整日不减，鲜血随粪便点滴而下，舌苔黄燥，脉数为辨证要点。方中以黄柏泻下焦之火为君，臣以黄芩清上焦之火，佐以大苦大寒之黄连泻中焦之火，使以栀子通泻三焦，导热下行，使火热从下而去。大黄苦寒泻下。五药合用，苦寒直折火邪而清热毒解，诸症可愈。

2. 湿热蕴结型

症状：便时肛门剧痛，时有黏液鲜血，或带脓汁，苔黄厚腻，脉濡数。

治法：清化湿热，润肠通便。

方药：内疏黄连汤。黄连、栀子、黄芩、桔梗、木香、槟榔、连翘、白芍、薄荷、当归、大黄、甘草。方中黄连清热解毒，直折火势，大黄峻下实热，荡涤肠胃，导热毒从大便而出，为君药；辅以山栀清热除烦；黄芩清热燥湿；薄荷疏解风热，连翘清热解毒;佐以当归、白芍养血润肠,增水行舟;木香、桔梗疏通胃肠之气,桔梗开提肺气,肺与大肠相表里,有利于泻火通便;佐以甘草调和诸药。全方合用,清火泄热,使邪毒随大便通利而疏解。

3．血虚肠燥型

症状:便时疼痛、流血,大便燥结,舌红少苔,脉细数。

治法:凉血养血,润燥通便。

方药:① 麻仁丸。麻子仁、白芍、枳实、大黄、厚朴、杏仁。方中重用麻子仁质润多脂,润燥通便为君药;大黄苦寒泄热,攻积通便;杏仁利肺降气,润燥通便;白芍养阴敛津,柔肝理脾,共为臣药;枳实下气破结;厚朴行气除满,以加强降泄通便之力,用以为佐。综观全方,重用麻子仁滋脾润肠,配伍大黄、枳实、厚朴泄热导滞,组成攻润相合之剂。② 济川煎。当归、牛膝、肉苁蓉、泽泻、升麻、枳壳。方中肉苁蓉温肾益精,暖腰润肠,为君药;当归养血润肠,牛膝补肾壮腰,善于下行,均为臣药;枳壳宽肠下气而助通便,升麻轻宣升阳,清阳得升,浊阴自降,且有欲降先升之妙,泽泻甘淡泄浊,又入肾补虚,配合枳壳,使浊阴降则大便通,共为佐药。合而用之,成为温润通便之剂,是寓通于补,寄降于升之内。

(二) 古方今用

1．生肌玉红膏

组成:当归 60 g,白芷 15 g,白蜡 60 g,轻粉 12 g,甘草 36 g,紫草 6 g,血竭 12 g,麻油 500 mL(《外科正宗》)。

功用:活血祛腐,解毒镇痛,润肤生肌。用于疮疡溃后脓水将尽、烫伤、肉芽生长缓慢者。

用法:调成膏后,将膏匀涂纱布上,敷贴患处,并依溃疡局部情况,可掺提脓、祛腐药于膏上同用,效果更佳。

2．九华膏

组成:滑石 60 g,硼砂 90 g,龙骨 120 g,川贝 18 g,冰片 18 g,朱砂 10 g(《经验方》)。

功用:消肿止痛,生肌润肤。

用法:共研细面,放凡士林油中均匀搅拌,拌成 20% 软膏,冬季可适当加入香油,外用涂敷。

3．黄连膏

组成:黄连 9 g,当归 15 g,黄柏 9 g,生地 30 g,姜黄 9 g,麻油 360 g,黄蜡 120 g(《医宗金鉴》)。

功用:润燥,清热,解毒,止痛。

用法:上药除黄蜡外,浸入麻油内,1 天后,用文火熬煎至药枯,去渣滤清,再加入黄蜡,文火徐徐收膏。

4．祛毒汤熏洗

组成:瓦松 15 g,马齿苋 15 g,甘草 15 g,五倍子 9 g,川椒 9 g,防风 9 g,苍术 9 g,枳壳 9 g,侧柏叶 9 g,葱白 9 g,朴硝 1 g(《医宗金鉴》)。

功用:消肿止痛,抗炎收敛。

用法:上药加水煎后,煮沸液放盒内先热熏再坐浴 10～20 min。

5．新加黄龙汤

组成:大黄 9 g(后下),芒硝 3 g,玄参 15 g,生地 15 g,麦冬 15 g,炒地榆 12 g,炒槐花 12 g,枳壳 12 g,生甘草 8 g(《温病条辨》)。

制法:每日 1 剂,水煎 2 次,取汁 200 mL。

用法:每次 100 ml,1 天 2 次,口服。

方解:《医宗金鉴》云:"肛门围绕折纹破裂,便结者火也。"故治疗以养阴增液、泻火通便为主,佐以止血敛口。《温病条辨》载新加黄龙汤由大黄、芒硝、玄参、生地、麦冬、海参、人参、甘草、当归组成,功能是益气养阴增液,泻热通便,临床多用于温热病后期引起的气虚阴亏肠燥之症。方中大黄、芒硝泻热通便,软坚润燥,兼能止血;玄参、生地、麦冬、海参滋阴增液以"增水行舟",使肠得滋润,大便易通;人参、甘草、当归补气养血。诸药合用,补泻结合,补不碍邪,攻不伤正,共奏攻补兼施之效。临床选用此方,严格辨证,随症加减可收到满意疗效。

(三)中成药治疗

1．复方丹参注射液

组成:丹参、降香。

功用:消肿止痛。

用法:复方丹参注射液 3 支 6 mL,沿肛裂基底部呈扇形注射,然后以两指放入肛门内(取少量痔疮膏外涂)行扩肛术,术后包扎。

2．太宁栓

组成:主要活性成分为角菜酸酯,是一种从海藻中提取的天然藻胶。

功用:是一种直肠黏膜保护剂,使用后能长时间在肛管直肠黏膜表面形成一层膜状结构,对有炎症的或受损伤的黏膜起保护作用。

用法:早晚各一剂太宁栓塞肛。

3．消痔锭

组成:大黄、侧柏叶、枯矾等,制成栓剂。

功用:解痉镇痛、止血及抑制细菌作用。

用法:早晨和睡前用温水坐浴后,用食指或中指把栓剂完全塞入肛门,卧床休息 3 min。患者可根据大便习惯，一般便后肛塞为好，每日 2 次，每次 1 粒，5 天为 1 个疗程，连用 3 个疗程。

四、其他治疗

（一）外用药物

早期有人曾主张使用硝酸银或枯痔散烧灼溃疡，但易形成瘢痕，影响愈合，所以现已少用。目前多主张使用局部麻醉软膏，来减轻疼痛和缓解内括约肌痉挛，常用药物有 3% 丁卡因或 5% 利多卡因软膏，便前、便后敷布于肛管。

（二）坐浴疗法

以中药坐浴或以高锰酸钾温水于便前、便后坐浴。便前坐浴可使肛门括约肌松弛以减轻粪便通过肛管时扩张力对肛管产生的刺激；便后坐浴可洗净创面残留的粪渣，减少粪便对创面的影响，能改善局部的血液循环，减轻便后肛门括约肌的痉挛，中断排便后周期性疼痛的恶性循环，促进肛裂溃疡的修复。

（三）手术治疗

1. 扩肛疗法

即用手指扩张肛门括约肌，适于慢性肛裂无并发症者。操作过程中患者取侧卧位，消毒、局部麻醉后，戴消毒手套，双手食、中两指涂以润滑剂，先用右手指伸入肛门内，再插入左手示指，然后两手腕交叉，使双手示指掌侧向外缓缓扩张肛管两侧。接着逐渐伸入两手中指，呈四指扩肛。除扩张肛管两侧壁外，亦需做肛管前后壁两个方向扩肛。一般扩张时间需 5～10 min。要求在整个扩肛过程中动作轻柔缓和，手指逐个伸入，切忌暴力，用力要均匀。

2. 局部封闭法

用麻醉药物和长效止痛剂或其他复方药液注射到肛裂周缘，可解除排便时疼痛和便后括约肌痉挛的周期性疼痛，从而使肛裂创面便于修复，达到治疗肛裂的目的，常用的药物有普鲁卡因、利多卡因、布比卡因等，长效止痛药有复方亚甲蓝注射液、眠而痛等，可同时加用激素类药物。

3. 肛裂切除术

适用于陈旧性肛裂伴哨兵痔，肛乳头肥大或潜行瘘者。患者取截石位或侧卧位。术野常规消毒，0.1% 新洁尔灭消毒肛管及直肠下段，以肛裂为中心行扇形局麻。自肛裂两侧"△"形切开皮层，底端起于肛缘外 1.5 cm，顶端止于齿线上 0.3 cm。底宽

0.5 cm 左右。以组织钳提起底边切口的皮肤,向上锐性分离皮下坚硬的纤维化组织,结缔组织性外痔(哨兵痔)及肥大性肛乳头,一并切除,以 1 号丝线结扎出血点。用软探针检查肛裂前端的肛隐窝,如有潜行瘘则一并切除。将已暴露的外括约肌皮下部及内括约肌下缘切断 1 cm。检查创面有无活动出血点,渗血填止血粉棉球,纱布包扎,宽胶布固定。

4. 纵切横缝术

适用于陈旧性肛裂伴肛管狭窄者。以 0.1%新洁尔灭棉球消毒肛管及直肠下端,再以酒精、碘酒加强消毒肛周皮肤。局部扇形局麻生效后,首先在肛裂正中做一纵切口,上自齿线上 0.3 cm,下至肛缘外 1 cm,切开肛裂纤维化溃疡面及部分外括约肌(哨兵痔、肥大性肛乳头、浅行瘘一并切除),然后用缝针纫 7 号丝线从切口上端进针,稍带基底组织,从切口下端穿出,最后拉拢切口两端后打结,使纵行切口变为横行切口,依次间断缝合其余切口。术后以玉红纱条敷盖伤口,外以干纱布包敷,胶布固定。

5. 内括约肌切断术

适用于新、旧肛裂。其中,后位内括约肌切断术用于伴有哨兵痔、肛乳头肥大、肛窦炎及潜行瘘者;侧位内括约肌切断术用于不伴前述继发症者。

(1) 后位内括约肌切断术 即肛裂切除术。

(2) 侧位内括约肌切断术 患者取截石位或侧卧位。以碘酒棉球消毒肛周皮肤,以 0.1%新洁尔灭棉球消毒肛管及直肠下端,肛门后位扇形局部浸润麻醉,在截石位 8 点距肛口约 1.5 cm 处做黄豆大小切口。右手食指伸入肛内触到括约肌间沟部位,左手持蚊式钳自切口进入。沿皮下组织将蚊式钳进至括约肌间沟部肛管皮下,在右手示指引导下,钝性轻柔分离内括约肌下缘的内侧壁和外侧壁。用钳尖将内括约肌下缘挑出切口外(白色),张开钳尖,从中切断。以无菌纱布压迫止血,加压包扎。用同样方法于肛门截石位 4 点将内括约肌部分切断。指诊可触及括约肌间沟上方有明显裂隙即为成功。

6. 外括约肌皮下部切断术

适用于新、旧肛裂无并发症者。患者取截石位或侧卧位。肛周及肛管常规消毒。局麻生效后,左手持术刀(上 12 号镰形刀片)从肛门 8 点位距肛口约 1.5 cm 处刺破皮层,刀锋与皮肤平行向肛管行进,在右手示指于肛内引导下,进至括约肌间沟之肛管皮下。将刀锋向下反转 $90°$,即压住外括约肌皮下部,向回、向下拉刀至外口,可有切割肌肉的韧感。以无菌纱布压迫止血,加压包扎。

第六节 肛管直肠脱垂

肛管直肠脱垂是指肛管、直肠黏膜、直肠全层和部分乙状结肠向下移位,脱出肛门外的一种疾病。其特点是以直肠黏膜及直肠反复脱出肛门外伴肛门松弛。中医称之为脱肛。由于小儿气血未旺,老年人气血衰退,中气不足,或妇女分娩过度用力,气血亏损以及慢性泻痢,习惯性便秘,长期咳嗽均易导致气虚下陷,固摄失司,致使肛管直肠向外脱出。直肠脱垂多见于幼儿、老年人、久病体弱者及身高瘦弱者。女性因骨盆下口较大及多次分娩等因素,发病率高于男性。一般认为由于小儿骶尾弯曲度较正常浅,直肠呈垂直状,当腹内压增高时直肠失去骶骨的支持,易于脱垂。某些成年人直肠前陷凹处腹膜较正常低,当腹内压增高时,肠褶直接压在直肠前壁将其向下推,易导致直肠脱垂。老年人肌肉松弛,女性生育过多和分娩时会阴撕裂,幼儿发育不全均可致肛提肌及盆底筋膜发育不全、萎缩,不能支持直肠于正常位置。如长期便秘、慢性腹泻、前列腺肥大引起排尿困难、慢性支气管炎引起慢性咳嗽等因素,均可致直肠脱垂。

一、诊断要点

(一)症状

起病缓慢,无明显全身症状,早期便后有黏膜自肛门脱出,便后能自行还纳,以后渐渐不能自然回复,须手托或平卧方能复位。日久失治,致使直肠各层组织向下移位,直肠或部分乙状结肠脱出,甚至咳嗽、蹲下或行走时也可脱出。患者常有大便不尽和大便不畅,或下腹部坠痛,腰部、腹股沟及两侧下肢有酸胀和沉重感觉。因直肠黏膜反复脱出暴露在外,常发生充血、水肿、糜烂、出血,故肛门可流出黏液,刺激肛周皮肤,可引起瘙痒。

(二)体征

肛门外观可见肛门呈散开状,指检常发现肛门括约肌松弛,收缩力减弱。肛门镜可看到直肠内黏膜折叠。

（三）分类

（1）部分脱垂（不完全脱垂） 脱出部仅为直肠下端黏膜，故又称黏膜脱垂。脱出长度为 2～3 cm，一般不超过 7 cm，黏膜皱襞呈放射状，脱垂部为两层黏膜组成。脱垂的黏膜和肛门之间无沟状隙。

（2）完全脱垂 为直肠的全层脱出，严重者直肠、肛管均可翻出至肛门外。脱出长度常超过 10 cm，甚至 20 cm，呈宝塔形，黏膜皱襞呈环状排列，脱垂部为两层折叠的肠壁组成，触之较厚，两层肠壁间有腹膜间隙。

（四）分度

直肠脱垂可分为三度。

一度脱垂：为直肠黏膜脱出，脱出物淡红色，长 3～5 cm，触之柔软，无弹性，不易出血，便后可自行回纳。

二度脱垂：为直肠全层脱出，脱出物长 5～10 cm，呈圆锥状，淡红色，表面为环状而有层次的黏膜皱襞，触之较厚，有弹性，肛门松弛，便后有时需用手恢复。

三度脱垂：直肠及部分乙状结肠脱出，长达 10 cm 以上，呈圆柱形，触之很厚。肛门松弛无力。

二、鉴别诊断

（1）内痔脱出 应与一度直肠脱垂鉴别。内痔脱出时痔核分颗脱出，无环状黏膜皱襞，暗红色或青紫色，容易出血。

（2）黏膜外翻 肛管皮肤缺损与环切术后引起黏膜外翻，易与直肠黏膜脱垂混淆，前者有痔、肛瘘手术史，脱出的黏膜为片状或环状，因长期擦损，可有明显的充血、水肿和分泌物增多，用手推之不能还纳肛中，色鲜红，而直肠黏膜脱出可还纳肛中，色淡红。

（3）肛管直肠癌 肛管直肠癌晚期，也可出现肿块隆起脱出肛门外。但有明显恶臭，形如菜花，坚硬不平，有大量脓血性分泌物、剧痛等癌特征，与直肠脱垂是完全不同的。

三、中医治疗

(一)辨证诊治

1. 脾虚气陷

主症:便时肛内肿物脱出,轻重不一,色淡红,伴有肛门坠胀,大便带血,神疲乏力,食欲不振,甚则头昏耳鸣,腰膝酸软。舌淡,苔薄白,脉细弱。

治法:补气升提,收敛固涩。

方剂:补中益气汤加减。黄芪 20 g,人参 10 g,白术 10 g,陈皮 10 g,炙甘草 10 g,当归 10 g,升麻 10 g,柴胡 10 g。

2. 湿热下注

主症:肛内肿物脱出,色紫黯或深红,甚则表面溃破、糜烂,肛门坠痛,肛内指检有灼热感。舌红,苔黄腻,脉弦数。

治法:清热利湿,消肿止痛。

方剂:萆薢渗湿汤。萆薢 15 g,苡仁 20 g,黄柏 10 g,赤苓 12 g,丹皮 10 g,泽泻 10 g,滑石 15 g,通草 10 g。

兼挟便秘,可选火麻仁、生大黄、肉苁蓉、杏仁等;兼挟腹泻,可选肉豆蔻、炮姜、诃子等;兼挟出血,可选地榆、槐花、侧柏炭等。

(二)其他中医疗法

(1) 中成药　如补中益气丸 2 袋,每日 2 次;三妙丸 2 袋,每日 2 次等。

(2) 熏洗　以苦参汤加石榴皮、枯矾、五倍子,煎水熏洗,每日 2 次。

(3) 外敷　以五倍子散或马勃散外敷。

四、西医治疗

(一)注射术

将药液注入直肠黏膜下层或直肠周围,使分离的直肠黏膜与肌层粘连固定,或使直肠与周围组织粘连固定。

1. 黏膜下注射法

此法分为黏膜下层点状注射法和柱状注射法两种。

(1) 适应证　一、二度直肠脱垂,以一度直肠脱垂效果最好。

(2) 禁忌证　直肠炎、腹泻、肛周炎及持续性腹压增加疾病。

(3) 药物　1∶1消痔灵注射液(生理盐水∶消痔灵)。

(4) 操作方法　麻醉后,取侧卧位或截石位,局部消毒后,将直肠黏膜暴露肛外,或在肛门镜下,齿线上1 cm,环形选择23个平面,或纵行选择4～6行。每个平面或每行选择4～6点,各点距离相互交错,每点注药0.2～0.3 mL,不要过深刺入肌层,或过浅注入黏膜内,以免无效或坏死。总量一般为6～10 mL,注射完毕,用塔形纱布压迫固定。柱状注射,在暴露肛外直肠黏膜3,6,9,12点齿线上1 cm,黏膜下层做柱状注射。长短视脱出长度而定,每柱药量2～3 mL,注射完毕,送回肛内。注射当天适当休息,不宜剧烈活动。流质饮食,控制大便1～3天。一般1次注射后可收到满意效果,若疗效不佳,7～10天后再注射1次。

2. 直肠周围注射法

(1) 适应证　二、三度直肠脱垂。

(2) 禁忌证　肠炎、腹泻、肛门周围急性炎症。

(3) 药物　同上。

(4) 操作方法　麻醉后,取截石位。局部和肛内消毒,选定在距离肛缘1.5 cm,3,6,9三个进针点,然后用细长腰穿针头和20 mL注射器,吸入注射药液,选3点处刺入皮肤、皮下,进入坐骨直肠窝4～5 cm,针尖遇到阻力,即达肛提肌,穿过肛提肌,进入骨盆直肠间隙。此时,另示指伸入直肠内,仔细寻摸针尖部位,确定针尖在直肠壁外,再将针深入2～3 cm,为了保证针尖不刺入直肠壁内,以针尖在直肠壁外可以自由滑动为准。然后缓慢注入药物6～8 mL,使药液呈扇形均匀散开。用同法注射对侧,最后在6点处注射,沿直肠后壁进针,刺入4～5 cm,到直肠后间隙,注药4～5 mL,三点共注射药量16～20 mL。注射完毕,局部消毒后,用无菌纱布覆盖。卧床休息,控制大便3天。注射后1～3 h内肛门周围胀痛,一般可自行缓解。术后2～3天,有时有低热,如不超过38 ℃,局部无感染者为吸收热,可不予特殊处理。如超过38 ℃,局部有红、肿等感染性炎症改变时,应给予抗生素治疗。

(二) 肛门环缩术

(1) 适应证　适用于肛门收缩无力或肛门已松弛的直肠脱垂,尤其老年体弱不适合较大手术者。该术式常用于在治疗直肠脱垂时的辅助性处理,如单独应用疗效较差。

(2) 手术步骤　麻醉后,取截石位,常规消毒会阴部皮肤及肛管,用尖刀在肛门前、后距肛缘2～3 cm处各做一纵行小切口,手指进入肛门做引导,用弯成半圆形的长穿刺针,从后侧切口进针,通过肛门左侧括约肌外缘皮下组织,到前方切口穿出,将20号银丝(或不锈钢丝,或尼龙条)穿过针孔,退出针,引出银丝,按同法将银丝从前侧切口穿至后侧切口,使银丝在皮下呈环形。助手将示指放入肛门内,然后逐渐拉紧银丝两端,使肛门缩小至紧贴示指为度,在后侧切口处扭紧银丝,剪除多余的银丝。将银丝扭向尾处,埋入皮下组织,最后用丝线缝合前、后切口。

(三) 经腹手术

1. 经腹修补术

麻醉后,取平卧位,常规消毒下腹部皮肤,铺治疗巾,下腹旁正中切口,自耻骨联合上缘至脐,按层次切开腹壁。切开腹膜时,注意勿损伤膀胱,进入腹腔后,改为头低脚高位。用纱垫将小肠推向上腹,显露 Douglas 陷凹。切开陷凹底,于直肠前向下游离直肠前间隙至肛提肌水平,上牵直肠,显露肛提肌,将分离的肛提肌于直肠前用 4 号线间断缝合 3~4 针,用以加强盆底,使直肠后移至骶骨凹内,游离切除 Douglas 陷凹内多余的腹膜,重新缝合陷窝,抬高盆底,缝合腹壁切口,一般无需放置腹腔引流。

2. 直肠悬吊及固定术

经腹切开直肠两侧腹膜,将直肠后壁游离到尾骨尖,提高直肠。用宽 5 cm Teflon 网悬带围绕上部直肠,并固定于骶骨隆凸下的骶前筋膜和骨膜,将悬带边缘缝于直肠前壁及其侧壁,不修补盆底。最后缝合直肠两侧腹膜切口及腹壁各层。该手术要点是提高盆腔陷凹,手术简单,不需切除肠管,复发率及死亡率均较低,但仍有一定的并发症,如粪嵌塞梗阻、骶前出血、狭窄、粘连性小肠梗阻、感染和悬带滑脱等。

五、预防与调护

(1) 积极治疗原发病,如晚期内痔、直肠息肉、便秘、长期腹泻、膀胱结石、慢性咳嗽等疾病应行病因治疗,以减少局部刺激及避免长期腹压增高。要及时治疗腹泻以及感染性肠炎,对儿童腹泻及痢疾要尤其重视。

(2) 加强营养,加强锻炼,增强体质,儿童、老人尤须注意。

(3) 妇女产后应避免过早用力及增加腹压的动作。对产后便秘或尿潴留、咳嗽应早做处理,尤应避免多胎妊娠。

(4) 饮食以清淡、富含营养为主,避免辛辣食物的摄入。多食蔬菜,防止便秘。

(5) 养成良好的如厕习惯,忌久蹲茅厕,用力排便。

(6) 树立战胜疾病的信心,坚持较长时期的综合治疗,不可急求速效,亦不可半途而废,放弃治疗。

第五章　胸外科常用的诊断技术

第一节　胸　部　影　像

一、X 线检查

有透视、常规摄影(后前位、侧位和各种特殊体位)、高千伏摄影、体层摄影、造影(支气管、血管、淋巴管)及介入放射学技术应用等。阅读胸部 X 线片应就病变定位、范围、数量、形态特征,如形状、密度、边缘及伴随改变详细查看,推测影像改变的病理基础,从而做出疾病诊断或提出诊断印象。常规胸部 X 线片虽受影像重叠和分辨率不高等限制,不能发现某些细微病变或隐蔽病变,但依然能满足临床大多数呼吸系统疾病的诊断要求,而且是选择其他诊断技术的基础。病灶和支气管体层摄影是呼吸系统疾病特别是肺癌诊断的有用技术。支气管造影已大多为高分辨率 CT 所代替。血管造影结合介入放射学技术不仅用于诊断(如隐源性大咯血),而且可用于治疗(灌注药物、栓塞、腔内成形等)。

(一)透视

观察荧光屏或电视屏所显示的影像,是对肺部病变诊断的一种最基本的 X 线检查方法。现在大多数医院均已应用电视透视在明室内监视器上对患者进行观察。胸部透视可作为肺部疾病的初筛方法和用于成人集体健康检查。其主要优点有:

(1) 可任意转动患者,从多角度、多方位观察器官与病变,获得立体概念　可明确病变与纵隔、胸膜或胸壁的关系。透视中的体位变换可以发现被心脏、横膈或肺门部所遮蔽的病变。

(2) 可观察器官的运动及功能　如心脏的搏动、横膈的运动和肺呼吸时含气量的变化。含气量的变化可以显示肺的呼吸功能情况,当肺气肿或肺不张时,肺局部透明度变化可消失。

(3)可在透视监护下进行介入操作　透视的不足之处是影像不如摄影清晰,普通荧光屏的图像不能保留,直接荧光屏透视法因检查者接近机器,所受的 X 线辐射较大。数字化透视设备则解决了上述不足。

(二)胸部摄影

胸部摄影包括普通摄影、高千伏摄影、体层摄影等。

1. 普通摄影

肺部含有大量空气形成天然对比,X 线影像空间分辨率高,图像清晰,病变早期或微小病变即可显示,是呼吸系统疾病影像诊断的基础,一般作为临床常规检查方法。也有在透视后发现异常而进行胸部摄影以便做出疾病的诊断。摄片可用于绝大多数肺部疾病的检查和诊断,并可用于健康检查,在影像诊断中占有极为重要的地位,是目前临床上最常用的肺部疾病检查方法。

与胸部透视相比,它的优点是:影像清晰、对比度好。适用于微小病变和较厚部位的观察。可以留有永久性记录。在疾病过程中不同的时期进行摄影可以对疾病进行系统的观察并作为诊断与治疗的客观记录。同时,X 线机设备简单,可在病室、床旁及手术中使用,适用于危重患者的检查,这是其他影像学检查如 CT、MRI及放射核素检查做不到的。X 线设备及检查费用较低,其他影像检查技术不能完全代替 X 线摄影,但可以作为它的补充。

胸部摄影的不足之处是:显示的影像为二维图像,影像互相重叠,个别部位受投射方向的限制使病变隐蔽。因此,除了常规胸部正、侧、斜位摄影外,可根据病变的形态、部位的不同,选择不同的投射方向与位置。同时,摄片条件可影响病变的显示和诊断,摄片条件不合适、体位不正或在呼气时摄片可导致漏诊或误诊。

2. 高千伏摄影

高千伏摄影是指应用电压在 120 kV 以上进行胸部摄影,这降低了患者和工作人员辐射剂量。由于曝光时间短,对于呼吸困难不能憋气的患者或哭闹的小儿,可以提高照片质量,满足临床诊断的需要。高千伏胸部正位片使肋骨、胸大肌、乳房阴影变淡,增加肺野可见范围,增强肺内病变的清晰度,可发现普通胸片不能发现的病变。

与普通胸片相比,高千伏摄影的优点是:影像更加清晰,层次更加丰富,能清楚地显示肺纹理的形态。能清楚地显示气管、主支气管形态,可以观察气管、支气管狭窄变形的程度。可以显示高密度影像的内部结构,发现其内的钙化灶和空洞。由于其对比度高,可以显示被骨骼、纵隔及心脏大血管等遮盖的病灶。如小结节及小空洞等。可以清楚地显示肺门结构和肺门肿大的淋巴结。显示播散性粟粒灶、小结节病灶、网状、蜂窝状及索条状病灶的边缘较普通胸片清晰。

3. 体层摄影

通过特殊的体层摄影装置和操作技术获取某一指定层面上的解剖结构的体层X线影像，将其他重叠的影像应用几何学原理模糊化即为体层摄影。此方法解决了普通X线摄影影像重叠的问题，有利于局部病变的显示与分析。

临床上主要用于：

（1）气管的肿瘤性和非肿瘤性病变。

（2）支气管病变 包括主、叶、段支气管近端的狭窄、阻塞、腔内肿物及受压移位时的显示，尤其是支气管肺癌的诊断。

（3）肺内病变 体层摄影可以清楚地显示肺内肿块的形态、大小、密度、边缘及有无空洞和钙化。对于空洞样病变可以显示空洞壁的厚度和引流支气管的情况。常用于肺癌、肺结核、肺囊肿及支气管扩张的诊断及鉴别诊断。

（4）显示肺门肿大的淋巴结 目前，随着CT设备的应用和普及，此种检查方法已极少应用。

（三）造影检查

1. 支气管造影

支气管造影是将含碘造影剂注入支气管内，使支气管显影，直接观察支气管病变的检查方法。支气管造影分为选择性和非选择性造影两种。选择性支气管造影适用于支气管局限性病变，如支气管内肿瘤、胸片上肺段或肺叶阴影鉴别困难时。非选择性支气管造影适用于较广泛的支气管病变，如支气管扩张症。支气管造影可以显示支气管扩张的部位、形态、范围和病变的严重程度，主要用于准备外科手术的患者。

但是，支气管造影需将含碘溶液直接注入支气管内，患者较痛苦。如碘剂不能在短期内完全排出，存留在肺内可以引起继发性变化。对碘有过敏反应者、大咯血患者、急性炎症、痰量较多时、严重的活动性肺结核、高热、心肾功能不全、甲状腺功能亢进、喘息和年老体弱者均为禁忌证。近年来由于CT已广泛应用于肺部疾病的检查，尤其是HRCT可清楚地显示肺内细小支气管改变，支气管造影这种带有创伤性检查的方法已很少应用。

2. 胸部血管造影

（1）选择性支气管动脉造影 主要用于咯血患者确定出血的血管并进行栓塞治疗，还可用于支气管动脉灌注化疗药物治疗肺癌。

（2）选择性肺动脉造影 主要用于肺血管性病变的诊断，如肺动脉狭窄、肺动静脉痰、肺栓塞等。选择性肺动脉造影是诊断肺栓塞的金标准。

（四）数字化 X 线摄影

影像信息的数字化是计算机发展的必然趋势，因为只有数字化数据才能对图像进行各种处理、储存、传递。根据数字化 X 线摄影成像原理不同，分为计算机 X 线摄影（CR）和数字 X 线摄影（DR）。

CR 是用成像板代替传统的胶片，经过曝光后构成潜影，再用激光扫描，经计算机处理而获取的数字化图像。DR 是指经过 X 线曝光后，在影像增强管-电视链上形成视频影像，直接得到的数字化 X 线图像。DR 与 CR 的共同点都是将 X 线影像信息转化为数字影像信息，其曝光宽容度与普通的增感屏-胶片系统相比有明显优势。与传统的 X 线摄影相比，DR 与 CR 有十分突出的优点：

（1）CR 和 DR 由于采用数字技术，有很宽的光宽容度，允许照相中的技术误差，即使在一些曝光条件难以掌握的部位，也能获得很好的图像。

（2）摄影条件大幅度降低，降低了患者和工作人员的辐射剂量，减少 X 线对人体的损害。

（3）图像分辨率高，清晰、细腻，图像整体优于普通 X 线胸片。

（4）有强大的图像后处理功能，如各种图像滤波、窗宽窗位调节、放大漫游、图像拼接及距离、面积、密度测量等，为影像诊断中的细节观察、前后对比、定量分析提供技术支持。

（5）改变了以往传统的胶片摄影方法，实现了无胶片化管理，便于存储。图像可以输入图像存储和通信系统（PACS），并可实现远程会诊。

DR 的图像分辨率优于 CR，CR 系统时间分辨率较差，不能满足动态器官和结构的显示。数字化 X 线摄影是一种新的成像技术，完全可以替代传统的 X 线成像，但从效益-价格比来看，目前尚难以完全替换传统的 X 线成像。

二、CT 检查

CT 是 X 线计算机体层摄影的简称，它是以 X 线束对人体某一选定的层面进行扫描，由探测器接受该层面的 X 线，经计算机处理，得出各组织单位容积的吸收系数，再重建为图像的一种成像技术数。CT 显示的是人体的横断面图像，并可通过影像重建，对人体做三维空间观察。CT 的应用使影像诊断学进入了一个新时代，使很多疾病可以在早期做出比较确切诊断。

胸部所具有的良好自然对比，使许多病变能通过普通 X 线检查而得到诊断。因此，普通 X 线检查在胸部病变的诊断上用处十分广泛，而 CT 一般不作为首选方法。但 CT 所具有的密度分辨率高及断面成像,无重叠干扰等优点,对普通 X 线检查有一定诊断难度的纵隔病变、肺内微小病变及对胸内淋巴结增大的诊断有着特殊价值。因此,CT 已成为胸部某些病变诊断的重要补充检查方法。

（一）平扫

1. 一般扫描

患者取仰卧位,双臂上举,先扫定位片,然后在定位片上确定扫描范围。采用横断位扫描,一般自肺尖至肺底,层厚 8～10 mm,层距 10 mm,深吸气后屏气或平静呼吸后屏气时扫描,扫描时间一般为 0.7～3 s。感兴趣区可加扫薄层,层厚 2～5 mm,或加扫高分辨率 CT。

2. 肺高分辨率 CT 扫描

是指采用较大的矩阵(512×512)、薄层(层厚为 1～2 mm)和较小视野扫描(两肺扫描野 15～30 cm,一侧肺为 15～20 cm),并用骨算法重建的一种肺部扫描技术。适应证为:

（1）肺弥漫性病变的诊断和鉴别诊断,如癌性淋巴管炎、特发性间质纤维化、淋巴管肌瘤、组织细胞增多症、肺气肿及支气管扩张等。

（2）估计间质性疾病的活动性,特别是纤维性肺泡炎。

（3）为更好地显示结节性病灶的形态特征,如发现病灶内钙化或有脂肪,以提高诊断的准确性。

（4）为更好地显示支气管阻塞性病变。

（5）患者呼吸困难、咯血或临床疑为弥漫性肺病,但胸片正常或诊断不明者。

（6）引导穿刺活检。

3. 动态 CT 扫描

当患者用力深吸气和深呼气时,对指定层面的气管或肺野做一系列快速 CT 扫描,以获取其衰减值和结构在呼吸运动中改变的资料。通常采用电子束 CT (EBCT)或螺旋 CT 扫描。

主要适应证:动态 CT 扫描能区分正常肺和空气潴留区,反映肺局部区域(肺叶、段、亚段,甚或肺小叶)的功能,对慢性阻塞性肺疾病(COPD)的诊断和鉴别诊断有价值,也可用于支气管扩张及小气道病变的诊断。但该方法在空气潴留、肺气肿和伴有气道阻塞疾病的诊断上有混淆和争论。

4. 窗宽和窗位

常规采用肺窗和纵隔窗观察,平扫时肺窗的窗宽为 700～1000,窗位为 600～800;纵隔软组织窗的窗宽为 250～400,窗位为 30～50。观察骨骼用骨窗,窗宽为 1000～2000,窗位为 400～600。

（二）增强扫描

肺部病变 CT 检查只有部分患者需增强扫描。主要适用于下列情况：① 血管畸形或血管性病变；② 明确肺或纵隔肿瘤与大血管的关系及受侵害的程度；③ 鉴别肺门或变异的纵隔血管与肿大淋巴结；④ 区分纵隔淋巴结结核与恶性肿瘤的淋巴结肿大；⑤ 鉴别肺内孤立性病变，如结核病与肺癌等；⑥ 纵隔内缺少脂肪对比的患者，为观察纵隔内有无病变时需造影。造影剂注射方法：采用 60% 的碘造影剂 60～100 mL，经内侧肘前浅静脉注入，通常采用一次性大剂量注射，扫描方向自头侧向足侧，于注射完毕或注药同时开始动态扫描或螺旋 CT 体积扫描。为观察局部病灶的增强特点，可选择一个有重要价值的层面连续动态扫描。

（三）螺旋 CT 扫描

螺旋 CT 扫描是一种 CT 球管连续旋转同时连续进床的体积扫描，一次屏气可完成全肺扫描。既无呼吸运动伪影，又不发生层面间漏扫。Costello 等报道一组 40 例常规 CT 与螺旋 CT 的比较研究结果，二者发现的肺结节病灶均为 254 个，仅螺旋 CT 能显示的有 22 个。螺旋 CT 还更有利于结节病灶形态结构细节的显示。由于螺旋 CT 缩短了扫描时间，增强扫描可减少造影剂用量，能获得比常规 CT 使用大剂量造影剂相似或更佳的增强效果。螺旋 CT 对肺结节病灶特别是微小结节病灶、气管和支气管病变、血管性病变等的诊断，具有比常规 CT 更高的价值。检查方法：在选定的范围内行体积扫描，通常层厚 8～10 mm，每秒进床 8～10 mm，一般用层厚 8～10 mm，将原始数据重建为横断位图像。为更细致的观察肺结节病变或支气管，还可采用层厚 5 mm，进床每秒 5 mm，甚至进床每秒可仅 1 mm，以利于对小结节进行密度测量。增强扫描时，为达到减少造影剂用量，并使肺动脉、肺静脉及主动脉显影优良，采用双相注射法，即用造影剂 60 mL，注射速度为每秒 2 mL，注完 20 mL 后用每秒 1 mL 维持，注射开始 20 s 后进行体积扫描。此外，将螺旋 CT 体积扫描获得的数据，利用计算机软件功能进行后处理，可重建气管、支气管内表面的立体图像，类似纤维支气管镜所见，即（支）气管 CT 仿内镜成像。它可显示肿瘤性气道狭窄、扭曲、扩张等，对纤维支气管镜术前计划考虑或治疗，纤维内镜教学训练有帮助。CT 仿内镜成像不仅能从狭窄或阻塞的近端，而且能从远端观察病灶，有助于观察纤维内镜不能观察到的结构。CT 仿内镜成像还能观察到纤维内镜无法到达的管腔，如血管内腔情况（需要经静脉注射造影剂）。

第二节　肺功能测定

支气管哮喘是一种慢性气道炎症,其重要特征是气道阻塞具有可逆性。哮喘急性发作时由于气道平滑肌痉挛、黏膜肿胀、气道内分泌物潴留造成管腔狭窄,气流受限。而在缓解期上述变化可恢复正常;但某些慢性病例由于疾病反复发作,气道平滑肌肥厚增生、气道黏膜纤维化、结构重建,而呈现不可逆性气道阻塞。

一、呼吸动力学测定

(一) 顺应性测定

支气管哮喘患者肺内不同部位的气道阻塞程度不同,相应的肺泡的时间常数不等,一些与狭窄气道相通的肺泡在快速呼气末来不及充气,因此尽管其静态顺应性与正常人相比变化不大,但是动态顺应性则随呼吸频率增加而降低,即呈现频率依赖性。

(二) 气道阻力

由于气道黏膜肿胀,平滑肌痉挛,浓稠痰栓阻塞支气管管腔,造成气道阻力增加,尤其是由于管腔狭窄程度不一,管腔内含有黏痰,因而极易形成湍流,更增加了气道阻力。支气管哮喘时其气道阻力可以增高到 $3.5\sim6.0\,cmH_2O/(L\cdot s)$ 不等。

(三) 呼吸功能

由于气道出现弥漫性阻塞,因而无论吸气还是呼气时都需要辅助呼吸肌参与呼吸运动,以克服弹性阻力和非弹性阻力,故此呼吸功明显增加。上述测定均需要精密的仪器,有些操作比较复杂,临床上难以普遍开展,故仅做简略介绍。

二、肺容积测定

(一) 肺活量

正常人吸气肺活量(深呼气后再做深吸气)与呼气肺活量(深吸气后再做深呼

气)基本相等,而哮喘患者的吸气肺活量大于呼气肺活量,这是因为某些哮喘患者深吸气后再做深呼气容易引起支气管痉挛从而使呼气肺活量明显减少,因此对哮喘患者来说,测定肺活量时最好先用力呼气到残气位再用力吸气,测定吸气肺活量。

（二）残气容积（RV）、肺总量（TLC）、RV/TLC%

哮喘发作期 RV、TLC、RV/TLC%均增大,但是缓解期上述指标可恢复正常,这与肺气肿时的变化是不同的。这是因为哮喘发作时由于气道平滑肌收缩、黏膜水肿、管腔内痰液潴留,呼气时肺区气道提前关闭,因而气流受限,出现过度充气,而进入缓解期时由于上述变化消失,故过度充气现象消失。

三、用力肺活量(FVC)及其衍生指标

可用肺量计测定 FVC,患者深吸气到 TLC 位,然后再用最大力气和最快速度呼气到 RV 位,在这个过程中记录出一条 FVC 曲线,从中可以计算出许多有用的参数,用来判断哮喘患者气道阻塞情况。

（一）支气管舒张试验（气道阻塞可逆性测定）

1. 适应证

受试患者基础 FEV_1 <70%预计值,且无吸入 β_2-激动剂的禁忌证。

2. 试验方法

受试者先测定基础 FEV_1,然后用定量雾化器(MDI)吸入 $200\sim400\,\mu g\,\beta_2$-激动剂(如舒喘灵),吸入后 15 min 重复测定 FEV_1。为保证试验结果准确可靠,在正式试验前应检查患者吸入技术是否正确,对于初次吸入 MDI 或不能很好掌握吸入技术者,医生或技术员应亲自示范,教会患者正确使用 MDI。如改善率≥15%则认为试验阳性。

3. 临床意义

支气管舒张试验阳性有助于哮喘的诊断,但结果阴性则不足以据此否认哮喘的诊断,尤其是晚期重症患者或合并慢性支气管炎的哮喘患者。此外,约 10%的COPD 患者支气管舒张试验可为阳性。还可以通过计算 FEV_1 的改善率客观地评价、比较各种平喘药物的疗效。

注意事项:

(1) 为了充分地了解支气管哮喘患者气道阻塞是否真正不可逆,对于吸入 β_2-激动剂后支气管舒张试验阴性的患者还可进一步进行口服强的松试验,每日 20～

30 mg，连服一周，之后复测 FEV_1，如一周后改善率≥15%，仍可以认为支气管舒张试验阳性。

（2）对于基础 FEV_1 过低者，吸药后 FEV_1 变化判断应附加一条，即吸药后 FEV_1 增加的绝对值应大于 200 mL，以减少假阳性。

（二）支气管激发试验

又称为气道反应性测定。即测定使 FEV_1 下降 20%时所需的激发物质的浓度或累积剂量，主要用于哮喘的诊断。

联用支气管舒张试验与支气管激发试验，可以有助于临床医生确定哮喘病因，或进行临床流行病学研究，如研究一些特殊类型的哮喘。

1. 运动性哮喘（EIA）

多数哮喘患者在停止剧烈运动后 5～10 min 出现胸闷、喘息、咳嗽等症状。临床上可用运动激发试验来证实、诊断 EIA，即比较运动前 FEV_1，与停止运动后 5～10 min 时 FEV_1 的结果。正常人停止运动后 FEV_1 的下降极少超过 25%。目前规定 EIA 的诊断标准为停止运动后 FEV_1，下降 15%～20%。

2. 职业性哮喘

吸入激发试验是确诊职业性哮喘的主要途径。吸入职业性致喘物质后第一个小时内 FEV_1 降低 15%以上，2～4 h 逐渐恢复，属于速发型；如果 FEV_1 降低发生在接触致喘物质后 3～4 h 则属于迟发型，如果两种情况都有则为双相型。进行这种试验有一定危险性，患者不愿接受，因而应用中有一定局限性。近年来国内外推荐使用职业性环境激发试验，即系统地监测受试者上班前、工作中、下班后，或工作日与休息日 FEV_1 的变化，判断气道阻塞与工作环境之间的关系，据之做出诊断。目前认为这是一种简便、安全、可靠的早期诊断职业性哮喘的办法。

3. 药物性哮喘

临床上可以通过观察应用（吸入、口服）某种药物前后 FEV_1 的变化判断受试者是否为药物性哮喘者，以及确定致喘药物。这种试验有一定危险性，需要在临床医生的密切监护下进行。

4. 月经性哮喘

通过动态检测月经期前、期间、期后 FEV_1 的变化，判断女性患者是否为月经性哮喘。

（三）用力呼气流量

1. 用力呼气峰流速（FEF 200～1200 mL）

系指在 FVC 曲线上计算开始用力呼出 200～1200 mL 气体的过程中平均用

力呼气流速,可以反映大气道阻塞情况。由于该指标主要依赖于受试者主观用力配合情况,因而重复性较差。

2. 最大呼气中段流速(FEF 25%～75%)

又称为 MMEF,系指 FVC 曲线中间一段(25%～75%FVC)平均呼气流速。

3. 用力呼气末段流速(FEF 75%～85%)

后两项指标均用来反映小气道通畅情况。哮喘患者,尤其是发作期这两项指标常显著降低。

四、换气功能

(一)气体分布

通气分布不均是观察哮喘最敏感指标,往往即使患者处于缓解期,常规通气功能指标已恢复正常,通气分布不均仍可持续存在。临床上可采用一口气测氮法,多次呼吸氮冲洗法及 ^{133}Xe、^{81}Kr 吸入分布状态法测定肺内气体分布情况。采用一次性呼吸法描记的 CV 曲线上计算出来的 $\Delta N_2/L$ 可大于 2.5%。7 分钟氮清洗法测定,7 分钟末平静呼出气中氮浓度(N_2-END)及用力呼出气中氮浓度(N_2-PMI)均为 2.5%。

(二)V/Q

哮喘发作期由于通气分布不均,肺内常有 V/Q 比率降低。

(三)气体弥散

与肺气肿时 CO 弥散量(DL_{CO})降低不同,单纯支气管哮喘患者 DL_{CO} 大都正常,故临床上常用测定 DL_{CO} 来鉴别哮喘患者的过度充气与肺气肿。此外由于肺内过度充气和一过性肺毛细血管灌流量增加,气-血交换面积增加,因而哮喘时 DL_{CO} 可能一过性增大。

第三节　食管功能检查

食管是一个由肌肉构成的管状器官,是连接口咽部和胃之间的一个通道。主要功能是将食物和饮料从咽部输送到胃,这就需要支配食管的神经、食管肌层及邻近肌肉收缩与松弛活动的协调。吞咽是一系列复杂但又高度协调的肌肉与多种器官协同运动的结果,始于舌的自主动作,通过咽部与食管的一系列反射动作而完成。延脑内的吞咽中心控制着吞咽动作的全部过程。吞咽一旦启动,则全部过程完全成为反射性。吞咽动作一般分为四期:第1期食物经口腔进入咽部;第2期咽部收缩使食物向咽食管接合部(上食管高压区)推进,在食物推进的同时该处的环咽肌立即完全松弛,以利于食物通过;第3期是食物通过食管的原发性蠕动波的动力作用在食管腔内自上而下地运输,这些蠕动波始于咽部,经过咽食管接合部,继续顺食管下行;第4期当食物被输送至食管胃连接处时,该部位的下食管高压区肌肉立即完全松弛使食物顺利进入胃内。这种正常食管蠕动的肌肉松弛和收缩协调功能的破坏造成了食管功能性或运动性的失常,可引起吞咽困难或食管胃反流,食管不同部位出现的疾病如咽食管连接部、食管体或膈上膨出型憩室、食管弥漫性痉挛,以及贲门失弛缓症和反流性食管炎等。

食管功能检查的内容很多,有食管压力测定、24 小时 pH 监测、标准酸反流试验、酸灌注试验、酸清除试验、放射性核素检查(包括检查胃食管反流和食管通过功能)、黏膜电位差测定等。最常用的是食管压力测定和 24 小时 pH 监测两种方法,其次是放射性核素检查。食管功能检查不仅用于发现和诊断食管疾病,还能更科学地评估疗效,如外科手术治疗前后的比较,外科治疗和内科治疗的对比,以及评价药物疗效等。

一、正常食管功能

(一)咽部

吞咽是人类赖以生存的正常生理活动之一,但直到科技发达的今天,对吞咽功能方面的了解还有许多空白。近年来在这个领域里的研究工作取得了很多进展,尤其在咽食管段的运动功能方面,对过去的一些观点又有了新的见解和评价。食物进口后经过咀嚼而变碎,并与唾液混合,吞咽时舌的动作犹如一个活塞,将食团由其背面中央卷至口咽部的后方,然后送入下咽部。在舌向后移动的同时软腭上升,将口咽部与鼻咽部隔开,从而防止口咽部新产生的压力经过鼻腔的分流而下降的可能,同时也制止了食物向鼻腔的反流。与此同时,舌骨向前、向上移动使喉上升并使喉后间隙张开,使会厌倾斜至舌下方,会厌的倾斜遮盖了喉部,因而制止了误吸。以上这些动作全发生在吞咽的咽期,持续 1.5 s 而完成。由于吞咽动作的咽期涉及很多肌肉、器官和组织,成为一个非常复杂的过程,它们之间极细微的协调如果出现障碍都将出现吞咽困难的症状。通常咽部收缩时的压力可达 200～600

mmHg,收缩时间 0.2~0.5 s,推进速度 0.9~2.5 cm/s。

(二) 食管上括约肌(UES)

咽食管段(PES)又称咽食管括约肌或食管上括约肌,系指位于咽部与颈段食管之间的一个高压区,构成 PES 者主要为横纹肌。由于其肌束附着于环状软骨,因此喉部软骨(包括舌骨、甲状软骨及环状软骨)的活动将带动 PES 的运动。其作用是分隔咽部和食管,最重要功能是防止咽食管反流。在正常情况下发生的食管胃反流时,食管上括约肌可防止食管腔内的胃内容物反流至咽部,其次要功能是防止空气进入食管和胃肠道。

一般认为环咽肌是构成食管上括约肌的主要部分,环咽肌从后方附着于环状软骨的两边,肌肉的形状和部位使其作用类似弓弦从前后方向产生拉力,环咽肌的宽度约 1 cm,而食管上高压带的长度 2~3 cm,因此除环咽肌外尚有其他因素构成上食管高压带形成括约肌作用。食管上括约肌在吞咽时可以上下移动 2 cm,在清醒时静止压为 60 mmHg(8.0 kPa),入睡时为 13 mmHg(1.7 kPa),食管上括约肌除了在吞咽开始即松弛以便让食物无阻碍地进入食管腔内外,还有学者发现在打嗝时食管上括约肌会主动松弛。当食管腔内有酸性内容物时食管上括约肌的静止压随之升高,以阻止食管胃反流时内容物进入咽部而误吸入气道,这都是生理性的自身保护机制。

(三) 食管体

食管壁有四层结构,由内向外为黏膜层、黏膜下层、肌层与外膜层。食管黏膜为复层鳞状上皮,肌层分为内外 2 层,内层为环形肌,外层为纵行肌。食管上 1/3 的肌层全由横纹肌组成,中 1/3 由横纹肌、平滑肌混合组成,下 1/3 全由平滑肌组成。食管的神经支配来自副交感与交感神经。与胃肠道其他部位不同的是正常食管肌肉组织在静息状态是松弛的,无自发收缩,无论机械或肌电图检查均不显示有肌肉活动。自发性的肌肉活动必然是病理性的,正常食管在吞咽食物、饮料或出现生理性的胃食管反流后,几秒钟内就可排空。虽然其内可残留少量液体或空气,但大量的食物残留,也必然是病理性的。食管体肌肉的功能不仅是收缩,纵行肌在食管功能上机械力的作用帮助食管通过大块状物,环形肌的功能是自上而下地使食管腔变小的收缩作用把内容物向前推进。在吞咽时自发地出现了原发性蠕动波,并不受意识控制迅速下传直至内容物进入胃内。

食管体蠕动波的速度随不同的平面而异:食管上段为 3 cm/s,逐渐增加到 5 cm/s,接近食管下括约肌(LES)时又复减慢到 2.5 cm/s。在吞咽开始 5~6 s 之后第一个原发蠕动波可以到达 LES,蠕动波也受吞咽的频率影响,间隔时间小于5 s

的连续吞咽可不下传,间隔大于 20 s 的吞咽都可有蠕动波下传。

使用压力传感器所记录的食管体压力数据,上段为(7.12±1.2)kPa[(53.53±9.02)mmHg],中段为(4.66±0.85)kPa[(35.04±6.39)mmHg],下段为(9.26±1.61)kPa[(69.62±12.11)mmHg]。

(四)食管下括约肌(LES)

位于食管移行到胃这一区域,名称不统一,又称食管胃连接部、贲门或下食管高压带,长度为 2～4 cm,吞咽开始时 LES 处于关闭状态,UES 与 LES 几乎同时松弛。一般情况下,LES 的松弛有时较吞咽开始晚 2～3 s。由于重力作用食团很快到达 LES,其松弛持续 5～10 s。以后 LES 的上部开始出现一种"后收缩"(after contraction),这是食管体蠕动的继续,但 LES 下部则无此种现象。

二、食管腔内压力测定

食管腔内压力测定是诊断食管运动机能异常的标准检查技术,它直接通过测定食管括约肌和食管收缩功能来诊断食管功能性疾病,具有很高的准确性和特异性。

1883 年美国生理学家 Kronecker 与 Meltzer 用气囊导管测定食管腔内压力。1912 年 Cannon 和 Wachbum 对测量方法进行了改进。1952 年 Quigley 和 Brody 开始将液体灌注导管和体外换能传感技术应用于食管测压,使食管测压所得到的数据更为可靠和准确。近年食管多导微型腔内换能系统和便携式压力记录仪的临床应用,将食管运动生理及病理学研究推向一个新的高度。

(一)常用的测压方法

食管测压是借助于压力传感器测量食管腔内压力,从食管不同平面做压力记录,通过放大和记录装置描绘出食管运动图形。临床上常用的测压方法有以下几种。

1. 液导法

低顺应性连续灌注测压系统是目前最常用的方法。该系统包括微泵灌注装置测压管、压力传感器和记录仪。测压管一般由 3～8 根内径 0.8 mm 的毛细管组成,每根导管前端分别开有侧孔。3 腔导管在不同水平有侧孔、间距 5 cm 呈放射状排列。3 腔导管可在一次插管和最少的吞咽次数中获得最多信息,该管 4 个侧孔位于同一水平、每一侧孔间隔 90°角,另 4 个侧孔彼此相距 5 cm,连续以 0.6 mL/min 的速度灌注。测压的工作原理是在食管腔内置入测压导管,由微泵向导管内注水,水在导管末端侧孔逸出时产生降服压力(yield pressure),即食管腔内压力。水柱所传导的压力经过体外传感器变为电信号,再传导到放大器、显示器和记录仪器上。

2. 微型腔内传感器法

用传感器直接测量食管腔内压力。常用的有电磁压力传感器和半导体压力传感器,3个测压微囊分别由一根细导管将其与感压器的感压腔沟通。压力传感器有涨丝式生理压力传感器和压阻式生理传感器两种。微型压力传感器导管的优点是体积小,直接连于体外的记录装置,故适合于便携式测压。由于其敏感度高,常用于咽食管区的测压研究。其缺点为价格昂贵,容易损坏,一旦损坏就无法维修。

3. 无线电遥控法

将压力传感器、发射机及电源集成在一个直径小于 10 mm 的无线电药丸内,经口吞入消化道,连续发送各点压力信号,由体外接收机接收信号。本法虽然可进行消化道任何部位一点的测压,但不能实行定点和多点测压,且设备费用昂贵,目前尚难普及。

4. 自由活动的 24 小时测压法

此法是用电子计算机控制的食管测压分析法。含有 2 个电压力传感器,置于食管下括约肌(LES)上方 5 cm 和 10 cm 处。压力传感器能精确地测试出 24 h 的 53.3 kPa(399.75 mmHg)以下的压力变化。压力传感器与携带式数据记录仪连接在一起,有静态 CMOS 储存器。患者可回家照常活动,24 h 后取下记录数据,放到计算机上,分析其立位、卧位和进食时的压力记录。食管收缩时的振幅、时限、传播速度和形式等,均能被计算出来。

(二) 操作方法

1. 术前准备

测压前 3 天禁服影响食管功能的药物,术前禁食一夜。

2. 测压方法

一般情况下不主张使用局部麻醉药,因其可影响测压结果。将测压管经侧鼻孔插入,顶端直达胃内,先测定胃底压力,然后外拉导管,通过贲门,测定 LES 高压带,此时在胃内压力曲线基础上突然出现压力升高,并出现 LES 由吸气时的正压(腹腔环境)变为吸气时的负压(胸腔环境)的一个点,称为压力转折点(PIP),它可以作为测量 LES 压力和其在腹腔中长度的参考点。继续上拉导管,压力即下降至食管腔内的压力,压力下降之处即 LES 的上缘。通过对这个部位(胃-LES 食管)的测压,获得胃底、LES 压力、LES 在腹腔中的长度和总长度。

第四节　胸部放射性核素检查

一、概述

（一）定义

放射性核素是指凡原子核处于不稳定状态并在核衰变过程中发出射线的一类核素。放射性核素检查是利用放射性核素及其标志化合物能被特定的脏器或组织选择性摄取聚集，并在正常和病变组织之间存在放射性分布浓度差异，进而对受检脏器或组织的形态、功能、代谢等生理生化变化的过程做出判断，为疾病的诊断和治疗决策提供客观依据。放射性核素检查在儿科疾病的应用具有独特的临床价值，越来越得到人们的重视和广泛应用。

（二）基本条件

实现放射性核素检查的两个基本条件是：具有能被脏器或组织选择性吸收、摄取和排泄的放射性显像剂及可以在体外灵敏地、定量地探测到显像剂在体内的动力学过程信息，经计算机技术处理获得各种参数和脏器影像的显像仪器。根据检查目的不同分为体外和体内检查。体外检查利用放射性标记的配体为示踪剂，以竞争结合反应为基础，在实验室试管内完成微量生物活性物质的测定。其中放射免疫分析是这类检查中最有代表性且最为广泛应用的体外放射配体结合分析技术。

二、检查原理及特点

近年来，随着酶标免疫技术、化学发光和时间分辨检测技术的成熟与迅速发展，可以对体内各种激素、某些特异性抗原、肿瘤标志物和药物浓度进行检测及分子探针研究，并广泛应用于疾病诊断和临床医学应用研究。体内检查是将放射性核素或及其标志化合物引入体内一定时间后，用特殊的放射性探测器接收发射穿透组织的核射线，记录其在体内的分布和随时间变化为基础的脏器或病变的显像，进行功能测定方法。通过大量临床实践，用科学方法找出正常、异常变化规律和阐明某些疾病的异常特点,即可根据这些规律和特点对这些疾病进行诊断。

（一）放射性核素显像原理

放射性核素或及其标志化合物与一般天然元素或其化合物一样,引入体内后根据其化学及生物学特性有其一定的生物学行为。细胞选择性摄取或聚集包括组织细胞功能特需、特价物质和代谢产物及异物。将能够选择性聚集在某一脏器、组织和病变的放射性核素或其标志物引入体内之后,使该脏器、组织或病变与周围邻近组织之间产生了放射性浓度差,利用放射性显像仪器探测到这种浓度差别,并利用计算机技术经处理将其显示成像,即为该脏器、组织或病变的影像。把这种信息定量定位用显像方式或非显像方式显示出来,经统计学处理,根据形态结构和功能代谢显像表现出正常和异常变化规律,从而对疾病进行诊断。

（二）特点

放射性核素显像反映了脏器、组织或病变中显像剂的聚集量,聚集量的多少又与血流量、细胞功能、细胞数量、代谢率和配体与受体特异结合程度等因素有关,因此其影像不仅反映脏器和组织的病变解剖形态、结构变化,更重要的是提供了脏器和组织病变的功能、血流、代谢和受体密度等方面的信息。核医学放射性核素显像的最突出的优点是其功能显像,在很多疾病中,X线、X-CT、MRI这些精确反映结构变化的检查手段尚未发现异常时,核医学检查即可提早发现阳性变化。此检查为患者的治疗赢得了时间。这也正是核医学在当前面临现代医学影像技术严峻挑战下得以存在并持续发展的根本所在。但本法受引入放射性活度的限制,成像信息量不是很充足,其影像的清晰度不如CT、MRI,影响对微细结构的精确显示。近年来融合成像技术可将CT、MRI解剖结构影像与核医学SPECT和PET获得的功能代谢影像叠加在一起,有利于病变定位和定性诊断。

放射性核素检查是无创的,所用的放射性核素和显像剂化学量极微,患者所接受的辐射吸收剂量远低于X线检查,且一般不会发生毒副作用。因此本法简便、安全、无创、便于重复,不仅有助于疾病的诊断和治疗决策,还适用于疗效评价和预后判断。特别适用于儿童检查。

第五节　介入超声检查

超声波不能穿透肋骨及肺内气体的干扰。使超声检查在胸部的应用受到一定的限制。近年来高分辨力实时超声仪的发展,检查技术的提高,使胸壁、胸腔及外周型肺内病变的超声诊断有较大进展。尤其是超声引导下穿刺技术在胸部的应用,不仅准确、简便而且无放射线的损害,对胸壁、胸膜病变及纵隔肿瘤的穿刺活检、胸腔穿刺抽液、置管、引流等取得了较好的效果。超声引导穿刺技术在胸部疾病应用的主要范畴是做细胞学和组织学检查,抽液、引流及进行各种治疗。

一、超声引导下穿刺组织活检

(一)适应证

(1)X线或CT检查发现的近胸壁各种肺部占位性病变并经超声显像证实者。

(2)发现有肺部肿块但因各种原因不能开胸活检者。

(3)肺外周型肿块。不能行纤维支气管镜活检或检查失败者。

(4)原发灶不明的肺部转移癌,为选择化疗治疗方案需组织学诊断者。

(5)肺部炎性肿块(如肺炎性假瘤、肺化脓症、结核和叶间积液等),临床治疗前需明确诊断者。

(6)需超声引导下穿刺,并在肺癌肿块内直接注射化疗药物者。

(二)禁忌证

(1)有严重出血倾向者。

(2)近期内严重咯血、呼吸困难、剧烈咳嗽或不能合作者。

(3)有严重肺气肿、肺淤血和肺心病患者。

(4)肺部肿块声像图显示不清晰者。

(三)临床意义

肺部肿瘤术前或化疗前的病理诊断过去主要依据痰细胞、纤维支气管镜活检及X线透视的活检。但痰液细胞学阳性率低,外周型肺肿块纤维支气管镜不易达到要求的深度,而超声引导下穿刺活检可以发挥较好的作用。对于肿瘤合并大量胸腔积液,肺不张患者,X线胸片无法确定肺内有无占位病变。超声引导则不受胸腔积液、胸膜增厚、肺不张等影响,对伴有胸腔积液的周边肺部肿块,超声亦容易显示,并且同时可见穿刺针尖及针道,上述优点为X线导向穿刺不能解决的。超声引导下活检可以极大地缩短患者的确诊时间,对于无法手术和晚期肿瘤转移患者,免受开胸探查的痛苦而获得确切的病理诊断,为临床放疗和化疗提供重要依据。

总之,超声引导下穿刺组织活检能使大于80%的外周型肺部肿块的病例获得准确的组织病理学诊断,可避免手术痛苦。其方法简便、安全,已广泛应用于临床。

二、胸膜腔穿刺抽液和液体引流

(1) 应用超声显像法探测胸膜腔疾病,特别是胸膜腔积液及包裹性积液,可估计积液量,有无分隔及其流动性的诊断。具有简便、易行、准确等优点,尤其是对检测是否有少量积液存在,不受胸膜增厚的影响,优于 X 线检查。

(2) 应用超声定位,确定最佳穿刺点和穿刺方向,具有较好的临床应用价值。超声引导下的胸腔积液定位穿刺成功率>90%,不仅用于抽液治疗,而且通过穿刺抽液,胸液的实验室有关项目的检测,可明确渗出液、漏出液、感染性胸液、良性或恶性胸液等,有助于胸腔积液性质和病因诊断,能迅速做出判断。

(3) 超声引导下经皮穿刺置管引流治疗脓胸或肺脓肿较其他方法简便、安全,可获得较好的治疗效果。

三、胸壁胸膜病变的穿刺活检术

X 线、CT 检查发现胸壁胸膜增厚,肋骨来源的胸壁肿瘤或胸膜肿瘤:肿瘤占据肺表面及胸膜胸壁,来源判断困难者,可通过超声扫查利用肋间及胸骨上下窝。锁骨上缘能显示胸膜胸壁增厚大于 1 cm 的特点,均可行穿刺活检以助诊断。

恶性间皮瘤及转移性胸膜肿瘤的保守治疗,常采用超声引导下注药,可达到控制胸腔积液及局部抗瘤治疗的目的,可减少晚期肿瘤患者的痛苦,改善生活质量。

四、纵隔肿瘤的穿刺活检术

(一) 适应证

(1) X 线或 CT 检查发现纵隔区增大或有肿块者。

(2) 胸骨旁或胸骨上窝、锁骨上缘、背部超声扫查显示上、前、后纵隔有实性肿瘤者。

(3) 为了解上述实性肿瘤的病理学诊断,判断良恶性以确定治疗方案者。

(二) 禁忌证

(1) 肺心病、严重的肺气肿、心肺功能不全者。

(2) 难以避开肿瘤内丰富、高速血流。

（3）剧烈咳嗽不能控制者。

（三）临床意义

（1）X线或CT检查发现的纵隔肿块，多数超声检查可以显示，但定性诊断均较困难，由于超声检查受胸骨、肋骨、肺气体等影响，常不能显示肿块全貌。近年来的研究证实囊性畸胎瘤随体位改变时，超声可显示内部钙化、脂肪毛发等点状内容物移动，表现强回声团、液平面，可做出定性诊断，但其他如胸腺瘤、恶性淋巴瘤、神经源性肿瘤、恶性母细胞瘤、转移瘤等实性肿瘤的超声鉴别诊断较为困难，常需通过超声引导下活检确诊。

（2）超声引导下穿刺活检在实性肿瘤术前能获得组织学诊断，观察肿瘤与周围大血管、肺的界限关系，为手术方案的选择提供参考依据。

（3）超声引导下纵隔穿刺活检操作简便、定位准确，加用彩超扫查可避开大血管，为纵隔肿瘤的诊断提供一种安全、可靠、诊断率较高的确认方法。

第六章　胸外科的微创治疗技术

第一节　概　　述

　　20 世纪 60 年代到 80 年代后期,胸外科医生一直在设计胸外科手术的入路。由此衍生出许许多多的胸部手术切口。这些切口只是为了减少对胸壁肌肉的损伤,以及减少对肩关节功能的影响。由此诞生了人们常说的胸部小切口手术。这些切口均是相对于标准的经典后外侧切口而言的。后期随着医疗器械的进步,照明设备的进步,小切口手术得到迅速发展,经典手术切口明显减少。这些小切口手术在一定程度上减轻了手术损伤,减少了手术痛苦,是胸部微创技术的一部分。

　　20 世纪 80 年代后期,随着科技进步,出现了电视腹腔镜手术,并很快出现了电视胸腔镜手术的报道。国内从 90 年代初开始陆续报道。电视胸腔镜手术的出现是胸部微创技术的最重大进展。由于明显的微创伤优势,应用普及非常迅速。从最初的胸腔探查、脓胸清除、气胸手术,发展到目前的解剖性肺叶切除、全腔镜的食管手术、胸腺手术等,手术的适应证不断扩大。虽然在恶性肿瘤的治疗上的认知仍有争论,但相对早期肿瘤的电视胸腔镜手术已经成为广泛共识。

　　电视胸腔镜手术与传统开胸手术相比,操作方式已是天壤之别。要求术者必须具备扎实的开胸手术经验、技巧及危险控制能力。其次,手术的进口器械较贵,也限制了电视胸腔镜手术的进一步应用。但随着科技的进步,费用应会逐步降低。胸科手术的微创化操作已是大势所趋,但目前的治疗模式下,难以完全取代传统手术方式。

　　经胸微创封堵室间隔缺损技术经中国医生首创并经临床验证,目前已经取得十分肯定的效果,从最早的国内仅几家单位开展至现在已经大量推广,甚至国外许多知名心脏中心也已经在中国医生的协助下开始应用,使越来越多的先天性心脏病患儿从中受益。

　　微创胸外科包括两个精髓:

（1）手术对患者的各器官功能损伤是微小的。

（2）切口比传统手术切口明显减小。微创外科包括随着影像胸腔镜的发展，现在影像胸腔镜手术适应证不断扩大，某些传统开胸手术逐渐被胸腔镜替代，包括自发性气胸肺大泡切除术、胸膜粘连术、肺病楔形切除、肺叶切除、全肺切除、纵隔肿瘤切除、胸壁肿物切除、食管疾病的治疗等。

微创胸外科是胸外科发展的必然趋势及方向，胸外科在胸腔镜下开展了自发性气胸肺大泡切除术、胸膜粘连术、肺病楔形切除、肺叶切除、纵隔肿瘤切除、胸壁肿物切除、食管良性肿瘤切除术、食管异物取出术、胸腔镜下全肺切除术及胸腹腔镜联合食管癌根治术，取得了极好的效果。

第二节　胸腔镜治疗技术

手术微创化是外科医生的不懈追求，也是外科学发展的主流方向。20 世纪 90 年代，电视腹腔镜和胸腔镜等手术的出现使外科手术实现了实质意义的微创化。在外科学发展史上，"开膛"和"开颅"曾是人类最大的畏惧，故胸外科和脑外科是最后出现的外科学分支；近 20 多年，现代微创技术在胸外科手术中的应用不断拓宽、拓深，深刻地改变了很多疾病的诊疗程序、策略乃至原则。迄今在各种胸外科疾病的诊疗中，微创技术拥有举足轻重，甚至不可替代的作用。回顾胸外科微创诊疗技术近年的进展，大致有以下几方面。

一、胸腔镜应用范围不断拓宽

手术适应证已涵盖所有胸外科疾病，原有手术"禁忌"屡被突破。

由于骨性胸廓支撑和隔离单肺通气后肺萎陷的作用，使胸腔内镜手术拥有开阔的操作空间，这是胸腔镜较其他腔镜手术适应证更广、可施行更复杂手术的基础。20 世纪 90 年代初电视胸腔镜技术出现后不久，便很快应用到了胸外科几乎所有的常见疾病。但早期，受熟练度、普及度及内镜清晰度等限制，尚不能施行复杂操作。在很多手术中，人们设定的适应证均有所保守，一些情况被认为是"相对禁忌"甚至"绝对禁忌"。如大于 5 cm 的纵隔肿瘤、大于 3 cm 的肺占位性病变、胸腔粘连，尤其"封闭胸"等，均认为不宜行胸腔镜手术。随着技术的熟练和普及，以及适宜的手术器械和高清内镜的出现，目前胸腔镜技术跨越了很多"雷池"，深入到很多复杂的胸腔手术中。当代的胸外科医生，不论是否行胸腔镜手术，都开始理性地意识到,胸腔镜就像我们的手术刀,已成为胸外科手术的一部分。但"胸腔镜"本身并不会做手术,会"做"手术的仍是外科医生的手和脑!在越来越多技术熟练的胸腔镜外科医生手中,病变直径、胸腔粘连与否等已不再是胸腔镜手术的绝对标准。完全胸腔镜下一系列复杂操作,如巨大纵隔肿瘤切除＋心包切除补片重建、肺血管解剖游离、纵隔淋巴结清扫,甚至支气管的袖式切除吻合等,被越来越多的胸外科医生掌握并作为常规手术开展,这些均提示当前胸腔镜外科技术已趋成熟。

二、全胸腔镜下肺叶切除＋淋巴结清扫术

全胸腔镜下肺叶切除＋淋巴结清扫术已成熟并得到广泛推广,肺癌外科进入了"全胸腔镜"时代。

肺癌外科是胸外科的核心部分。1992 年 Lewis 等率先报道胸腔镜肺叶切除术。20 世纪 90 年代,其实多为胸腔镜辅助小切口手术,仍需撑开肋骨并间断配合直视下操作,较传统开胸肺叶切除术优势并不明显。进入 21 世纪,尤其近 5 年,随着胸腔镜外科技术的积淀和内镜直线切割缝合器的熟练应用,逐渐开展了"全胸腔镜肺叶切除术"。所谓"全胸腔镜"是指腔镜小切口(最大 3～5 cm)、不撑开肋骨及不借助直视操作。由于其具有明显的微创优势,以及熟练后在操作上的舒适性等特点,迅速在国内外推广。目前,国内外很多知名单位全胸腔镜肺叶切除术已成为周围型肺癌、支气管扩张症等肺恶性、良性疾病治疗的常规方法,占同期肺叶切除术的 80% 以上。在肺癌治疗中,胸腔镜曾因手术安全性和淋巴结清扫的彻底性受到质疑。近 5 年,随着大宗病例和一系列包含了远期生存的随机对照研究成功的报道,这种质疑逐渐消失。全胸腔镜下肺叶切除＋淋巴结清扫术已成为治疗周围型肺癌的常规方法,并于 2007 年写入美国国家综合癌症网(NCCN)和美国胸科医师学会(ACCP)肺癌诊疗指南。最近有报道选择性地为中心型肺癌患者施行全胸腔镜支气管袖式肺叶切除和全肺切除术,令人鼓舞。

全胸腔镜下肺叶切除＋淋巴结清扫术广泛用于肺癌治疗是胸部微创外科近 5 年新进展中最大的亮点。

三、支气管内超声引导针吸活检术

它有效地减少了外科活检技术的应用,并逐渐成为肺癌淋巴结分期及不明纵隔肿物诊断的标准方法之一。长期以来,纵隔镜及胸腔镜等外科活检方法一直是诊断纵隔疾病和肺癌淋巴结分期的"金标准"。但其创伤相对较大,操作相对复杂,需行全身麻醉、气管插管、颈部或胸壁切口、纵隔内大血管周围解剖游离,存在一定

的并发症和死亡率。支气管内超声引导针吸活检术（EBUS-TBNA）是近年开展的新技术。它可在超声图像的实时监视下对纵隔及肺内气管、支气管周围病变行穿刺活检。与纵隔镜检查术相比，更微创、安全，无须气管插管全麻，操作更简单；与传统经气管针吸活检术相比，可实时清晰地显示纵隔内血管与病变关系，显著提高了穿刺的安全性和准确性。近年，肺癌诊疗指南中，纵隔淋巴结转移被认为是新辅助化疗或系统放化疗的适应证，不建议直接手术，故从病理上判定淋巴结是否转移十分重要；部分纵隔肿瘤，因明显外侵而无法手术，或不能排除淋巴瘤、淋巴结结核等不宜手术，但均需取病理诊断；这些都是 EBUS-TBNA 很好的适应证。2007 年 NCCN 和 ACCP 的肺癌临床实践指南中推荐 EBUS-TBNA 为明确肺癌淋巴结分期的标准方法之一。2009 年，此技术正式引入中国。之后在北京大学人民医院等多家医院开展，取得了满意效果。

四、电视硬质气管镜设备和技术不断更新完善，大气道疾病治疗的效果和安全性显著提高

电视硬质气管镜技术是 20 世纪 80 年代逐渐得到发展的胸部微创新技术。传统硬质气管镜由于操作烦琐、麻醉要求高、患者痛苦大等缺点，20 世纪 70 年代后逐步被软质纤维支气管镜取代，应用越来越少。但纤维内镜受操作孔道限制，能完成的治疗性操作十分有限。20 世纪 80 年代，随着麻醉技术的提高、光学成像技术的进步，逐渐出现了配套或搭载有激光、氩气刀、电刀和冷冻探头等治疗设备的电视硬质气管镜，以及一系列方便实用的新型硬质气管镜器械，极大地方便了操作，提高了手术安全性，扩宽了气管、支气管腔内治疗的范围，在气道恶性肿瘤的姑息治疗、良性肿瘤的腔内切除及异物取出等方面发挥了重要作用。近年，这些技术、设备和器械不断更新、完善，使大气道疾病治疗的效果和安全性显著提高。现代电视硬质气管镜技术成了胸部微创外科的重要组成部分。

五、新技术带动新适应证，相关研究不断深入

现代微创技术的应用给传统胸外科注入了活力。胸部微创新技术在易化和简化传统胸外科手术的同时，引发了新的诊疗方法，并带动了新的适应证，如漏斗胸的治疗。近年还出现了胸腔镜辅助胸骨抬举术；肺气肿的外科治疗出现了经支气管镜肺减容术；机器人辅助胸腔镜手术也在一些单位开展。胸腔镜手术的微创特点还给胸外科带来了新的手术——胸交感神经链切除/切断术，广泛用于手汗症、上肢雷诺综合征及长 QT 综合征等一系列原本不属于普外、胸外科诊疗范畴的疾病。

近年,在手汗症的微创治疗中,国内外学者在相关流行病学、交感神经的切除/切断范围与方法、去交感化对人体的影响及术后代偿性多汗的相关因素与机理等方面开展了深入研究。这些都是微创技术使学科向纵深化发展带来的裨益。

六、经自然腔道的胸腔和纵隔手术崭露头角

经自然腔道内镜手术(NOTES)是指经人体与外界自然相通的开口与管腔(胃、食管、气管、结肠、阴道、膀胱)将内镜器械置入体内操作。2004 年美国约翰霍普金斯大学 Kallo 等在动物实验的基础上首次提出此概念。此后迅速引起重视,陆续有各国的研究小组分别成功地施行了经胃或经结肠的腹腔探查、脾切除、卵巢切除、子宫部分切除、胃空肠吻合等动物实验。2007 年法国斯特拉斯堡大学医院 Marescaux 等报道世界首例真正意义上的人体 NOTES。对于胸腔或纵隔而言,距离最近的自然孔道包括口腔、气管和食管。近年,屡有经上述孔道施行纵隔淋巴结活检、肺活检、心包开窗等动物实验研究的报道。NOTES 因创伤进一步减小,体表无手术瘢痕,因此,无疑是更升一级的微创外科新技术。目前,NOTES 胸腔及纵隔手术已崭露头角,相信不久会更广泛地用于临床。

第三节　微创治疗在胸外科的应用

由于"创伤小、恢复快"等优点,微创手术已被越来越多的专家和患者接受。微创是外科手术发展的方向,而胸外科是专门研究胸腔内器官,主要是食管、肺部、纵隔病变的诊断及治疗的学科,随着医学科技的发展,微创技术在胸外科手术中的应用越来越广泛。

一、微创化的发展

目前,国内外大的医疗中心都在走向微创化,如果这时还一味采用传统开放性的手术,就会跟不上潮流的发展和时代的进步。早在 1992 年 10 月,解放军总医院腔镜手术的成功实施标志着该院微创技术的起步。但由于早期的腔镜成像不清晰且器械操作复杂,所以微创技术进入了缓慢的发展期,直到 2007 年才取得突破性的进展,此后微创手术的比例直线上升。

近 10 年的临床实践证明,由中国学者发起和主导的经胸微创封堵技术,已成

为治疗以室间隔缺损为主的常见先天性心脏病的一种新术式,也是当今微创心脏外科和 Hybrid 时代的一个重要组成部分。

　　该技术融合了传统体外循环辅助下外科手术修补和放射线辅助下经皮介入治疗两种方法的技术优势,是由心脏外科医生经胸部小切口在心脏正常跳动状态下借助于超声心动图应用简单的输送装置将改良的封堵器直接安放在心脏缺损的部位,达到治疗的目的。与外科手术相比较,该方法不需要复杂的体外循环过程,无心脏缺血再灌注损伤,一般不需要输血和血液制品,ICU 滞留和住院时间明显缩短,这不但减轻了患者的创伤,而且节约了大量的医疗资源(如仅每年节约的血液就可以"吨"为单位计量);与经皮介入治疗相比较,该方法没有年龄、体重和外周血管条件的限制,没有放射性辐射,适应证更宽泛,尤其是对一些特定部位的室间隔缺损,如双动脉瓣下和肌部,更能体现其技术优势。

　　仅 2007 年后的六七年间,国内至少有 50 家单位超过万例患者接受了经胸微创室间隔缺损的封堵治疗,严重并发症的发生率非常低,6 年以上中远期随访结果满意。因此,我们有理由相信,只要目前所应用的体内植入材料的安全性可靠,更长期甚至终生的随诊结果值得信赖。另一方面,国内学者不断总结经验,在近年的高层次国际学术论坛上,几乎都能听到来自中国学者关于经胸微创技术的声音,并有学术文章发表在心胸外科领域国际一流杂志上,已经越来越引起国际学术界的关注。

二、患者不要盲目地追求微创手术

　　使用微创技术可以完成大部分胸外科的手术,但也有个别的手术不适合使用微创技术。同样是肺癌,有的就不能做微创手术。比如中央型肺癌,手术风险大,肿瘤长在肺门,跟心脏和大血管关系比较密切,并且肿瘤很大导致使用微创手术切除后很难取出,这样的病例就不能做微创手术,需要传统开放性的手术。

　　有些病情根本不需要做微创手术,比如胸壁肿瘤。而早期的肺癌、食管癌等都可以做微创手术。晚期肺癌、食管癌由于恶性程度比较高、手术难度大,不适合做微创手术。现在人们对健康的理念越来越关注,通过全面的查体,能够及早发现早期肺癌,而及时的微创治疗,不仅效果好,而且所遭受的痛苦也小。

三、机器人微创手术有其优势和不足

　　现在的微创主要指的是胸腔镜、腹腔镜等技术,而机器人微创手术则是借助腔镜技术,同时又是对腔镜技术进一步的发展。机器人微创技术最早设计的理念就是远程控制手术,使医生能够通过机器人远距离、及时地为患者实施手术。但由于受信号传输等条件的影响,这套技术到现在还没有完全成熟。

机器人微创手术虽好,但并非每个人都适合,同时它也有其优势和不足,其不足主要表现在费用比较贵,并且架设机器时间比较长。由于腔镜技术已经很成熟了,如胸外科常规手术肺叶切除使用腔镜技术就能够做得很好,这样就没有必要再使用机器人微创技术了。

机器人微创手术的优势主要是针对腔镜更难达到的部位,更需要精细操作的部位,比如一部分胸腔顶部的肿瘤和胸腔底部的一些肿瘤,它会有优势,但是大部分的手术用胸腔镜就能解决。此外,机器人的手臂灵活,能够到达人的手掌达不到的地方,同时它的显像是 3D 的,成像更清晰,放大倍数更大,医生可以自己调整,操作更为便捷。

四、术中 CT 的检测能降低风险,安全便捷

随着健康知识的普及,许多很小的肺部病变,不知道良恶性,又想要及时明确地证实并且切除,怎样找到它并且精准切除这是一个难题。所以,这也是国内外近几年来的一个热点。解决这个难题的办法有很多,解放军总医院的办法就是 CT 定位,因为 CT 比较精准,并且在手术室就有 CT 机,CT 检测在手术现场就能做,这样能够减少术中对患者的挪动,降低风险,安全便捷。同时这也符合微创手术的理念,精准的定位能够确保最大限度地切除病变组织,最大限度地保留正常组织。

经胸微创封堵技术的出现,使得原本需要多学科合作的复杂心脏手术过程变得如同常规的阑尾炎手术一样"简单";避免了输血导致的许多疾病;使医生和患者免受放射线辐射;可以节约大量的医疗资源等,所以有人称其为先天性心脏病外科的革命性变化。正如西方专家所言,经胸微创心脏手术的影响和推广,正在经历从东方到西方的推进,这与大多数的微创新技术都是从西方到东方的延展形成了鲜明的对照。另一方面,在封堵器的形状和结构得到较为合理的优化改良后,镍钛合金记忆材料作为封堵器的骨架短期内不可能被其他材料取代,材料的表面处理或改进可能是近期内进一步研究的方向。从长远角度看,用生物可吸收材料作为骨架,研究可降解封堵器是真正的发展趋势。我们相信,在国家相关行政部门或行业协会的指导下,随着操作规范和技术指南的不断完善,这一微创技术必定惠及更多的患者。

第七章　心胸外科疾病

第一节　胸　外　伤

胸外伤最常见的是创伤性气胸和多发性肋骨骨折，这会影响呼吸和血液循环。

一、创伤性气胸

气胸在胸外伤的患者中常见。气胸可以由各种锐器造成胸壁穿透伤，外界气体进入胸膜腔而形成。

（一）诊断标准

1. 临床表现及体征

（1）有挤压伤、肋骨骨折或锐器伤、爆震伤等外伤史。

（2）少量气胸症状轻微，胸闷、憋气症状不明显等。

2. 检查

（1）X 线胸片可确定气胸的程度及是否有肋骨骨折、肺不张、纵隔移位、皮下气肿、血胸等合并症。

（2）张力性气胸时肺完全萎陷、纵隔移向健侧、皮下气肿（紧急情况下先行闭式引流或粗针头第 2 肋间排气处理后再拍片）。

（二）治疗原则

一般处理原则包括吸氧，镇静，止痛，化痰，排出分泌物，输血，补液，纠正休克，合理选择抗生素预防感染。

1. 闭合性气胸

少量气胸（肺压缩＜30%），症状多不明显，可密切观察，不做特殊处理。

2.张力性气胸

紧急情况下粗针头锁骨中线第2肋间刺入胸腔排气。

3.开放性气胸

无菌敷料覆盖、暂时闭合伤口,变开放性气胸为闭合性气胸,再行胸腔闭式引流。

（三）常用药物

镇痛剂、抗生素、祛痰药如乙酰半胱氨酸、氨溴索等。

二、多发性肋骨骨折

肋骨骨折是最常见的胸部损伤,骨折多发生于第4～7肋,第9～12肋骨骨折可能伴有潜在的腹内脏器损伤。多根多处肋骨骨折(一般4根以上)是最严重的肋骨骨折,可形成胸壁软化,引起反常呼吸运动,严重影响呼吸功能。

（一）诊断标准

1.临床表现及体征

（1）有车祸、坠落产生的胸部撞击、挤压伤史。

（2）胸部疼痛明显,深呼吸、咳嗽、打喷嚏、变动体位时疼痛加剧。

2.检查

X线片较易确定肋骨连续性中断或错位的部位,并可以了解是否有血胸、气胸、纵隔或皮下气肿、肺损伤或肺不张等合并症的存在。

（二）治疗原则

1.闭合性肋骨骨折

（1）多头胸带固定胸部,有助于止痛和控制反常呼吸。

（2）合理选择使用抗生素,预防感染。

（3）有气胸、血胸等合并症时要同时处理。

2.开放性肋骨骨折

（1）常规清创、彻底清除异物、碎骨及坏死组织,缝合伤口。

（2）开放时间过长,或污染严重的伤口,清创后引流换药。

（三）常用药物

抗炎镇痛药如吲哚美辛和布洛芬等,必要时也可使用阿片受体激动剂如曲马朵和吗啡等；开放性骨折使用破伤风抗毒血清（TAT）等。

第二节 漏 斗 胸

一、漏斗胸概况

漏斗胸是胸壁最常见的先天性发育畸形，目前多数人认为病因是下胸部肋软骨过度生长，过长的软肋向内牵拉胸骨下端及部分肋骨向脊柱凹陷，使前胸壁呈漏斗状的一种畸形，绝大多数患者自胸骨柄或从第三肋软骨开始向内凹陷，至剑突上形成最低点。少数病例与家族遗传有关。年龄较小的患者畸形常常是对称的，随年龄增长病情往往加重，可使畸形不对称，胸骨发生偏转，一侧肋软骨凹陷更深。严重畸形压迫心肺，使心脏向左侧移位。部分病例伴有心脏畸形或马方综合征，青春期后脊柱弯曲逐渐明显。

二、诊断与治疗

（一）诊断标准

1. 临床表现及体征

（1）胸骨下端前胸壁向内凹陷。

（2）畸形严重者常有反复呼吸道感染，运动耐力下降。

（3）心脏压迫病儿可伴有心律失常或心脏杂音，超声心动图有二尖瓣脱垂。

（4）患者还可能伴有精神抑郁、性格孤僻等心理改变。

2. 检查

（1）病情严重者肺活量减少，活动耐量降低。

（2）X线心影向一侧移动，部分病例可见中心透过度增强，侧位片胸骨和脊柱间隙缩小。

（3）胸部 CT 能更清晰显示胸廓内凹的范围、程度和胸廓的对称性及胸骨扭转的角度，便于计算胸廓指数，为手术方案的设计提供帮助。

（4）漏斗胸畸形程度测定。胸廓指数是最常用的指标：胸骨最凹陷处的胸廓内侧最大横径与相应平面胸骨后缘到椎体前缘间的最短距离的比值。胸廓指数大小 3.25～3.5 为中度,3.5～6 为重度,大于 6 为极重度。

（二）治疗原则

（1）手术纠正畸形,目的是解除凹陷的胸骨和肋软骨对心肺的压迫,纠正畸形,恢复心肺功能,消除患者的心理负担。

（2）最佳手术时间是学龄前 4～7 岁。常见的手术方法有胸腔镜 Nuss 手术、胸骨肋软骨抬举术、带蒂胸骨翻转术等。

第三节　胸　壁　肿　瘤

胸壁肿瘤是胸科较常见肿瘤之一,可分为原发和继发两种,原发肿瘤中又分为软组织肿瘤和骨性肿瘤,又有良恶性之分。

一、原发肿瘤

（一）胸壁软组织良性肿瘤

常见者多起源于胸壁的肌肉、脂肪、神经和血管等,如肌纤维瘤。最常见的是脂肪瘤、神经纤维瘤和血管瘤,前两种不论大小,予以手术切除即可,不存在胸廓成形问题,血管瘤虽为良性,但其形态比较复杂。

（二）胸壁软组织恶性肿瘤

如横纹肌骨骼肌肉瘤,多半恶性程度较高。脂肪肉瘤、纤维肉瘤等多半恶性程度较低,但也不易切除彻底,术后往往局部复发,最多者可复发切除 20 余次,晚期可远处转移,最终不能治愈。

（三）胸壁骨性良性肿瘤

最多见于肋骨,有时为多发,如肋软骨瘤、骨巨细胞瘤（Ⅰ～Ⅱ级,亦可发生于不相邻的两条肋骨）,其他常见的良性病变有骨囊肿、骨纤维结构不良、嗜伊红细胞肉芽肿等。

（四）胸壁骨性恶性肿瘤

较常见的是胸骨柄骨肉瘤和肋骨肉瘤。这种肿瘤多半发展较快，疼痛明显，X线检查常有骨质破坏，局限于一段肋骨者，可连同肋间肌、壁层胸膜大范围切除。

二、继发性肿瘤

胸壁继发性肿瘤均为恶性肿瘤转移所致，或有过恶性肿瘤手术史，或身体某部位的恶性肿瘤依然存在。除胸壁外，常合并其他脏器及某处淋巴结的转移，胸壁转移瘤可单发，也可多发，可在皮下或软组织内，也可转移到肋骨。

（一）症状

除原发灶引起的症状外，软组织转移瘤多无症状，在皮下较大者可破溃感染，肋骨破坏或骨折处多有明显胸痛，咳嗽时加重，并无其他明显症状。

（二）治疗

如原发灶未去除，或他处亦有明显转移，则一般只行放疗化疗和对症治疗，如皮下较大已合并感染有破溃可能者，可予局部切除。

（三）手术方法

切口依部位而定，软组织内的转移瘤可在肿瘤表面根据肿瘤大小设计切口。肋骨转移破坏者最好在其下一正常肋骨之肋间进胸，有几段肋骨破坏（同侧）均可经这一切口切除，如破坏肋骨在后部，切口仍在侧胸壁，这样关胸容易，正常肌层和皮肤可覆盖在缺损处。

第四节　恶性胸膜间皮瘤

恶性胸膜间皮瘤也被称为恶性间皮瘤。恶性间皮瘤是原发于胸膜、侵袭性高的恶性肿瘤。恶性胸膜间皮瘤是胸膜原发肿瘤中最多见的类型。临床表现与侵袭行为有关，它通常局部侵袭胸膜腔及周围结构。

一、临床表现

恶性间皮瘤患者的典型临床表现包括胸痛、呼吸困难、咳嗽、体重减轻、疲乏，偶尔伴随发热和夜间盗汗。上述症状可在确诊前就存在数月。恶性胸膜间皮瘤患者可能出现腹围增加、腹痛或腹部不适、便秘、恶心，偶可出现脐疝等。

二、检查

（一）CT 扫描

CT 被认为是最重要的影像学评估方法，可判断病变范围和鉴别诊断。

（二）MRI

在间皮瘤的诊断和分期中所起的作用有限，当怀疑病变跨膈生长和大血管、神经丛侵犯时，可行 MRI 协助判断。Heelan 等比较了 CT 和 MRI 在间皮瘤分期诊断中的准确性，评估淋巴结时 CT 的准确性和 MRI 相当，但在发现胸壁侵犯方面则 CT 准确性更高。

（三）肿瘤标志物

检测胸腔积液肿瘤标志物可辅助诊断恶性胸膜间皮瘤。肿瘤标志物 CEA、CA15-3、CA72-4、CA19-9、CA549、NSE、CYFRA21-1 的水平可区分胸腔积液良恶性，但在区分肿瘤类型方面证据甚少。

三、治疗

（一）外科治疗

首先是扩大性胸膜肺切除术，即根治性切除被累及的部分胸壁、全肺、膈肌、纵隔和心包。第二个外科治疗措施为胸膜切除术，此术非根治性，并不能改善恶性胸膜间皮瘤患者的生存时间，但似乎能控制胸腔积液，改善患者的生活质量。

（二）化学治疗

蒽环类药剂被认为对恶性胸膜间皮瘤有效，其次是顺铂、丝裂霉素、环磷酰胺、氟尿嘧啶、甲氨蝶呤、长春花碱酰胺等,目前多采用以蒽环类为主的综合化疗。

(三) 放射治疗

扩大性体外放疗被认为有效,能缓解某些病例的胸痛及控制胸液,但对疾病本身并无疗效。

第五节　肺气肿的外科治疗

之前外科治疗肺气肿仅是针对合并肺大泡的病例实施肺大泡缝扎,预防发生气胸。对于终末期的肺气肿患者,采取肺移植方法根治肺气肿。但近年来发现对于那些气肿化病变不均匀的肺气肿患者,可以将高度气肿化的病变肺组织切除,恢复存留肺脏的呼吸功能,这就是所谓的肺减容手术(LVRS)。

一、肺减容手术

随着对呼吸生理及肺气肿病理生理的深入研究和认识,以及肺移植实践的经验积累等发现:供肺植入肺气肿患者的胸腔后,过度扩大的胸腔容积缩小,低平的横膈上升,患者胸式及腹式呼吸均比术前改善;在单肺移植治疗慢性阻塞性肺疾病时发现,单肺通气时气肿肺在适当通气下仍可有较满意的气体交换;肺气肿患者单肺移植后,纵隔向术侧移位可使对侧横膈和胸廓形态趋于正常。

二、肺减容手术的适应证和禁忌证

(一) 手术适应证

接受 LVRS 的患者是肺功能重度减退,活动能力严重受限,保守治疗无效的严重 COPD 患者,因此手术危险性相对较大。严格掌握手术适应证是手术成功的关键,仅 10%～20% 的 COPD 患者适宜 LVRS。目前认为手术适应证为:

(1) 年龄小于 75 岁。

(2) 诊断明确的弥漫性肺气肿。

(3) 呼吸困难进行性加重、内科治疗无效。

(4) 临床治疗稳定时间大于 1 个月。

（5）戒烟时间大于 6 个月。

（6）核素通气和血流扫描及 X 线胸片、胸部 CT 显示肺上部及周围区域有明显通气血流不均匀区域（靶区）存在。

（二）下述情况应视为手术禁忌证

1. 肺过度充气不足

（1）$FEV_1 > 50\%$ 预计值、$RV < 150\%$ 预计值、$TLC < 100\%$ 预计值。

（2）病变均一分布。

2. 不宜手术或不能耐受手术

（1）肺动脉高压（收缩压 > 45 mmHg；平均压 $\geqslant 35$ mmHg）。

（2）用肾上腺皮质激素强的松 > 10 mg/d。

（3）严重哮喘、支气管扩张或慢性支气管炎伴大量脓痰。

（4）不能耐受手术，如严重冠心病、极度消瘦等。

第六节 胸 腺 瘤

一、概述

胸腺瘤是前纵隔最常见的肿瘤，起源于胸腺的上皮细胞。其占纵隔肿瘤的 $20\% \sim 25\%$，占前纵隔肿瘤的 50%。胸腺瘤常分为非侵袭性胸腺瘤、侵袭性胸腺瘤两种。本病好发于 $50 \sim 60$ 岁的成年人，儿童少见，无明显的性别差异。本病常合并有重症肌无力、单纯红细胞再生障碍性贫血、肾病综合征、类风湿关节炎、皮肌炎、红斑狼疮等自身免疫性疾病。

二、检查方法及新技术

CT 可显示肿瘤大小、密度、与周围纵隔结构的关系、胸膜或心包的受累情况等，CT 多平面重建可用于评估纵隔肿块范围、纵隔内结构受累程度等。MRI 在显示包膜、肿瘤间纤维分隔、瘤内出血等方面优于 CT；在显示钙化方面 CT 优于 MRI。

三、诊断和鉴别诊断

（一）诊断要点

非侵袭胸腺瘤的 CT 典型表现为边界清楚的圆形,卵圆形或分叶状软组织肿块,可伴有出血、坏死或囊性变时,增强后实性成分强化。纵隔脂肪未受累是确定肿瘤无侵袭性的有力证据。肿瘤与邻近肺组织境界不清,边缘不规则,跨中线生长,侵犯血管及包绕纵隔结构是提示肿瘤侵犯包膜的征象。

（二）鉴别诊断

需要与胸腺瘤鉴别的病变包括生殖细胞肿瘤、淋巴瘤、胸腺癌、胸内甲状腺、胸腺类癌及胸腺增生等。

（1）生殖细胞肿瘤　患者较年轻,以畸胎瘤最为多见,CT 检查肿块内可有脂肪、牙齿或骨骼钙化影,肿块心脏大血管界面凸出型。

（2）发生在纵隔内的淋巴瘤　病变大多与颈部及全身的淋巴结病变同时发现,也可仅在纵隔淋巴结发生,可见淋巴结融合征象及血管漂浮征象,部分病例难以鉴别。

（3）胸腺癌　伴淋巴和血行转移多见,纵隔肿物伴纵隔淋巴结肿大更常见于胸腺癌或胸腺类癌等。

第七节　动脉导管未闭

一、概述

动脉导管未闭（PDA）是婴儿出生后主动脉和肺动脉之间的动脉导管未正常闭合所致,多见于女性,主要有三型:管型,导管长度 10～30 mm,直径 5～10 mm;窗型,动脉导管几乎没有长度;漏斗型,未闭导管呈漏斗状。动脉导管未闭将造成整个心动周期血流从主动脉向肺动脉分流,肺循环血流量增大。

二、诊断要点

少量分流常无症状,不引起血流动力学紊乱,但易引起动脉内膜炎;中等量分流可出现心房、心室扩大,常有劳累后心悸、气急、乏力症状,晚期肺动脉高压严重。

胸骨左缘第2肋间可闻及响亮的连续性机器一样的杂音,可触及震颤,二尖瓣区可有舒张期隆隆样杂音,舒张压降低,脉压增加,有周围血管征出现。

X线检查:肺血增多,肺门血管搏动增强,肺动脉段凸起,左心室增大,主动脉影正常或小。

心电图检查:多无异常;较重者可见左心室肥厚、双心室肥厚及左心房肥大心电图表现。

超声心动图检查:可显示左心室增大,主动脉降部和肺总动脉之间的沟通,多普勒超声及声学造影可见分流部位。

心导管检查:发现主动脉和肺动脉之间的异常通道,导管可从肺动脉进入主动脉。

三、治疗

经导管介入封堵术为动脉导管未闭的首选治疗方案。

少数不适合介入封堵术的患者,可行外科动脉导管结扎术。

四、影像学检查

(一)心电图

(1)小型PDA时通常正常。

(2)中型或大型PDA时,左心房、左心室肥大。

(3)晚期双心室肥大。

(二)胸部X线

小型PDA时通常正常,但可能见到肺动脉主干和外周肺动脉的突出。

中型或大型PDA时,以上表现更显著,并有心脏扩大。肺血管影增粗与左向右分流量成比例。如果发生慢性心力衰竭(CHF),可以见到肺水肿。在有呼吸窘迫综合征的早产儿中,可有肺部疾病恶化的征象,伴心缘模糊。

第八节　主动脉缩窄

一、概述

常见于动脉导管下、主动脉峡部，病变范围较短，心脏缺陷少见。多在儿童期即做出诊断，发病率男性高于女性，常伴有主动脉瓣双瓣畸形，是合并于 Turner 综合征最常见的先天畸形，常合并 Willis 环动脉瘤，可在早期婴儿或 20～30 岁时出现严重症状。导管后型主动脉缩窄的患儿幼年时期一般无症状。大儿童及成人常因上肢高血压、高血压并发症就诊，症状随年龄增长而加重，可有头痛、视物模糊、头颈部血管搏动强烈等表现。下半身因血供不足出现怕冷，容易疲劳甚至间歇性跛行。

二、诊断要点

上肢及头部血压升高的症状：头痛、头胀、耳鸣；下肢供血不足的症状：乏力、麻木、冷感，可发生间歇性跛行。粗大的侧支血管可压迫脊髓或臂丛神经引起下肢或上肢麻木、瘫痪，晚期可发生左心衰。

上肢血压高，脉压大，下肢血压显著低于上肢 20 mmHg 以上，胸骨左缘、中上腹、左侧背部可闻及收缩期喷射性中晚期杂音，主动脉瓣区第二心音亢进，伴有左心室肥厚，肩胛骨附近、腋部、胸骨旁可见明显的侧支循环形成。

X 线和磁共振检查：X 线可见升主动脉扩张，左心室增大；MRA 是评估主动脉弓的金标准。

心电图检查：心电图和心电向量可正常或有左心室肥大伴劳损。

超声心动图检查：可直接显示缩窄部位及形态。

心血管造影：仅用于球囊扩张时显示主动脉狭窄部的形态轮廓。

三、检查

X 线平片：心脏多不大或轻度增大；心电图可有心室肥大。

四、治疗

直视下切除缩窄段再吻合或移植血管,或旁路移植术。

部分可采用主动脉球囊扩张术;经球囊扩张后部分患者可能再狭窄,植入主动脉支架可减少再狭窄。

五、预后

先天性主动脉缩窄患者若得不到恰当的手术治疗,一般在 35 岁以前死亡。常见死亡原因有心力衰竭、主动脉破裂、细菌性心内膜炎和颅内出血。

第九节　房间隔缺损

房间隔缺损简称房缺,是指原始心房间隔在发生、吸收和融合时出现异常,左右心房之间仍残留未闭的房间孔。

一、病因

房间隔缺损是多因素的遗传和环境因素的相互作用,很难用单一原因来解释。很多情况下不能解释病因。母亲在妊娠早期患风疹、服用沙利度胺及长期酗酒都是干扰胚胎正常心血管发育的不良环境刺激。动物试验表明,缺氧、缺少或摄入过多维生素、摄入某些药物、接受离子放射线常是心脏畸形的原因。而在遗传学方面,大多数房间隔缺损不是通过简单方式遗传,而是多基因、多因素的共同作用。

二、病理生理

正常情况下,左心房压力比右房压力高约 0.667 kPa。因此,有房间隔缺损存在时,血液自左向右分流,临床无发绀出现。分流量大小与左右房间压力及房间隔缺损大小成正比,与右心室排血阻力高低成反比。由于左向右分流,右心容量增加,发生右心房、右心室扩大,室壁变厚,肺动脉不同程度扩张,肺循环血量增多,肺动脉压升高。

三、临床表现

(一)症状

根据缺损的大小及分流量的多少不同,症状轻重不一。缺损较小者,可长期没有症状,一直潜伏到老年。缺损较大者,症状出现较早,婴儿期发生充血性心力衰竭和反复发作性肺炎。一般房间隔缺损儿童易疲劳,活动后气促、心悸,可有劳力性呼吸困难。

(二)体格检查

房间隔缺损较小者,发育不受影响。缺损较大者,可有发育迟缓、消瘦等。

四、辅助检查

(一)心电图检查

在继发孔缺损患者心电图显示电轴右偏,右心室增大。右心室收缩延迟是由于右心室容量负荷增加还是由于浦肯野纤维真正的传导延迟尚不清楚。房间隔缺损可见 PR 间期延长。延长结内传导时间可能与心房扩大和由于缺损本身引起结内传导距离增加有关。

(二)胸部 X 线片检查

缺损较小时,分流量少,X 线所见可大致正常或心影轻度增大。缺损较大者,肺野充血,肺纹理增多,肺动脉段突出,在透视下有时可见到肺门舞蹈。主动脉结缩小,心脏扩大,以右心房、右心室明显,一般无左心室扩大。

第十节 室间隔缺损

室间隔缺损指室间隔在胚胎时期发育不全,形成异常交通,在心室水平产生左向右分流。室间隔缺损是最常见的先天性心脏病,约占先天性心脏病的 20%,可单独存在,也可与其他畸形并存。

一、临床表现

在心室水平产生左至右的分流，分流量多少取决于缺损大小。缺损大者，肺循环血流量明显增多，回流入左心房室，使左心负荷增加，左心房室增大，长期肺循环血流量增多导致肺动脉压增加，右心室收缩期负荷也增加，右心室可增大，最终进入阻塞性肺动脉高压期，可出现双向或右至左分流。缺损小者，可无症状。缺损大者，症状出现早且明显，以致影响发育。

二、检查

（一）X 线检查

中度以上缺损，心影轻度到中度扩大，左心缘向左向下延长，肺动脉圆锥隆出，主动脉结变小，肺门充血。重度阻塞性肺动脉高压心影扩大反而不显著，肺动脉粗大，远端突变小，分支呈鼠尾状，肺野外周纹理稀疏。

（二）心脏检查

肺动脉高压导致分流量减少的病例、收缩期杂音逐步减轻，甚至消失，而肺动脉瓣区第二心音则明显亢进、分裂，并可伴有肺动脉瓣关闭不全的舒张期杂音。

（三）心电图检查

缺损小示正常或电轴左偏。缺损较大，随分流量和肺动脉压力增大而示左心室高电压、肥大或左右心室肥大。严重肺动脉高压者，则示右心室肥大或伴劳损。

三、诊断

（一）房间隔缺损

（1）原发孔缺损与室间隔大缺损不容易鉴别，尤其伴有肺动脉高压者。原发孔缺损的杂音较柔和，常是右心室肥大，伴有二尖瓣分裂的可出现左心室肥大。

（2）继发孔缺损收缩期吹风样杂音较柔软，部位在胸骨左缘第 2 肋间，多半无震颤。心电图示不完全右束支传导阻滞或右心室肥大，而无左心室肥大，额面 QRS 环多为顺时针运行，主体部向右向下。

（二）肺动脉口狭窄

瓣膜型的肺动脉口狭窄的收缩期杂音位于胸骨左缘第 2 肋间，一般不与室间隔缺损的杂音混淆。

第十一节　法洛四联症

法洛四联症是一种常见的先天性心脏畸形。其基本病理为室间隔缺损、肺动脉狭窄、主动脉骑跨和右心室肥厚。

一、临床表现

（一）症状

（1）发绀多在出生后 3～6 个月出现，也有少数到儿童或成人期才出现。发绀在运动和哭闹时加重，平静时减轻。

（2）呼吸困难和缺氧性发作多在出生后 6 个月开始出现，由于组织缺氧，活动耐力较差，运动后呼吸急促，严重者可出现缺氧性发作、意识丧失或抽搐。

（3）蹲踞为法洛四联症患儿临床上一种特征性姿态。蹲踞可缓解呼吸困难和发绀。

（二）体征

患儿生长发育迟缓，常有杵状指、趾，多在发绀出现数月或数年后发生。胸骨左缘第 2～4 肋间可听到粗糙的喷射样收缩期杂音，常伴收缩期细震颤。极严重的右心室流出道梗阻或肺动脉闭锁病例可无心脏杂音。在胸前部或背部有连续性杂音时，说明有丰富的侧支血管存在，肺动脉瓣第二心音明显减弱或消失。

二、检查

（一）实验室检查

常出现红细胞计数、血红蛋白和血细胞比容升高，重症病例血红蛋白可达

200～250 g/L。动脉血氧饱和度明显下降,多在65%～70%。血小板计数减少,凝血酶原时间延长。尿蛋白可阳性。

(二)影像学检查

1. 心电图

电轴右偏,右房肥大,右室肥厚。约有20%的患者出现不完全性右束支传导阻滞。

2. 胸部X线检查

左心腰凹陷,心尖圆钝上翘,主动脉结突出,呈"靴状心"。肺野血管纤细。轻型患者肺动脉凹陷不明显,肺野血管轻度减少或正常。

(三)诊断

根据病史、体格检查并结合心电图和胸部X线改变,多能提示法洛四联症的诊断,确定诊断尚需进行以下检查:

1. 超声心动图

超声心动图对四联症的诊断和手术方法的选择有重要价值,可从不同切面观察到室间隔缺损的类型和大小,主动脉骑跨于室间隔之上,肺动脉狭窄部位和程度,二尖瓣大瓣与主动脉瓣的纤维连续性。

2. 心导管及心血管造影术

右心导管检查能测得两心室高峰收缩压、肺动脉与右心室之间压力阶差曲线,了解右心室流出道和肺动脉瓣狭窄情况。右心室造影可显示肺动脉狭窄类型和程度、室缺部位和大小以及外周肺血管发育情况。

第十二节 先天性瓣膜病

一、主动脉瓣狭窄

主动脉瓣狭窄是由于先天性主动脉瓣发育不良引起,可合并瓣环发育不良。由于半月瓣的形态和数量异常,瓣膜交界发育不良造成主动脉瓣开放受限。新生儿期的严重主动脉瓣狭窄可以造成左心功能不全,危及生命。相对较轻的主动脉瓣狭窄,在新生儿期和小婴儿期可无症状,因体检时发现心脏杂音而就诊。现代心脏彩色超声心动图技术既可诊断又可定量分析。其中二叶瓣约占 70%,通常增厚僵硬的左右瓣叶构成前后两个交界、瓣膜开口为矢状裂隙样。约 30% 为三叶瓣,瓣叶增厚,交界融合,形成圆顶状,其顶端为瓣膜开口,此类型适合做瓣膜成形。个别病例为单瓣结构,只有一个交界,多见于婴幼儿严重狭窄病例。重症病例左心室表现为向心性肥厚,其心内膜下可有广泛的纤维化,如出现心内膜下缺血,心室可扩张。

二、诊断治疗进展

瓣膜置换适用于大龄儿童和成人,能够置入合适口径的瓣膜被视为最佳选择。生物瓣置入后患者可以不用抗凝药物,但对年轻患者存在过早衰败的问题,通常适用于有生育意向的女性患者和有抗凝禁忌的患者。近年来,由于手术技术水平提高,设备条件改善,新型生物瓣耐久性提高,再次手术风险已明显减低。一些年轻患者为了回避抗凝风险,要求使用生物瓣。机械瓣置换后终身抗凝及抗凝引发的并发症将降低患者的生活质量。

三、治疗所面临的问题

随着我国社会保障体系的逐步完善,婴儿期查体已相对普及,多数病例在此阶段即可明确诊断,但在农村和偏远地区仍遗留部分患此心脏畸形的大龄儿童。

第八章　神经外科临床常见症状与体征

第一节　头　　痛

　　头痛的发病机制复杂，主要是由于颅内、外痛敏结构内的痛觉感受器受到刺激，经痛觉传导通路传导到达大脑皮层而引起。颅内痛敏结构包括静脉窦（如矢状窦）、脑膜前动脉及中动脉、颅底硬脑膜、三叉神经、舌咽神经和迷走神经、颈内动脉近端部分及邻近 Willis 环分支、脑干中脑导水管周围灰质和丘脑感觉中继核等；颅外痛敏结构包括颅骨骨膜、头部皮肤、皮下组织、帽状腱膜、头颈部肌肉和颅外动脉、第 2 和第 3 颈神经、眼、耳、牙齿、鼻窦、口咽部和鼻腔黏膜等。机械、化学、生物刺激和体内生化改变作用于颅内、外痛敏结构均可引起头痛。如颅内、外动脉扩张或受牵拉，颅内静脉和静脉窦的移位或受牵引，脑神经和颈神经受到压迫、牵拉或炎症刺激，颅、颈部肌肉痉挛、炎症刺激或创伤，各种原因引起的脑膜刺激，颅内压异常，颅内 5-羟色胺能神经元投射系统功能紊乱等。

　　头痛程度有轻有重，疼痛时间有长有短。疼痛形式多种多样，常见胀痛、闷痛、撕裂样痛、电击样疼痛、针刺样痛，部分伴有血管搏动感和头部紧箍感，以及恶心、呕吐、头晕等症状。继发性头痛还可伴有其他系统性疾病症状或体征，如感染性疾病常伴有发热，血管病变常伴偏瘫、失语等神经功能缺损症状等。头痛依据程度产生不同危害，病情严重可使患者丧失生活和工作能力。

　　头痛治疗包括药物治疗和非药物物理治疗两部分。治疗原则包括对症处理和原发病治疗两方面。原发性头痛急性发作和病因不能立即纠正的继发性头痛可给予止痛等对症治疗以终止或减轻头痛症状，同时亦可针对头痛伴随症状如眩晕、呕吐等予以适当的对症治疗。对于病因明确的继发性头痛应尽早去除病因，如颅内感染应抗感染治疗，颅内高压者宜脱水降颅压，颅内肿瘤需手术切除等。

　　止痛药物包括：非甾体抗炎止痛药、中枢性止痛药和麻醉性止痛药。非甾体抗炎止痛药具有疗效确切、没有成瘾性的优点，是头痛最常使用的止痛药，这类药物包括阿司匹林、布洛芬、消炎痛、扑热息痛、保泰松、罗非昔布、塞来昔布等。以曲马多为代表的中枢性止痛药,属于二类精神药品,为非麻醉性止痛药,止痛作用比一般的解热止痛药要强,主要用于中、重度程度头痛和各种术后及癌性病变疼痛等。以吗啡、杜冷丁等阿片类药为代表的麻醉性止痛药,止痛作用最强,但长期使用会成瘾。这类药物仅用于晚期癌症患者。除此之外,还有部分中药复方头痛止痛药,这类药物对于缓解和预防头痛有一定帮助。

第二节 眩 晕

眩晕是因机体对空间定位障碍而产生的一种动性或位置性错觉,它涉及多个学科。绝大多数人一生中均经历此症。据统计,眩晕症占内科门诊患者的 5%,占耳鼻咽喉科门诊的 15%。眩晕可分为真性眩晕和假性眩晕。真性眩晕是由眼、本体觉或前庭系统疾病引起的,有明显的外物或自身旋转感。假性眩晕多由全身系统性疾病引起,如心血管疾病、脑血管疾病、贫血、尿毒症、药物中毒、内分泌疾病及神经官能症等几乎都有轻重不等的头晕症状,患者感觉"飘飘荡荡",没有明确转动感。

一、症状

(一)周围性眩晕(耳性眩晕)

周围性眩晕(耳性眩晕)指内耳前庭至前庭神经颅外段之间的病变所引起的眩晕。

(1)梅尼埃病 是由于内耳的淋巴代谢失调、淋巴分泌过多或吸收障碍,引起内耳膜迷路积水所致,亦有人认为是变态反应、维生素 B 族缺乏所致。

(2)迷路炎 常是中耳病变(表皮样瘤、炎症性肉芽组织等)直接破坏迷路的骨壁引起的,少数是炎症经血行或淋巴扩散所致。

(3)前庭神经元炎 前庭神经元发生炎性病变所致。

(4)药物中毒 由于对药物敏感,内耳前庭或耳蜗受损所致。

(5)位置性眩晕 由于头部所在某一位置所致。

(6)晕动病 是乘坐车、船或飞机时,内耳迷路受到机械性刺激,引起前庭功能紊乱所致。

（二）中枢性眩晕（脑性眩晕）

中枢性眩晕（脑性眩晕）指前庭神经颅内段、前庭神经核及其纤维联系、小脑、大脑等病变引起的眩晕。

（1）颅内血管性疾病　见于脑动脉粥样硬化、椎-基底动脉供血不足、锁骨下动脉透漏综合征、延髓外侧综合征、高血压脑病和小脑或脑干出血。

（2）颅内占位性病变　见于听神经瘤、小脑肿瘤、第四脑室肿瘤和其他部位肿瘤。

（3）颅内感染性疾病　见于颅后窝蛛网膜炎、小脑脓肿等。

（4）颅内脱髓鞘疾病及变性疾病　见于多发性硬化和延髓空洞症。

（三）全身疾病眩晕

（1）心血管疾病　见于高血压、低血压、心律失常（阵发性心动过速、房室传导阻滞等）、病态窦房结综合征、心脏瓣膜病、心肌缺血、颈动脉窦综合征、主动脉弓综合征等。

（2）血友病　见于各种原因所导致的贫血、出血等。

（3）中毒性疾病　见于急性发热性感染、尿毒症、重症肝炎、重症糖尿病等。

（四）眼源性眩晕

（1）眼病　见于先天性视力减退、屈光不正、眼肌麻痹、青光眼、视网膜色素变性等。

（2）屏幕性眩晕　看电影、看电视、用电脑时间过长和距离屏幕过近均可引起眩晕。

（五）神经精神性眩晕

见于神经官能症、更年期综合征、抑郁症等。

二、治疗

急性发作期应卧床休息。可服用东莨菪碱、倍他司汀、美克洛等。发作次数频繁，症状严重，药物治疗无效者可考虑手术破坏迷路或切断前庭神经。

应进行对症治疗，卧床休息。可服用晕海宁、盐酸敏克静等。

第三节　昏　　迷

昏迷是完全意识丧失的一种类型,是临床上的危重症。昏迷的发生,提示患者的脑皮质功能发生了严重障碍。主要表现为完全意识丧失,随意运动消失,对外界的刺激的反应迟钝或丧失,但患者还有呼吸和心跳。

还有一种昏迷称为醒状昏迷,亦称"睁眼昏迷"或"去皮质状态"。患者主要表现为睁眼闭眼自如,眼球处在无目的的漫游状态,容易使人误解为患者的意识存在。但是患者的思维、判断、言语、记忆等及对周围事物的反应能力完全丧失,不能理解任何问题,不能执行任何指令、对任何刺激做出主动反应。这种情况就是俗称的"植物人"。醒状昏迷的出现说明患者的脑干的功能存在而脑皮质功能丧失,绝大多数情况下因该功能难以恢复,故患者预后较差。

昏迷一旦发生,无论是何种原因,都提示病情危重,患者必须尽快得到有效的现场急救。

所有患者均需要去医院做进一步诊治,故应尽快将患者送往医院,留在家中或社区观察治疗将不利于患者。保持患者呼吸道通畅,及时清理气道异物,对呼吸阻力较大者使用口咽管,亦可使患者采用稳定侧卧位,这样既可防治咽部组织下坠堵塞呼吸道,又有利于分泌物引流,防止消化道的内容反流导致的误吸。因此侧卧位是昏迷患者入院前必须采取的体位。供氧,建立静脉通道,维持血压及水电解质平衡,对呼吸异常者提供呼吸支持(面罩气囊人工呼吸、气管插管、呼吸兴奋剂等),对抽搐者给予地西泮类药物,对于高颅压患者给予脱水药物等。

根据导致昏迷的原发疾病及原因采取有针对性的治疗措施,如针对感染采用抗生素治疗、针对缺氧性昏迷的供氧措施、针对低血糖的补充糖类措施等。

第四节　意　识　障　碍

意识是指中枢神经系统对体内外刺激的应答能力,是人对周围环境及自身状态的识别和觉察能力。意识清醒表现为觉醒状态正常,有良好的定向力(包括对时间、空间、人物及自身的判断力),意识内容正常(包括认知、记忆、思维、推理、判断、情感等)。当颅脑及全身的严重疾病损伤了大脑皮质及上行性网状激活系统,则出现各种不同程度或不同类型的觉醒状态及意识内容的异常。临床上将人的觉醒状态、定向力、意识内容出现障碍称为意识障碍。

对意识障碍患者,首先注意有无呼吸道阻塞、外伤出血、休克及脑疝等,如有这些情况,则应首先进行紧急处理。患者生命体征平稳之后,再向家属或陪护人询问病史及发病过程,进行全面、系统而又有重点的体格检查、实验室检查及特殊检查,寻找意识障碍发生的原因。

意识障碍患者应给予紧急治疗,以防止中枢神经系统的功能进一步恶化,同时须维持患者的生命体征如呼吸、血压、心跳。患者如有低血压、低血糖、缺氧、血中 CO_2 潴留、体温过高或过低都应立即给予对症处理。如患者的通气量明显不足,应使用气管插管及呼吸机辅助呼吸,并保持呼吸道通畅。有瞳孔散大,表示间脑受到挤压,应立即给予脱水降颅压的药物。

第五节　感　觉　障　碍

感觉障碍是指在反映刺激物个别属性的过程中出现困难和异常的变态心理现象。常见的感觉障碍有:① 感觉过敏。对外界刺激的感受能力异常增高。② 感觉减退和感觉缺失。对外界刺激的感受能力异常下降。③ 感觉倒错。对外界刺激物的性质产生错误的感觉。④ 内感性不适。对来自躯体内部的刺激产生异样的不适感。

有关感觉障碍的脑机制的心理学研究,肯定了人类大脑皮层中央沟后部区域的损伤与感觉障碍的发生有关。感觉障碍对人的各种心理过程会产生广泛的影响,并可由此造成知觉障碍,使运动反馈信息紊乱而导致运动功能失调。在临床上,神经病和精神病都可有感觉障碍的症状,前者更为多见。

感觉的检查在神经系统疾病检查中烦琐而又容易发生误差,要求耐心细致,有时须反复核查、去伪存真,方可获得重要价值的诊断资料。检查时注意:患者的精神状态良好、意识清醒,对检查能有正常表达的能力;检查前要让患者了解检查的方法和意义,争取患者的充分合作;检查时均请患者闭目或遮住检查的部位;检查的顺序一般从感觉缺失区查至正常区;检查中注意左右侧相应部位和远近端的对比,必要时重复检查;检查中忌用暗示性提问,以免影响患者的判断;切忌参与检查者的主观成见;发现感觉障碍时宜用图表和人体轮廓图记录,以便重复检查时对比参考;检查时要注意区分感觉障碍的类型,如传导束型、节段型、神经根型或末梢型等及感觉障碍的程度;过度疲劳可使患者感觉障碍增高,一次检查时间不应过长,必要时可分几次完成检查。

第六节 肌 肉 萎 缩

肌肉萎缩是指横纹肌营养障碍、肌肉纤维变细甚至消失等导致的肌肉体积缩小，是一种损坏人体肌肉的遗传性疾病。肌营养不良症表现为进行性骨骼肌萎缩、肌肉蛋白质缺失和肌肉细胞或组织的死亡。病因主要有神经源性肌萎缩、肌源性肌萎缩、失用性肌萎缩和其他原因性肌萎缩。肌肉营养状况除肌肉组织本身的病理变化外，更与神经系统有密切关系。脊髓疾病常导致肌肉营养不良而发生肌肉萎缩。肌萎缩患者由于肌肉萎缩、肌无力而长期卧床，易并发肺炎、压疮等，加之大多数患者出现延髓麻痹症状，给患者生命构成极大的威胁。肌萎缩患者除请医生治疗外，自我调治也十分重要。

用微电极技术检查患肌营养不良的动物，显示机能性失神经肌纤维者约占1/3。两大类疾病可以引起"肌萎缩"，一是神经受损，称神经源性肌萎缩；二是肌肉本身的疾病，称肌源性肌萎缩。

神经源性肌萎缩常见的原因为废用、营养障碍、缺血和中毒。前角病变、神经根、神经丛、周围神经的病变等均可引起神经兴奋冲动的传导障碍，从而使部分肌纤维废用，产生失用性肌萎缩。

另一方面，当下运动神经元任何部位损害后，其末梢部位释放的乙酰胆碱减少，交感神经营养作用减弱而致肌萎缩。肌源性肌萎缩是肌肉本身疾病引起的，可能还包括其他一些因素，如肢带或面肩肱型的肌营养不良患者，通过形态学检查证实为脊髓性肌萎缩。

第七节 共 济 失 调

共济失调是肌力正常的情况下出现的运动协调障碍，临床表现为肢体随意运动的幅度及协调发生紊乱，不能维持躯体姿势和平衡。共济失调可累及四肢、躯干及咽喉肌，引起姿势、步态和语言障碍，引发脊髓型颈椎病、痉挛性脑瘫等并发症。共济失调无传染性，发病率为 0.003%～0.005%，多见于酗酒人群。

共济失调是由神经系统各个部位的很多病因引起的。任何一个简单的运动必须有主动肌、对抗肌、协同肌和固定肌四组肌肉的参与才能完成，并有赖于神经系统的协调和平衡。共济失调的病因很多,首先须确定属于哪一种性质的,然后考虑各有关的多种病因。因此,深感觉、前庭系统、小脑和大脑损害都可发生共济失调,分别称为感觉性、前庭性、小脑性和大脑性共济失调,还有原因不明的因素,有的伴有智能不全或痴呆。

共济失调目前除一般支持疗法外可用针刺治疗、体疗及肢体功能锻炼,也可用各种 B 族维生素、胞二磷胆碱肌注、口服卵磷脂等。晚期患者应注意预防各种感染。弓形足可行矫形手术或穿矫形鞋等。本病发展缓慢,如无严重的心肺并发症,多数不影响寿命。少数患者卧床不起而残废。神经干细胞作为具有自我更新及分化为神经元、星形胶质细胞、少突胶质细胞潜能的神经前体细胞,具有广泛的临床应用前景。干细胞移植分化的神经元补充减少的脑细胞,分泌的多种神经营养因子促进小脑组织中的神经细胞发挥功能,可以从结构及功能上修复、改善神经系统疾病,从而可以改善小脑的控制功能障碍,达到治疗共济失调的效果。

第八节　大小便障碍

随着年龄变化,大小便障碍变得越来越常见,这是因为盆骨处肌肉、韧带和能够使膀胱和肠道保持紧密的组织变弱并且功能逐渐衰退。

压力型失禁:40 岁以上的女性几乎有五分之一都有过这种类型失禁的经历,这是由于腹部的压力增加,膀胱括约肌和盆骨不能保持膀胱的紧密性。压力型失禁通常会发生在人大笑、咳嗽、打喷嚏或者运动的时候。

膀胱过敏:如果膀胱肌肉出现不受控的痉挛,膀胱会突然要抽空从而会引起失禁。这也是我们常说的膀胱过敏。

严重便秘:由于粪便堵塞肠道,所以当通便药物经过堵塞的位置时,就会引起失禁性腹泻。

感染:肾脏或者尿道感染都会影响膀胱的正常控制能力。

神经组织损伤:由于神经系统受损也可以引起大小便失禁,例如脊髓受损或一些疾病,如多发性硬化。

疾病:疾病不但使人体功能受损而且还会增加失禁的风险。直肠或者肛门肿瘤都会引起大便失禁。

第九节　不自主运动

　　不自主运动又称异常运动,为随意肌的某一部分、一块肌肉或某些肌群出现的不自主收缩导致,是指患者意识清楚而不能自行控制的骨骼肌动作。临床上常见的有肌束震颤、肌纤维颤搐、痉挛、抽搐、肌阵挛、震颤、舞蹈样动作、手足徐动症、肌张力改变、扭转痉挛、基底节钙化等。

　　震颤:见于帕金森震颤、脑炎、中毒性疾病,如一氧化碳、锰、汞、铅中毒,感染性疾病如伤寒、神经梅毒,药物性疾病如利血平、氯丙嗪、氟哌啶醇,代谢中毒性疾病如肝性昏迷、尿毒症,多发性腔隙性梗死,多系统萎缩,肝豆状核变性,多发性硬化,心功能衰竭等。

　　舞蹈样动作:见于颅内疾病如炎症、血管病、肿瘤等;全身性疾病如风湿热、梅毒、中毒、恶性贫血、肝病、甲状腺功能亢进、甲状腺功能减退、系统性红斑狼疮等;药物中毒反应如抗精神病类药物;遗传性舞蹈病及原因不明性舞蹈病。

　　手足徐动症:最多见于新生儿窒息、核黄疸,伴有发育迟缓,起坐行走、说话的时间均延迟。成人偶见于基底节区血管性病变、肿瘤、慢性肝性脑病,也可由抗精神病药物过量引起。

　　肌张力改变:肌强直见于帕金森综合征等。肌张力减低常见于舞蹈病。游走性肌张力增高或降低发作常见于新纹状体病变、手足徐动症、扭曲痉挛。

　　扭转痉挛:参见基底节疾病、肝豆状核变性、脑炎后遗症、药物诱发的多动症等。

　　肌阵挛:节律性肌阵挛多见于头部损伤、脑血管病、肿瘤、变性疾病等。非节律性阵挛见于原发性遗传病如多发性肌阵挛病。症状性肌阵挛见于脑缺氧、代谢性或中毒性脑炎、变性病变。

　　肌束震颤:常见于运动神经元病、脊髓或延髓空洞症、多发性硬化,也见于周围神经病、甲状腺毒性肌病、重度贫血、电解质紊乱、药物中毒等。

　　肌痉挛:阵挛性肌痉挛见于局限性癫痫发作、三叉神经痛性面肌痉挛等。强直性肌痉挛见于破伤风、手足搐搦症、士的宁中毒、狂犬病及特发性疼痛如小腿三头肌突发的强直性疼痛,并有局部剧痛。

　　基底节钙化:有家族史的称为家族性基底节钙化症,散发者称为特发性基底节钙化症。部分病例可伴有甲状旁腺功能减退或假性甲状旁腺功能减退。

第九章　神经外科疾病的临床定位诊断

第一节　大脑皮层病变的定位诊断

一、额叶病变的定位诊断

额叶控制机体的随意运动、语言、情感和智能,并与自主神经功能的调节和共济运动的控制有关,额叶前部与精神智能有关,额叶后部与运动有关。额叶损害的主要表现有以下几点。

(一)运动障碍

中央前回皮质运动中枢受损,早期出现典型的运动障碍。毁坏性病变表现为以对侧上肢下肢或颜面部为主的局限性的不全或完全性瘫痪(单瘫)。当双侧旁中央小叶受损时,可引起双下肢的上运动神经元性瘫痪,并伴有小便障碍。

(二)语言障碍

优势半球的额下回后部为语言运动中枢,受损时产生运动性失语,完全丧失讲话能力。部分运动性失语者,具有一定语言功能,但词汇贫乏,言语迟缓而困难。

(三)精神障碍

表现为淡漠迟钝,记忆力和注意力减退,定向力不全,性格行为异常。情绪不稳定,常自夸、滑稽、幼稚、不洁、易冲动、尿便失禁、随地大小便,对自己所处状态缺乏认识,对疾病的严重性估计不足,出现智力衰退等。

二、顶叶病变的定位诊断

(一) 感觉障碍

中央后回的刺激性病变引起对侧身体发作性的感觉异常(感觉性 Jackson 癫痫),出现蚁走感、麻木感或串电感。破坏性病灶引起对侧身体的位置觉、震颤觉、压觉、实体觉、两点辨别觉严重障碍,而痛、温、触觉障碍较轻。

(二) 失读症

优势半球顶叶角回为阅读中枢,受损后出现阅读能力的丧失,同时伴有书写能力障碍,并可出现词、字、句法和语法上的错误。

三、颞叶病变的定位诊断

颞叶功能区是听觉、嗅觉中枢,亦是语言、声音和记忆的储存中枢,颞叶损害时可出现下列症状。

(一) 感觉性失语

在感觉性语言分析中枢受损后患者具有能听到声音和自动说话的能力,但丧失了语言理解的能力,听不懂别人的话语,也听不出自己话语中的错误。

(二) 精神运动性发作

表现为一种特殊的意识混乱状态,出现狂躁、兴奋,甚至攻击行为,部分患者表现为自动症、睡梦或幻觉状态。

第二节　间脑病变的定位诊断

间脑位于两侧大脑半球之间,连接中脑和端脑。间脑前界以室间孔与视交叉上缘的连线为界,后界相当于后连合至乳头体后缘的连线,借此与中脑分界。左右间脑之间的矢状窄隙为第 3 脑室,其侧壁为左右间脑的内侧面,间脑的外侧壁与大脑半球相延续。间脑体积不足中枢神经系统的 2%,但结构和功能十分复杂,仅次于大脑皮质。

一、间脑的分部及其疾病的临床表现

间脑分为丘脑部、丘脑底部和丘脑下部。丘脑部分为丘脑、丘脑上部和丘脑后部。丘脑上部病变累及松果体,如性早熟及尿崩常见于松果体区肿瘤。丘脑后部病变累及外侧膝状体,则对侧同向偏盲,累及内侧膝状体,则听力减退。枕部病变造成对侧同向注视麻痹和丘脑手。丘脑病变刺激症状引起对侧半身弥漫性丘脑痛,定位不准,痛苦难忍。部分合并痛觉过敏,破坏性症状为对侧半身深浅感觉障碍,深感觉障碍重于浅感觉,远端重于近端,还可见对侧半身共济障碍、舞蹈病、多动症和丘脑手等。下丘脑病变可引起与内分泌、热量平衡、渴感和渗透压调节、体温调节、自主神经的平衡、觉醒和睡眠、感情和行为、记忆及躯体运动等功能有关的障碍。

二、相关的综合征

主要有下丘脑视交叉前部综合征、下丘脑结节部综合征、下丘脑后部综合征等。

(一)间脑癫痫

表现为植物神经系统发作性症状:面部潮红、大汗淋漓、瞳孔散大、竖毛、流涎、流泪、心动过速、血压升高等,多见于严重颅脑损伤患者。

(二)神经源性尿崩症

以烦渴、尿频和尿量增多为特征。尿比重在 $1.000\sim1.005$ 范围,每日尿量为 $8\sim10$ L,约 40% 的病例为原发的家族遗传性疾病或来自下丘脑外的疾病。其余均为视上核-下丘脑系统中断引起的。见于颅底骨折、创伤后视交叉池的蛛网膜炎和其他特异与非特异性炎症,也可能发生于妊娠后。

第三节　脑干病变的定位诊断

一、脑干病变的定位诊断原则

脑干的结构比较复杂,再加以病变的部位、水平及病变范围大小不同等因素,故定位有时较为困难。必须结合脑干的解剖、生理特点作为病变定位诊断的指导。脑干病变的定位诊断基本原则有下列几点。

(一)确定病变是否位于脑干

脑神经核或其根丝受损均在病灶的同侧,在另一侧有一个或几个传导束功能障碍,即所谓的"交叉性"病变。

(二)确定脑干病变的水平

受损的脑神经核或脑神经足以提示这种病变在脑干中的部位。例如,一侧动眼神经麻痹,另一侧偏瘫(包括中枢性面、舌瘫),则提示病变位于动眼神经麻痹侧的中脑大脑脚水平。

二、脑干综合征及定位诊断

(一)延髓综合征及定位诊断

1. 延髓前部综合征

延髓前部综合征常因脊髓前动脉或椎动脉阻塞,造成同侧锥体束、内侧丘系、舌下神经及其核的缺血性损害,产生下列症状。

(1)病灶侧舌下神经麻痹,引起同侧舌肌瘫痪,伸舌偏向病灶侧,舌肌萎缩和肌纤维震颤。

(2)病灶侧锥体束受损,引起对侧肢体偏瘫。

2. 延体外侧综合征

(1)病灶侧三叉神经、脊髓丘脑束受损,引起病灶侧面部痛、温觉减退(呈核性分布),对侧躯干和肢体痛、温觉减退。

（2）病灶侧疑核受损,引起同侧软腭咽和声带麻痹,伴吞咽困难和声音嘶哑。

（二）脑桥综合征及定位诊断

1. 脑桥腹侧综合征

病灶侧外,展神经麻痹,引起同侧外直肌麻痹,眼球不能外展,处于内收位,注视病灶侧可出现复视。病灶侧面神经麻痹,引起同侧周围性面瘫。

2. Raymond 综合征

脑桥腹侧单侧病损,累及同侧外展神经束和锥体束,但面神经幸免,表现为"交叉性外展偏瘫"。病灶侧外展神经束受损,出现同侧外直肌麻痹。病灶侧锥体束受损,出现对侧肢体偏瘫和中枢性舌瘫。

（三）中脑综合征及定位诊断

1. 中脑被盖综合征

中脑被盖病变损害被盖中的动眼神经核或动眼神经束、红核,内侧纵束和内侧丘系,产生病灶同侧动眼神经麻痹和对侧肢体的不自主运动(舞蹈症、手足徐动症等)及偏身共济失调。

2. 中脑顶盖综合征

病变损及上丘或下丘,引起眼球垂直联合运动障碍。但病变可损害其他结构,合并出现中脑损害的其他征象而构成不同的综合征。

第四节　小脑病变的定位诊断

小脑位于颅后窝内,约为大脑重量的 1/8,在脑干的桥脑、延髓之上,构成第四脑室顶壁,主要是运动协调器官,病变时主要表现为共济失调及肌张力低下。

一、小脑的内部结构

小脑皮层结构各处基本一致,镜下分为三层,由外向内分别为分子层、蒲肯野细胞层、颗粒层。

（一）分子层

细胞较少,表浅部含小星形神经细胞,较深层为较大的"篮"状细胞。它们的轴突均与蒲肯野细胞接触,其纤维为切线形走行。某些纤维负责联系小脑两半球。

(二)蒲肯野细胞层

主要由这层细胞执行小脑功能。这个层次很明显,细胞很大。其粗树突走向分子层,呈切线位,像鹿角一样向上广泛伸延;其轴突穿过颗粒层,走向小脑核群。蒲肯野细胞接受桥脑与前庭传来的冲动。

(三)颗粒层

为大片深染的球形小神经细胞,本层接受脊髓和橄榄体传来的冲动。

二、小脑病变的临床表现

(一)小脑功能丧失症状

1. 共济失调

由于小脑调节作用缺失,患者站立不稳、摇晃,步态不稳,为醉汉步态,行走时两腿远分,左右摇摆,双上肢屈曲前伸如将跌倒之状。患者并足直立困难,一般不能用一足站立,但睁眼或闭眼对站立的稳定性影响不大。检查共济失调的方法主要是指鼻试验与跟-膝-胫试验。做这种动作时常发现患者不能缓慢而稳定地进行,而是断续性冲撞动作。

2. 爆发性语言

爆发性语言为小脑语言障碍的特点。表现为言语缓慢,发音冲撞、单调、鼻音。有些类似"延髓病变的语言",但后者更加奇特而粗笨,且客观检查常有声带或软腭麻痹,而小脑性言语为共济运动障碍,并无麻痹。

3. 辨距不良或尺度障碍

令患者以两指拾取针线等细小物品,患者两指张展奇阔,与欲取之物品体积极不相称。此征也称辨距过远。如令患者双手伸展前手心向上迅速旋掌向下,小脑病变一侧则有旋转过度。

(二)肌张力变化

小脑病变时肌张力变化较难估计。张力调节在人类有很大变异,而且还因病变部位与病变时期而有所不同。

(1)两侧对称性小脑病变者,一般无明显的肌张力改变。

(2)在某些小脑萎缩的病例(皮层与橄榄、桥脑、小脑型)可见渐进性全身肌张力增高,可出现类似帕金森病的情况。但在尸检时,发现病灶限于小脑。许多观察证明,在小脑核(特别是齿状核)和所谓张力中枢之间有密切的功能联系。

第五节　脊髓病变的定位诊断

脊髓为下运动神经元所在和各种传导束的经路。为便于比较,将叙述整个传导束在不同节段损害的症状和体征。

一、运动障碍

(一)上运动神经元

锥体束征(皮质脊髓束):瘫痪波及对侧面部,对侧半身和肢体,但瘫痪的分布取决于锥体束受损的部位。单侧大脑皮质的病变引起偏瘫,如果是部分锥体束受损,可能引起单瘫。两侧大脑皮质病变引起双侧瘫或截瘫。

(二)下运动神经元

前角综合征:典型见于肌萎缩侧索硬化、脊髓空洞症、脊髓灰质炎。软性瘫痪成节段性分布,无例外地均有肌肉萎缩。肌肉束颤是前角综合征的特征性表现。

二、感觉障碍

(一)外周神经

单根神经:症状取决于受累神经的类型是运动性、感觉性或混合性。外周神经感觉损伤为支配区所有的感觉均丧失。感觉障碍的程度和性质取决于受累神经的性质和范围。

(二)脊髓和马尾节段

完全离断或横贯性损害:病变平面以下所有的感觉均消失,部分患者可能查出在感觉消失区的上缘有一窄条感觉过敏带,病变平面以下的所有肌肉均瘫痪。急性期为脊髓休克期,肌肉软瘫,无反射。预后差,长期卧床。

（三）丘脑节段

丘脑综合征：丘脑是接受未经处理的感觉信息的主要核团，累及腹后外侧核和腹后内侧核的病变造成对侧半身的全部感觉均丧失。常见于血管病或胶质瘤的浸润。在感觉丧失区，常伴有难以忍受的自发性烧灼性感觉。

（四）大脑皮质

顶叶综合征：造成对侧半身的所有感觉的障碍。但主要是辨别觉障碍较重，而疼痛、触觉、震动觉损伤程度相对较轻。丧失位置觉、两点辨别觉、实体觉和图形觉是顶叶感觉皮质损伤的特点。

（五）精神性

非器质性感觉障碍综合征：感觉分布不规则，不符合神经定位规律，不伴有器质性损害所见，如肌力或反射的改变。

第十章　输尿管疾病

第一节　重复输尿管

重复输尿管是输尿管先天性异常中最常见的一种,可分为完全性重复输尿管和非完全性重复输尿管两种,单侧或双侧发病都有,重复输尿管通常引流重复肾,偶尔引流一附加肾,其发病率为0.8%,女性略多于男性,左、右侧发病率相同,单侧是双侧发病率的6倍。

一、病因

胚胎第4周时,输尿管芽迅速增长,其近端形成输尿管,远端上升,并且发育成肾盂、肾盏、集合管与肾组织,如过早分叉或异常则形成不完全性重复输尿管畸形,如发生分叉在输尿管芽和中肾管的连接点,或另有一输尿管芽起源于中肾管,则发生完全性重复输尿管畸形。

二、病理

重复输尿管各自引流其所连的重复肾脏,但重复肾多融为一体,重复肾体积较小(越位下部重复肾的1/3～1/4),重复。肾的肾盂及其输尿管常发育与功能不全,末端狭窄或异位开口时容易合并积水和感染。患者可伴有其他泌尿系异常,包括肾发育不良和各种输尿管畸形,半数以上发生在同侧。

(一)不完全性重复输尿管

输尿管呈"Y"形,即上段分叉成两支,而其下段在进入膀胱前合为一支并且只有一个开口。不完全性重复输尿管的汇合点可以在输尿管的任何部位,包括膀胱壁间段,约 1/2 病例汇合点在输尿管的下 1/3 段,汇合点在上 1/3 段及中 1/3 段者各占 1/4 病例。

(二)完全性重复输尿管

两支输尿管完全分开,分别引流重复肾的两个肾盂的尿液,在膀胱三角的同侧可见到上下两个输尿管口,其下方的开口是上肾盂的输尿管,下肾盂的输尿管开口于外上方,符合 Weigert-Meyer 定律。

三、临床表现

约 60% 的病例无明显症状,而有输尿管口狭窄合并感染时临床上多表现为尿路感染和膀胱刺激症状、腰痛、发热。因此,有反复尿路感染的病例,应考虑有此病的可能。由于双输尿管中来自上位肾盂的输尿管开口常可异位,故有些女性患者可有尿失禁。

四、辅助检查

(一)X 线检查

排泄性尿路造影:在上下肾盂及输尿管显影良好时,诊断容易,如上肾盂积水、扩张,则 X 线造影可只显示下肾盂,患者肾因缺少上肾盂而较对侧肾盂肾盏短而且肾影变小,有时在下肾盂上方有扩大显影改变的上肾盂及肾积水软组织块影,下肾盂倾斜度增大,犹如低垂的百合花,并远离椎体边缘;由于上肾盂输尿管扩张,下肾盂输尿管可向外侧移位,容易引起误诊和漏诊。必要时可行逆行肾盂造影,明确诊断。

(二)B 超与 CT 检查

探及双肾盂,高位肾盂多有积水或结石。

(三)膀胱镜检查

如膀胱内患侧有两个输尿管开口,可经插管逆行造影即可确诊。

对患者有反复尿频和有排尿症状者,应考虑到本病而行影像学检查和膀胱镜检查确诊。

五、鉴别诊断

(一) 尿失禁

来自上肾段的输尿管可异位开口,当开口于尿道时,尤应注意和压力性尿失禁鉴别,本病和一般尿失禁的一个重要区别是,在尿失禁的同时还有正常排尿。

排泄性尿路造影显示双肾盂双输尿管畸形。膀胱内注射亚甲蓝,在不排尿时流出的尿液是清的,证明尿液不是来自膀胱。

(二) 尿路感染

由于输尿管末端解剖学和生理学上的缺陷,容易发生尿路感染,其临床表现和普通的尿路感染是相同的,通过排泄性尿路造影、膀胱镜输尿管插管造影等影像学检查,可以确定尿路感染的部位与原因。

六、治疗方法

若如无尿路感染、梗阻和排尿症状,检查无尿液反流输尿管积水者,一般不需治疗。

(一) 药物治疗

输尿管重复异常仅有尿路感染,而无输尿管异位开口、肾积水等解剖学异常时,只需用药物控制感染,不需手术。

(二) 手术治疗

(1) 不完全性重复输尿管　对上肾段功能尚存且伴有输尿管-输尿管反流者可行:① 纵行的输尿管侧侧吻合术,如两输尿管的会合点在中上 1/3 处者;②上肾段输尿管膀胱再植术,如两输尿管的会合点在下 1/3 处者。

(2) 完全性重复输尿管　对上肾功能尚存且伴有膀胱输尿管口狭窄和反流者,可行患侧输尿管膀胱再植术或输尿管输尿管吻合术。

(3) 肾部分切除术　若上肾盂积水感染肾功能广泛受损,或因输尿管异位开口有尿失禁者,可做上肾段的部分切除术,患侧输尿管应在最低水平切断,以防止术后发生输尿管残端综合征。

第二节　输尿管异位开口

　　输尿管异位开口可发生在单侧输尿管,但约80%与重复肾和双输尿管同时存在,且绝大多数输尿管开口异位来自重复肾的上肾段,以女性多见,而在男性输尿管开口异位多发生于单根输尿管的病例。男性可开口于后尿道、射精管、精囊等处;女性可开口于尿道、子宫、阴道和前庭区。个别患者可开口于直肠。本病女性多见,男女之比为1∶3,且有10%的病例是双侧发病。

一、病因

　　正常情况下,在胚胎第4周时,输尿管芽与中肾管均从泄殖腔的腹部发生,以后两侧输尿管口向上方移位,并开口于膀胱三角区的两侧。如发育异常,则可形成输尿管异位开口于膀胱之外。

二、病理

　　异位输尿管开口常扩张,其输尿管及肾盂亦扩大,在单系统输尿管异位的开口者,同侧的膀胱三角区常不发育或发育不全。异位输尿管开口有以下类型:

　　(1) 单侧重复肾,上肾段的输尿管开口异位。

　　(2) 两侧外表正常肾,一侧输尿管开口异位。

　　(3) 两侧重复肾,一侧上肾段的输尿管开口异位。

　　(4) 两侧单根输尿管开口异位。

　　(5) 单侧重复肾,两根输尿管开口均异位。

　　(6) 两侧重复肾,两侧上肾段的输尿管开口均异位。

　　(7) 附加肾的输尿管开口异位。

　　(8) 一侧倒"Y"形输尿管,其中一支输尿管开口异位。

　　(9) 两侧重复肾,左侧为不完全性双输尿管,右侧上肾段的输尿管开口异位。

　　(10) 输尿管移向对侧并开口异位。

　　(11) 马蹄肾、双侧重复肾,其中一根输尿管开口异位。

　　(12) 单侧完全性三输尿管,其中一根开口异位。

　　(13) 单侧完全性三输尿管,其中两根开口异位。

三、临床表现

（1）尿失禁者同时膀胱有正常排尿，可合并以下症状。

（2）会阴部潮湿致周围皮肤出现湿疹糜烂，常继发感染。

（3）脓尿及腰痛与尿路感染的表现。

（4）患侧可出现血精或痛性射精、骶部疼痛，应与前列腺炎、精囊炎、附睾炎等相鉴别。

（5）在阴道尿道膈与阴道口处，可以看到针尖样的细小开口，尿液从中不断滴出。

四、诊断

患者有点滴性尿失禁和正常膀胱排尿功能者，结合症状与体格检查以及排泄性尿路造影（IVP）、膀胱镜检查与逆行肾盂造影结果，都能明确诊断。

（一）X 线检查

（1）排泄性尿路造影，常因上肾段功能不佳而显影不清。下肾段有时显示异常，造成诊断困难。

（2）如找到输尿管异位开口，向其中插入导管逆行造影，则可明确诊断，并可明确异位输尿管及其引流肾脏的病变情况。

（3）排尿期膀胱尿道造影，有时可见造影剂经异位输尿管开口反流入输尿管内的情况。

（二）膀胱镜检查

在双输尿管畸形，可见除正常输尿管开口之外的异位开口，但如异位开口在膀胱外则不可见；在单系统输尿管开口异位，可见同侧三角区发育不良，且同侧看不到输尿管口。

五、鉴别诊断

（一）真性尿失禁

常有神经系统病史或外伤史，无正常排尿，尿路造影无肾、输尿管重复畸形，膀胱以外找不到异位的输尿管开口,膀胱镜检查可见膀胱内有两个正常的输尿管开口。

（二）输尿管阴道瘘

有尿液从阴道持续流出,也有正常膀胱排尿功能,但输尿管阴道瘘多发生于难产或盆腔手术之后,阴道检查可发现瘘孔,经其插入输尿管导管并注射造影剂,可显示肾和输尿管,并可见无肾、输尿管畸形。

六、治疗

应根据输尿管异位开口的类型,及其引流肾脏病变的严重程度进行综合考虑,制订具体的治疗方案。

（1）如肾功能尚好或受损不严重,应尽量保留肾脏,可酌情选择输尿管膀胱吻合术加抗逆流术、输尿管-输尿管端侧吻合术、肾盂-肾盂吻合术和患侧远端输尿管的低位结扎切除术。

（2）如患肾有严重感染、肾盂输尿管积水显著,肾功能已基本丧失,而对侧肾脏正常时可选择患肾切除术或肾部分切除术（切除患侧重复肾的上肾段）。

第三节　输尿管开口狭窄与输尿管囊肿

输尿管开口狭窄、输尿管膨出与输尿管囊肿实际是输尿管开口狭小的不同程度输尿管末端形态的表现。输尿管开口狭小的发生率较高约为 1/4000,女性较男性多发,由于输尿管在膀胱黏膜处开口狭小,使患侧输尿管内的尿液排出障碍。在输尿管管腔积水胀大蠕动增加而使输尿管在膀胱黏膜下膨出（称为输尿管膨出）再进一步输尿管在膀胱黏膜下膨出增大,突入膀胱内呈囊状（称为输尿管囊肿）。

输尿管开口狭窄和输尿管囊肿常并发于其他先天性泌尿系畸形,如重复肾、异位肾、马蹄肾,发生在先天性重复肾重复输尿管时常发生在肾上腺的输尿管末端开口处。

一、临床表现

（1）因输尿管末端狭窄而引起的患侧腰痛和输尿管扩张积水,亦可发生患侧肾积水。

（2）因输尿管末端梗阻而容易发生感染或继发结石。

（3）因输尿管囊肿增大突入膀胱颈口或压迫对侧输尿管口可引起相应的症状表现，如排尿中断、排尿困难、对侧肾积水等。

二、诊断

（1）依靠临床症状表现。

（2）泌尿系的 B 超可以检查出患侧肾盂输尿管扩张和输尿管末端突入膀胱内的囊性变化。

（3）膀胱镜检查时可见到三角区输尿管末端呈囊肿状突入膀胱内，亦能见到囊肿随输尿管蠕动而腹痛与膨大，常可查到囊肿上的输尿管开口。

（4）静脉肾盂造影术可显示患侧输尿管末端呈夹状膨大有蠕动与逆蠕动收缩波，但在患侧肾功能受损较重进行 IVP 时则患肾可以不显影。

三、治疗

（1）经膀胱镜直视下切开输尿管开口狭窄部置入 F5～F7 输尿管双 J 管。

（2）开放性手术下腹部切口，经膀胱显露并切开患侧输尿管开口狭窄处置入 F5～F7 输尿管双 J 管。

（3）对输尿管扩张，肾功能良好的患者亦可施行抗反流的输尿管膀胱再吻合术。

（4）对合并肾积水与肾功严重感染无肾功能者应施行患肾切除术。

第四节　输尿管结石

输尿管结石绝大多数来源于肾脏，多方单侧结石，5%左右为双侧结石。多发生于中年，男性较女性高，男女比例约为 4∶1。结石成因及成分与肾结石相似。结石常见于以下部位：① 输尿管肾盂连接部；② 输尿管跨越髂血管部位；③ 女性输尿管经过子宫阔韧带的基底部，男性输精管跨越输尿管处；④ 输尿管膀胱壁段，包括膀胱开口处。主要的继发病变有尿路梗阻、感染和上皮损伤、癌变等，较大或表面粗糙的结石，易嵌顿于输尿管狭窄部位致严重梗阻和肾功能损害，严重的双侧输尿管结石甚至可引起肾衰竭。

一、诊断依据

1. 疼痛

多表现为急性绞痛,少数出现钝性腰痛或腹痛。疼痛部位及放射范围根据结石梗阻部位而有所不同,上段输尿管梗阻时,疼痛位于腰部或上腹部,并沿输尿管行径放射至同侧睾丸或阴唇和大腿内侧。输尿管中段梗阻,与上段结石症状相似,但以下腹部疼痛较为明显。下段结石放射至膀胱、阴唇或阴囊。当结石位于输尿管膀胱壁段或输尿管开口处时,常伴有膀胱刺激症状及尿道、阴茎头部放射痛。

2. 血尿

输尿管结石急性绞痛发作时,肉眼可见血尿,尤其在绞痛伴有结石排出者。不发生急性绞痛时,以镜下血尿多见。

3. 感染症状

当合并感染时可表现为尿频、尿急、尿痛,甚至畏寒发热。膀胱刺激症状多见于输尿管下段结石。

4. 无尿

比较少见,一般发生于双侧输尿管结石或孤立肾的输尿管结石完全梗阻,也可见一侧输尿管结石阻塞,反射性对侧肾分泌功能减退。

5. 腰部包块

因梗阻可引起不同程度的肾积水。

6. 尿常规检查

多数患者可见红细胞、白细胞。

7. 泌尿系统 X 线平片

90%以上的输尿管结石均能在 X 线片上显示。

8. 静脉尿路造影(IVU)

结石上方的输尿管多扩张,也可出现不同程度的肾盂、肾盏积水征象,对于判定肾功能及发现输尿管本身病变,均有重要意义。在急性肾绞痛发作期间,尽量避免该项检查,有可能由于患侧肾脏的血管痉挛导致显影不良。

9. 逆行尿路造影(RGP)

能显示输尿管结石的部位、大小和梗阻程度,可了解结石以下输尿管是否有梗阻病变,逆行充气造影,可显示阴性结石。

10. B 超

有助于输尿管结石特别是阴性结石的诊断,并可了解患侧肾和输尿管是否有积水。

11. CT、MRI

对阴性输尿管结石有一定诊断价值。肾功能差可行 CTU 或 MRU。

12. 肾图

主要了解患侧肾功能及上尿路梗阻情况,肾绞痛发作时有助于诊断。

13. 膀胱镜、输尿管镜检查

输尿管下 1/3 段结石,尤其末端输尿管结石,膀胱镜常能见到输尿管开口处充血、水肿、隆起。输尿管膀胱开口部结石,可窥见结石露出。对于高度怀疑的输尿管结石,可用输尿管镜检查,以明确诊断,也可同时用于治疗。

二、鉴别诊断

1. 输尿管肿瘤

输尿管癌和息肉等良恶性肿瘤都可以引起血尿、绞痛、积水等类似症状,可借助 B 超、CT 和造影等检查加以鉴别。输尿管镜的临床应用,更有利于与输尿管结石鉴别。

2. 急性阑尾炎

表现转移性右下腹痛,右下腹局限性压痛,一般无血尿,但如急性阑尾炎贴近输尿管,炎症累及输尿管,使之充血而出现镜下血尿,泌尿系统 X 线平片检查(KUB)无结石阴影。

3. 卵巢囊肿扭转或破裂

多发生于育龄期,突发性下腹剧痛,多在月经前发病,短时间剧痛后持续性坠痛,伴有内出血,出现休克症状。下腹部有轻度触痛,重者有明显触痛且有反跳痛。腹穿获不凝血液,尿常规多正常,KUB 有助于鉴别诊断。

三、治疗方案

以去除结石,解除梗阻,保护肾功能为原则。

(一)一般治疗

适用于结石直径<0.6 cm,表面光滑,无频繁发作,不影响生活及肾功能良好者。直径<0.4 cm 者,大约 90% 的输尿管结石可以自行排出。急性肾绞痛处理原则是解痉与止痛,止血和抗感染治疗。在急性期应避免过度水化,中西药结合排石治疗。使用非甾类抗炎药如吲哚美辛等,可以减少输尿管水肿,松弛输尿管,以利于结石排出。另外,类固醇皮质激素和钙通道拮抗剂也可解痉并有助于促进结石自行排出。

（二）体外冲击波碎石（ESWL）

一般采用原位碎石，输尿管上段结石如原位碎石未成功，可以逆行输尿管插管，将结石推回肾脏，或将导管头端绕过结石至结石近端后再行碎石，以提高碎石成功率。

（三）腔内手术

（1）经尿道输尿管镜套石术　适用于直径<0.8 cm，形状规则，表面光滑，结石与输尿管壁间尚存间隙，无输尿管息肉包裹。套石时应在输尿管镜下进行，切忌粗暴用力牵拉，否则可造成输尿管撕裂、穿孔等并发症。

（2）经尿道输尿管镜碎石术　适用于结石直径>0.8 cm，形状不规则，表面不光滑者；结石嵌顿或其周围被输尿管息肉样组织包裹者；ESWL 治疗失败或治疗后形成较长石街者。

目前有超声碎石、液电碎石、气压弹道碎石和激光碎石术。一般输尿管中下段结石成功率高于输尿管上段结石。

（3）腹腔镜输尿管切开取石术　主要适用于输尿管上段结石较大者。

（4）并发症　输尿管镜应用的并发症发生率为 2%～8%，包括：① 血尿；② 输尿管壁穿孔；③ 输尿管黏膜撕裂、水肿、剥脱；④ 黏膜下假道形成；⑤ 感染；⑥ 输尿管口狭窄或反流等。顺利插入输尿管镜和适当固定结石是输尿管镜取石术操作成功的关键，熟练的操作技巧，可有效地预防输尿管损伤等并发症。腹腔镜下输尿管切开取石的并发症有器官与血管的损伤、尿漏等。

（四）输尿管切开取石术

适用于长期停留的嵌顿结石，合并输尿管先天性畸形、息肉或狭窄，结石合并难以控制的尿路感染，结石梗阻性无尿症等情况。术前需摄 KUB 以助结石定位。原有输尿管梗阻病变，手术取石同时一并处理，置入双 J 管内引流，可减少尿瘘、输尿管狭窄等并发症的发生。

输尿管结石多由肾结石下移而来，故以突发性腹部绞痛伴血尿多见，KUB 及 IVU 可明确诊断，必要时应行逆行造影。因输尿管纤细，结石易嵌顿，影响肾功能，故必须注意及时治疗，尽早排除结石。一般首选 ESWL，但在某些情况下也可首选输尿管镜取石或碎石术，且有逐年上升趋势，ESWL 与输尿镜下碎石、取石手术相结合可治愈 95% 以上的输尿管结石。ESWL 术后产生之石街或治疗失败者，需配合有关腔内手术或开放手术及早治疗。

第五节　输尿管肿瘤

输尿管肿瘤比较少见,近年来,输尿管肿瘤的发病率有增高趋势,这是由于人类寿命的延长,对这些肿瘤有了更多的认识与警惕,以及现代技术的诊断方法的应用。目前来说,输尿管肿瘤并非少见病,且越来越多地引起泌尿科工作者的重视,其重要性在于:① 诊断比较困难,手术前已获诊断的占 50%;② 输尿管管壁薄,其淋巴与血供丰富,较易早期发生转移与播散;③ 术前估计肿瘤的分化程度与浸润深度较为困难,其预后与肿瘤浸润深度的组织学分期密切相关;④ 总 5 年生存率为 40%~67%,强调应用综合诊断措施,以获早期诊断和治疗,直接关系着患者的预后。

输尿管肿瘤可分为原发性和继发性两类。原发性肿瘤起源于输尿管,继发性肿瘤是其他部位肿瘤直接浸润蔓延或经血行淋巴转移播散所致。

由于诊断技术的进展,临床对输尿管肿瘤的认识,目前认为是尿路上皮的一部分。原发性输尿管肿瘤可分为良性与恶性两大类。良性肿瘤包括:① 上皮性肿瘤有乳头状瘤;② 中胚层性有纤维上皮息肉、平滑肌瘤、神经鞘瘤、血管瘤和淋巴瘤。恶性肿瘤包括:① 上皮性肿瘤以移行上皮癌最常见,其次有移行上皮癌伴鳞状或腺性分化、鳞状上皮癌、腺癌与未分化癌;② 中胚层性有平滑肌肉瘤、内皮瘤、血管肉瘤、纤维肉瘤与神经肉瘤。其他方面:良性的有肉芽肿与子宫内膜移位,恶性的有血吸虫癌。输尿管肿瘤以恶性肿瘤为多见,恶性与良性之比约为 3:1。

一、原发性输尿管癌

1841 年 Rayer 描述了第一例原发性输尿管癌,直至 1878 年 Wising 和 Blix 报道了第一例病理证实的原发性输尿管癌,1934 年 Lazaruo 报道 68 例,之后文献报道逐渐增多。国内杨松森、邓显昭和叶敏等相继有病例报道,至 1976 年世界文献报道已超过 2200 例。

原发性输尿管癌占总的输尿管上皮性肿瘤的 75%~80%,其中以移行上皮癌为主占 90% 以上,鳞状上皮癌占 7%~8%,腺癌和未分化癌极为罕见,占 1% 左右。

(一)病因

原发性输尿管癌的发病原因尚不清楚,但与肾、膀胱肿瘤密切相关,具有共同的胚胎起源。原发性输尿管癌的发病机制与膀胱肿瘤有相似点：① 由于对炎症或结石存在的慢性刺激而引起的增生和化生；② 黏膜白斑的恶性变态；③ 输尿管黏膜的基底上皮层发生移行变化；④ 未认识的致癌物刺激的结果。

Scott 应用 β-苯胺做动物实验产生输尿管癌。Cancelmo 归之于吸烟，认为是色氨酸代谢的酶紊乱。Mandell 注意到高钙血症伴有尿路上皮肿瘤。Rather 发现长期服用非那西汀（一种苯胺衍生物）者尿路上皮癌的发病率增高。Blackland 描述输尿管癌的家族性发病，但对究竟是由于遗传还是由病毒引起还不明了。Petkovic 在不常见的一大组患者中发现在南斯拉夫某地区输尿管肿瘤伴有地方性肾病；在他的大组中肾盂、输尿管肿瘤的发病率相当高。

（二）临床症状

原发性输尿管肿瘤仅占上尿路肿瘤的 1%，多见于男性，男女之比为（2～5）∶1，40～70 岁为发病高峰，儿童原发性输尿管癌极罕见，文献报道年龄最小者为 4.5岁，最大者为 89 岁。

约 75% 的单侧肿瘤发生于下段输尿管，其次为中段与上段。多发性者甚少，约占 3%，而双侧性输尿管肿瘤仅占 1% 左右，左右侧病变无明显差异。Kim 阐明17% 输尿管恶性肿瘤有前驱的膀胱肿瘤；Scott 综合文献报告的输尿管肿瘤发现，以前有膀胱肿瘤者占 13.7%，同时有膀胱肿瘤者占 11%，以后发生膀胱肿瘤者占14%；Batata 指出输尿管肿瘤患者中有 60%～70% 在尿路的其他部位有肿瘤，如原位乳头状瘤/癌或侵入性癌。

（1）血尿　血尿是原发性输尿管癌最常见的症状，占 70%～80%。可为肉眼性或显微镜血尿，可早期发生，也可较晚期出现，多数患者常为无痛性肉眼血尿间歇性发生。从血尿症状出现到治疗的平均间期为 2 个月～2 年。

（2）疼痛　约占 50%，疼痛是轻微的，少数患者由于血尿通过输尿管而引起严重的肾绞痛或排出条状血块。肾区疼痛更常见于乳头状肿瘤患者，这类患者往往有反复发作的肉眼血尿伴血块。在有扩散至盆腔部或腹腔部引起的疼痛，常是广泛而恒定的，往往是十分严重的；转移至骶关节、骨盆、腰椎的疼痛是恒定的刀割样痛，这样的疼痛一旦发生，往往是晚期症状，很少存活超过一年，大部分患者在这疼痛发生后很快死亡。

（3）肿块　可扪及肿块者占 25%～30%，输尿管肿瘤本身能扪及肿块是罕见的，而大部分患者其扪及的肿块不是肿瘤本身，往往是一个肿大积水的肾脏。

（4）其他少见症状　有尿频、尿痛、贫血、体重减轻、厌食和乏力等。如有反复发作的无痛性肉眼血尿伴有右侧精索静脉曲张者，要高度怀疑右侧输尿管肿瘤的可能。在某些伴有感染性病例可有发热与寒战。

（三）诊断

输尿管肿瘤在手术前已获诊断的占 50%，只要我们对无痛性血尿患者有一定的警惕，应用现代的检查方法，特别对可疑病例，手术前能识别整个输尿管，几乎大部分患者都能在手术前获得诊断。

1. 尿细胞学检查

尿细胞学检查在膀胱癌诊断中的重要性已得到肯定，但在输尿管癌的诊断中应用经验还不多，有学者认为对上尿路上皮性肿瘤的常规细胞学检查，其假阴性的百分率很高，为 22%～67%。1972 年 Cullen 等的报道中阳性率达 83%。有学者提出以逆行插管反复洗刷输尿管或肾盂，可提高尿细胞学的阳性率，Zincke 提出以呋塞米利尿后逆行收集尿液，其阳性率较之尿细胞学为高。

2. 膀胱镜检查

原发性输尿管癌同时伴发和以后发生膀胱癌的发生率较高，膀胱镜检查是有助于输尿管肿瘤的诊断。Bloom 在 102 例中有约 21% 的病例在输尿管口见到喷血，约 6% 见到肿瘤从开口处脱出，William 在 34 例中有 6 例见输尿管口喷血，6 例见肿瘤随蠕动而从开口处脱出。Scott 指出在输尿管开口处见到肿瘤，使诊断简单化，通过活检可确诊。

Abeshotlse 提出在膀胱镜检查时，如有下列发现可作为推定输尿管肿瘤的证据：① 有输尿管口喷血；② 逆行插管时有输尿管腔内梗阻；③ 逆行插管时引起输尿管出血增加；④ 逆行插管时有血，当导管插入越过梗阻，尿色反而变清；⑤ 膀胱内近输尿管口处出现小的乳头状肿瘤；⑥ 膀胱内的其他表现，如在膀胱壁间部的输尿管抬高、输尿管口张开、输尿管口周围有充血或水肿。在输尿管下端的肿瘤，有时在镜检时，没有输尿管喷血，也未见到肿瘤脱出，对这些病例在检查时可做阴道或直肠指检，在远区进行检查，有时可有血不断从输尿管开口滴出，有助于诊断。

1973 年 Gill 等介绍了上尿路充盈缺损者进行逆行擦拭活检的操作。有助于早期诊断，Gill 用一根 F5.5 French Dormia 输尿管导管，在其内通过一根 F3 尖端有橄榄头的导管作为导心，插入输尿管，也可用不透光的动脉导管，通过一根 F4 导管作为导心，将一根 F6.5 的薄壁动脉导管在透视下插入输尿管进行擦拭活检，其优点为不透光，可在透视的屏幕下看得更清楚，其内腔直径较大，可使刷子的毛较少被压缩，因此，可容许取得更多量的活组织。长金属丝上有尼龙刷或钢丝刷，可容易地插入导管腔。

由于低级恶性上皮性肿瘤与良性的鉴别极为困难，通过擦拭活检，则大大有利于诊断，在 Gill 的报告中，有 6 例在手术前都得到确诊，也未见并发症。

3．输尿管镜检查

McGovern 等经 McCarthy 膀胱镜将输尿管镜插入输尿管 9 cm 处看到了肿瘤。Lyon 和 Bush 提出了经膀胱镜做输尿管镜检查,先行输尿管口扩张,再将输尿管镜插入扩张之输尿管开口,大部分病例可允许观察到输尿管腔内病变,这可使在 X 线下不易显示的输尿管下端病变,在直视下观察到病灶,输尿管镜通过输尿管口的成功率为 40%,从而使输尿管肿瘤的诊断方法又前进了一步。通过输尿管镜可完整地观察到输尿管肾盂腔内清楚的轮廓,并可以进行活检与照相,有时对与肾盂难于区别的炎症性病变也可做出诊断。

4．放射学检查

放射学检查目前已成为诊断输尿管肿瘤的主要方法,有很高的诊断价值,如有输尿管肿瘤存在时,静脉尿路造影可有四种表现:① 患侧肾不显影;② 不明原因的一侧肾积水;③ 输尿管有充盈缺损有(或)无肾积水;④ 尿路造影正常。

使输尿管全程显影是诊断输尿管肿瘤的关键,因为有部分输尿管肿瘤的患者表现为正常的静脉尿路造影,在 Betgman 组中几乎有 25% 的病例静脉尿路造影显示正常,有些病例在输尿管病变的上下方均无扩张现象,而在病变部位可见有一段输尿管未显影,当输尿管并未完全显影时,而把它称为正常的静脉尿路造影,常为延误诊断的一个原因,因此对原因不明的血尿患者,如在静脉尿路造影上见有输尿管腔内可疑缺损阴影或有一段输尿管未显影,则必须完成逆行肾盂输尿管造影,使全程输尿管完整而满意地显影,在输尿管肿瘤的诊断上是至关重要的,其诊断准确率可达 90% 以上。

Bergman 征:肿瘤的充盈缺损需与透光结石、血块相区别,输尿管肿瘤充盈缺损的特征为肿瘤局部近端和远端均有输尿管扩张,在肿瘤的下缘有"高脚酒杯或新月形"改变。Bergman 认为这是输尿管乳头状肿瘤区别于透光结石的重要依据,这是由于管腔内的肿瘤沿着输尿管壁浸润上下固定着输尿管并影响着它的蠕动,这与结石不同,它常常产生鲜明的梗阻,结石梗阻的下部输尿管是不扩张的、塌陷与萎缩的。

有些学者强调一侧肾严重积水或无功能,宜看作输尿管癌的晚期表现,因此对这类患者应进一步做逆行造影,以明确肿瘤的部位、形态与范围。Murphy 报道逆行造影诊断准确率达 92%,输尿管肿瘤的表现常为充盈缺损,也可表现为梗阻部位的狭窄或一段输尿管不显影,肿瘤的边缘常常表现为不规则的,像磨损样,输尿管常不移位。Bergman 发现约有 50% 的患者插管时导管不能通过肿瘤或在肿瘤的下方盘绕蜷曲,因为有局部输尿管扩张,这特殊表现对输尿管癌肿的诊断很有价值,在结石的下方发生导管的蜷曲是非常罕见的。

在静脉尿路造影显影不良的逆行造影失败时,可考虑做前行性肾盂输尿管造影,如病例选择恰当,这在诊断输尿管梗阻性疾病也有一定价值,在 X 线荧光透视或超声波引导下,在 12 肋下方做肾盂穿刺,注入造影剂,可显示肾盂、输尿管和充盈缺损区。

动脉造影:其自肾动脉的输尿管动脉,一般为单一支,在选择肾动脉造影时,常不显影或显影不显著,毛细血管在正常时不充盈,因为它是一个潜在腔隙。一个显著突出的血管及后期丰富的毛细血管充盈,提示为近段输尿管肿瘤或炎症病变,Siegelman 指出这在输尿管癌与良性病变产生的狭窄引起的梗阻之间的区别诊断上很重要。之后 Lang 确证显著突起的输尿管血管及明显的毛细血管充盈是恶性肿瘤区别于良性狭窄的表现,因为良性狭窄是倾向于少血管的,但动脉造影对输尿管肿瘤的诊断价值有一定的局限性。Bonney 等报道电子计算机断层摄像在诊断肾盂肿瘤上有一定价值,并能诊断数种输尿管病变,但它并非确定的,在鉴别诊断上可能有帮助。后腹膜充气、断层摄影和逆行造影的联合应用,可了解输尿管肿瘤及其浸润范围,但尚未常规应用。

5. 超声检查

原发性输尿管癌的超声表现为:病变部位以上输尿管及肾盂扩张积水,肾实质萎缩变薄。梗阻部位输尿管管腔狭窄、完全阻塞或中断,局部管腔扩张,肿瘤沿输尿管生长,局部或全部与输尿管壁分界不清,位于输尿管下段的肿瘤可自输尿管口呈乳头状向膀胱脱出。肿瘤大多为低回声,少数突向膀胱内的肿瘤呈中等回声,分布尚均匀。输尿管良性狭窄时梗阻端输尿管局部逐渐变细,呈"鼠尾"征,且无低回声的肿块显示。

6. CT 检查

在 CT 图像上输尿管移行细胞癌呈现三种类型:① 有蒂的腔内肿块,此型最常见,发生在输尿管上段时常累及肾盂;② 偏心型管壁增厚,形成半月状或新月状充盈缺损,在增强扫描时造影剂通过狭窄的输尿管管腔而形成新月状改变,具有很高的定性诊断价值;③ 巨大浸润性肿块型,输尿管肿块区 CT 值近于软组织密度,为 40~70 Hu。

7. 磁共振

据文献报道,磁共振诊断输尿管肿瘤的准确率极高,对肿瘤的分期与术后的病理分期基本一致,国内仅见报道 5 例原发性输尿管肿瘤行磁共振检查,术前均明确诊断。

(四) 转移

由于解剖上输尿管管壁薄,淋巴与血供丰富,因此,输尿管癌较之同样病理的膀胱癌产生转移更早,更常见。Scott 报道常见的转移部位有局部淋巴结、肝脏、腰椎、肺、肾脏、膀胱、肾上腺、脾、脑、胰、皮肤。

(五) 治疗

1. 根治性肾、输尿管全切术

Scott 分析 474 例原发性输尿管癌,其中 376 例进行了手术,列出了 60 种不同的手术方法。术前不能做出诊断的占 50%。

手术方式依据患者病灶的范围、肿瘤的部位、是否有转移、单侧抑或双侧以及对侧肾的情况而定。原发性输尿管癌的首选治疗,目前仍是一期肾、输尿管全切术,包括输尿管膀胱入口处袖状切除的传统方法。其合理性在于:① 根据致病源理论,输尿管癌也常是多中心和多发性的,局部切除有较高的复发率;② 术前估计肿瘤的分化程度和浸润深度较为困难,不恰当的保守治疗会影响预后;③ 局部切除有使癌细胞溢出引起种植的危险;④ 输尿管部分切除术后,输尿管残端癌的复发率较高。Strong 报道其残端癌复发率高达 30%,因此残留任何输尿管,都可能使复发的危险性增加。

由于这些患者在切除肿瘤后,有产生膀胱肿瘤的倾向,在 Strong 和 Killiam 报道中,原发性输尿管癌在术后有 25%~32% 的病例发生膀胱癌,提示术后膀胱癌的发生率较高,因此,对术后患者应定期随访和膀胱镜复查甚为重要。Abeshotlse 认为前 2 年每 3 个月复查一次,以后每 6 个月一次,定期进行膀胱镜复查。

2. 局部切除术

近年来,有许多学者主张局部切除病变输尿管和保存肾脏的方法治疗输尿管癌。1903 年 Albarran 首先报道了保守性保留肾的手术方法,1945 年 Vest 支持了保守性手术,许多学者曾提倡局部切除或节段性切除。Gibson 报道了 3 例局部切除而保留肾,均为低级肿瘤,且术后生存 8 年以上,他对低级高级恶性输尿管肿瘤的保守性手术进行争辩,认为对低级肿瘤的局部切除的治愈率与浸润性高级肿瘤做根治性肾、输尿管切除的治愈率相似。Bloom 等报道全切除术后的 5 年生存率(55.5%)与局部切除(67.1%)相似,而局部切除无死亡率。Petkovic 报道了大组保守性手术,认为有充分的理由与实用性。对孤立肾、肾功能不全或双侧性肿瘤或流行性肾病的患者,保守性治疗是重要的。这些手术包括在切除病变输尿管后,做输尿管端端吻合、输尿管再植于肾盂或膀胱,输尿管皮肤造口或回肠代输尿管,也可做自体肾移植或其他类型的保守性手术。

保守性手术时,必须注意:① 保留肾应无肿瘤并有足够的肾功能;② 局部应切除足够的边缘,两端至少各切除 1 cm 以上;③ 做冷冻切片证实切除端阴性。

3. 其他方法

放射疗法对输尿管癌肿的治疗效果是令人失望的,其主要价值在于缓解由于局部扩散所引起的疼痛或转移的治疗。Brady 认为在下列情况，推荐放射疗法作为辅助治疗：① 残余肿瘤或不能切除的病变；② 属 B、C 或 D 期肿瘤；③ 属Ⅱ或Ⅲ级病变；④ 复发性肿瘤；⑤ 作为姑息性的措施。

（六）预后

在几个大组的病例中指出影响预后的最大因素为肿瘤浸润的深度。根据 Bergman 的报道其 5 年生存率如下：① A 期为 85%～90%；② B 期为 40%～70%；③ C 期仅 10%～20%；④ D 期 5 年生存率为 6%。总的 5 年生存率为 40%，一般说其预后是较差的，因此，必须强调综合应用尿细胞学、逆行擦拭活检和放疗学的诊断措施，以获早期诊断和治疗，这直接关系到患者的预后。

二、原发性输尿管良性上皮性肿瘤

良性肿瘤较恶性肿瘤更为少见，有些学者把乳头状瘤看作Ⅰ级乳头状癌，最常见的良性输尿管肿瘤为息肉，表现为细长光滑的病变。

（一）病因

关于这些良性肿瘤的病因有许多争议，有的学者认为是原发性肿瘤，因为缺乏明显的感染，有的认为是继发于炎症或尿路上皮的退行性变、化生、增殖的病变。

（二）临床症状与诊断

症状与恶性肿瘤相似，大部分病例发生于 50～60 岁，男性多于女性，乳头状瘤大多位于下 1/3 段输尿管，而息肉好发于上 1/3 输尿管或肾盂输尿管连接处。

X 线检查：良性病变呈光滑的或边缘不规则，但其边界较恶性肿瘤更清晰。有报道在肿瘤部或紧靠肿瘤的下方有输尿管扩张，但有逆行造影时导管无蜷曲现象。

三、中胚层肿瘤

恶性中胚层肿瘤极为罕见，其中多见的是平滑肌肉瘤。症状有血尿、排尿困难和腰痛，输尿管梗阻时可扪及肿块，在症状出现时就有转移，预后不良。

良性中胚层肿瘤十分罕见，来源于平滑肌、神经、血管和纤维组织，其中以输尿管纤维上皮性息肉较为多见。有两个主要类型：血管瘤和子宫内膜异位。

四、输尿管继发性肿瘤

有学者将这些不常见的肿瘤分类：① 肿瘤由尿路累及输尿管，即所谓转移瘤（drop metastasis）；② 肿瘤经由血运或淋巴转移；③ 邻近的原发性肿瘤直接扩散而累及输尿管；④ 多中心起源的肿瘤同时累及输尿管。

继发性肿瘤的常见症状是在累及肋腹部或腰部时有疼痛，如肿瘤侵及黏膜，可有血尿。要确定肿瘤是原发还是继发，有时是困难的，X线造影常可确定累及部位与梗阻的程度，过去如有其他部位肿瘤的手术史，对诊断有所帮助。

缓解输尿管压迫与梗阻可改善症状，并延长患者的生命，对输尿管有压迫或梗阻的病例，可做输尿管皮肤造口，也可放置硅胶输尿管导管。近年来，许多学者应用双J或猪尾形输尿管支架导管，限制了导管上下滑动，对缓解梗阻与尿液充分的引流，得到了满意的效果。

目前，输尿管肿瘤特别是原发性输尿管癌的疗效还不够令人满意。为提高原发性输尿管癌的疗效，我们认为对可疑病例必须综合应用下列早期诊断措施：① 应用大剂量滴注尿路造影，逆行造影时边拔输尿管导管边注入造影剂等方法，使输尿管全程充盈良好是早期诊断的关键；② 尿细胞学检查肾盂、输尿管癌比其他方法早，但有一定假阴性率，若用改进方法如注射利尿剂后逆行插管收集尿液，不但可提高阳性率，而且有一定的定位意义；③ 后腹膜充气造影，断层摄影和逆行造影的联合应用，以显示肿瘤部位、输尿管壁厚度与管外累及的范围；④ 发现有输尿管充盈缺损或可疑病变而细胞学检查阴性，可行逆行擦拭活检，在诊断上尤为有益；⑤ 输尿管镜检查可清楚地观察到病变，可通过照相与活检以明确诊断。

肾、输尿管和输尿管入口处的膀胱袖状切除的传统方法，仍是目前大多数输尿管癌治疗的首选。近年来，许多学者主张用局部切除病变输尿管和保存肾脏的方法治疗输尿管癌。Gibson甚至说："肾、输尿管全切术牺牲一个好的肾脏，就好像为了去除白蚁而烧塌一间房屋一样不合逻辑。"根据Bloom、Petkovic等报道认为局部切除的效果并不比全切术差，但对局部切除术等更保守的治疗方法，有待于进一步的探索与随访，以提高总5年生存率。

第六节　输尿管损伤

输尿管是细长的管状器官，它位于腹膜后间隙内，位置极深，受到脊柱、骨盆、腰大肌、椎旁肌肉和腹腔脏器等的保护，且有一定的活动范围，正因为输尿管具有上述解剖特点，所以外伤所致的直接损伤颇为少见，多为妇产科盆腔手术或外科直肠或腹膜后间隙手术所致的创伤。由外界暴力所致的输尿管损伤多伴有其他内脏损伤，输尿管损伤的症状，常被其他脏器损伤所掩盖。有的病例在受伤后一段时期才表现出输尿管损伤的症状。亦有因为其他脏器损伤和手术探查时才发现。

输尿管的创伤只要及时或早期发现，予以适当处理，多可获得良好结果。但若发现较晚或处理不当，则不可避免地要发生尿外渗、感染、上尿路梗阻等一系列严重并发症，甚至危及生命。所以对输尿管损伤，必须有高度警惕性及足够的处理能力。

一、病因

输尿管损伤按照致伤原因，可分为四类。

（一）外伤性损伤

战时常由弹片、弹丸，刺刀、房屋或工事的倒塌等，造成输尿管损伤。平时则多见于交通或工伤事故。不论是开放性损伤还是闭合性损伤，一般都属多处伤或两种以上的原因所致的复合伤，如火器伤合并烧伤、爆震伤及放射性损伤等。因此伤情多严重而复杂。在抢救时，输尿管损伤常居次要地位，因而常被忽略。而这种忽略却可能造成严重后果。Robinson 及 Culp 报道 25 例输尿管损伤中，7 例在手术时才确诊，18 例在形成尿瘘之后才进行治疗。Slater 报道 28 例闭合性输尿管损伤中，14 例（50%）未能做出早期诊断。

损伤的类型多数是输尿管壁的部分撕裂、完全断裂或部分缺损，单纯性伤较为少见。

（二）手术损伤

手术损伤的发生率较高。据报道妇科手术的输尿管损伤发生率为 0.08%～1.2%，其中因根治性子宫切除、巨大卵巢肿瘤或囊肿切除，特别是输尿管有移位、畸形、广泛粘连、暴露不良、出血等情况时，误伤输尿管最为常见。直肠癌根治术造成输尿管损伤一般以左侧为多见。单侧与双侧输尿管损伤的比例约为 6∶1。

（三）器械损伤

在输尿管腔内使用器械时，如用过硬的导管或置有金属芯子的导管、输尿管镜、输尿管扩张器、螺旋形或篮式套石器等，均有引起输尿管损伤的可能。但创伤大都较轻,仅为输尿管黏膜轻微的擦伤或裂伤,除伤后有少量血尿外,均能自愈,并不引起明显的输尿管狭窄。比较严重的输尿管损伤是少见的,如输尿管镜引起的穿孔,取石器引起的输尿管全层撕裂、断离、撕脱等。

(四) 放射损伤

对盆腔器官肿瘤进行高能量放射治疗,可以造成输尿管损伤,使之发生管内或管周水肿,或者发生纤维化,而致输尿管梗阻。有学者甚至认为,接受放射治疗的宫颈癌患者,有 15% 最后死于输尿管梗阻。

二、病理

输尿管损伤后的病理变化,因创伤的类型不同,处理的时间和方法不同而有很大差别。

(一) 夹伤

如钳夹不太紧,夹后立即松开者,可以不造成明显损伤。如夹伤较重,可使局部组织坏死、形成输尿管瘘。

(二) 结扎

当输尿管被结扎后,排尿受阻,肾盂内压增高,尿的生成减慢。早期由于肾盂及肾集合系统的回流作用,暂时维持平衡。但当高内压持续过久,平衡不能继续保持时,即发生肾盂扩张,血液供给减少,导致肾实质萎缩。结扎短暂而迅速解除者,可以不遗留不良后果。结扎后导致肾功能不能恢复的期限,各地报道存在很大差异,有人认为以 3 周为界,也有学者认为在 2 个月内解除结扎,肾功能仍可恢复,还有报道在 150 天解除结扎,肾功能仍得以恢复。

(三) 穿通

输尿管导管和输尿管镜操作所致的穿孔,一般不会留有病理后果。

(四) 切伤

对输尿管的部分性切伤,如果是纵行的,多能自行愈合,而不留下狭窄的后果。如果切伤是横行的,经插入支架管后也会愈合,但可能有某种程度的狭窄。

（五）横断

输尿管因切割或撕脱而横断时,断端即会回缩,甚至有时有部分性缺损,局部有大量渗出尿的积存,在治愈之后常有纤维组织包绕局部,遗留狭窄。

（六）血管损伤

手术中损伤了较多的输尿管血管和腹腔镜下电凝导致输尿管血管损伤,在术后1~3周内可能会出现管壁坏死。坏死范围小者,形成尿瘘;坏死范围大者,可形成大段的缺损。

三、诊断

输尿管损伤的早期诊断极为重要。如果能在处理外伤或施行盆腔手术的过程中,仔细检查腹膜后有无尿外溢、外伤创口是否经过输尿管走行区、手术野有无渗尿、或直接看到输尿管损伤情况,应即时进行适当处理,后果多良好。

但因伤情复杂、严重或伴有休克等情况时,对输尿管的创伤往往有所忽略或难以检查清楚。对这类患者,主要靠术后密切观察输尿管创伤的症状及体征,必要时进行有关的检查,以明确损伤的部位、性质及程度。

（一）病史

外伤史和腹腔、盆腔、腹膜后手术史及泌尿系内腔手术操作史如出现相应的症状,都应警惕输尿管损伤的可能。

（二）临床表现

（1）尿外渗或外溢　凡输尿管全层有坏死、破裂或断离者,均有尿液沿伤口或手术切口溢出的现象。溢入腹腔内则出现腹膜炎症状。尿液渗入腹膜后疏松组织,可引起腰部、腹部或膀胱直肠周围疼痛、肿胀、隆起、包块及触痛。

（2）尿瘘　溢尿的伤口或切口,常于1周后形成瘘管,不断漏尿,经久不愈。常见的有输尿管阴道瘘和输尿管皮肤瘘等。

（3）感染症状　输尿管损伤后,局部组织坏死,引起炎症反应,再加上尿漏或尿外渗后尿液的局部积聚,很快会继发感染。如果尿漏局限于腹膜后间隙,则临床上表现为发热、腰痛、腰部脓肿形成等症状。严重者可发生中毒性休克或败血症。

（4）血尿　输尿管损伤后,特别是器械造成的黏膜损伤,易出现血尿,但并非输尿管损伤一定出现。有文献报道,输尿管穿透伤的尿常规有10%是正常的,医源性损伤 88%可为正常。输尿管不完全断裂可有血尿；输尿管完全断裂,手术中输尿管被结扎或血供障碍,可无血尿。

(5)无尿 双侧输尿管损伤如断裂或结扎等,会导致无尿,伤后或术后即可发生。但应与创伤性休克后急性肾功能衰竭引起的无尿相鉴别。

(6)梗阻症状 长期尿瘘、反复感染或放射性输尿管损伤等,因炎症、水肿、粘连,最后出现输尿管狭窄引起尿路梗阻。表现为腰痛、腰酸、肾积水、肾功能损害,导致血尿素氮、血清肌酐增高。

(三)影像学检查

(1)静脉尿路造影 90%以上的输尿管损伤都能通过静脉尿路造影得以显示。其表现有:① 输尿管误扎,可表现为输尿管完全梗阻,造影剂排泄受阻或输尿管不显影;② 输尿管扭曲、成角狭窄,可表现为输尿管不完全性梗阻,造影剂排泄受到一定的影响,病变上方输尿管可见扩张;③ 输尿管断裂、穿孔、撕脱等,可表现为造影剂外渗,损伤部位以上输尿管扩张等。大剂量静脉尿路造影,在肾功能欠佳或无法进行肠道排空等情况下,往往也能较好地显示出肾盂或输尿管,并可显示出输尿管损伤处的尿外渗或瘘管。一般情况下,也可用普通剂量的静脉尿路造影。晚期病例可显示为排泄延缓、肾积水、瘘管以及肾无功能等情况。

(2)膀胱镜检查及逆行尿路造影 膀胱镜检查可窥视到伤侧输尿管口呈静止状态,无尿液喷出。末端输尿管损伤,输尿管口多有水肿,喷血或黏膜下出血。输尿管插管至受损处多受阻。造影剂不能通过,或自破裂处溢入周围疏松组织。此项检查有引起感染的可能,非进行此种检查不可者,应严格执行无菌操作。

(3)核素肾图 肾图是一种比较简单的检查方法。在一侧或双侧被结扎后,该侧肾图将因排泄受阻而呈梗阻型曲线。

四、预防

外伤性输尿管损伤的预防属于工伤及战伤的防护范畴,故不在此叙述。输尿管的放射性损伤,随着放疗设备及方法的改进,已有显著减少,重要的是适当掌握剂量及选择放疗方法。当然,放疗后的长期随访仍是重要的。器械性损伤的预防,全在于细心操作。以下重点讨论手术性损伤的预防。

手术性损伤多发生在较复杂的手术,如前所述巨大肿瘤、直肠肿瘤和盆腔内组织严重粘连、输尿管变位等。但因术者粗心大意、技术欠缺或认识不足引起者,也时有发生。因此,在预防方面必须从以下两个方面着手。

（一）术者要求

一切手术均要求手术者胆大心细，要有高度的责任感；粗心大意、操作草率是错误的。同样，缩手缩脚以致不能很好地完成手术，或者单纯地为了保留输尿管，以致残留下任何肿瘤组织，也是错误的。为了将肿瘤切除干净，有意识地切除部分输尿管，同时予以适当处理，这是理所当然的。

（二）技术要求

（1）必须熟悉输尿管的解剖特点，在结扎输尿管邻近的血管，如卵巢动脉、子宫动脉时，或分离及切断其邻近组织，如直肠侧韧带、主韧带、后腹膜或肠系膜时，应尽量解剖清楚，在直视下进行操作。特别是末端输尿管，由于它与子宫动脉交叉；在穿过主韧带时，又形成一输尿管沟，致输尿管活动度甚小，手术时不易推移，极易造成损伤。Feeney认为输尿管末端损伤比盆缘部损伤机会高约3倍。在遇有出血时，切不可不顾周围组织，盲目地、匆匆忙忙地进行大块组织的钳夹及结扎。应先压迫，到视野清楚时，再细心地上血管钳。

输尿管的血液供应，在盆腔下部有子宫动脉、痔上动脉及膀胱下动脉，均自输尿管外侧进入输尿管鞘，再分上下支形成网状。故游离输尿管时，应尽量避免过多游离其外侧，也不宜把输尿管鞘剥光，以防止缺血性坏死。

（2）对复杂的腹膜后或盆腔肿瘤手术，术前应做静脉或逆行尿路造影，以了解尿路情况及其与病变的解剖关系。在手术之前，先插入较粗的输尿管导管，以便于术中对输尿管的辨认，这些均有助于输尿管损伤的预防。

（3）根治性子宫切除术后，输尿管缺血性坏死及输尿管阴道瘘的形成，除了因手术中损伤输尿管血管外，尚有其他因素促使其发生。接受过放射治疗者，输尿管周围粘连多，血液供应差；手术后输尿管下段水肿，蠕动功能减退；膀胱功能障碍，长期不能排空；或因输尿管周围缺乏支持组织，引起输尿管变位及扭曲，这些因素均可使输尿管内压增高，造成不同程度的输尿管及肾积水，若有感染，则更易促成输尿管的坏死及瘘的形成。因此常需放置支撑、留置导管，将输尿管置于原来解剖位置并以其邻近有活力的组织覆盖。

五、治疗

输尿管损伤的治疗原则和方法，取决于受伤的时间、性质、部位和范围以及患者的年龄和一般情况，要进行全面考虑，选用适当的方法。尽可能做到恢复输尿管的连续性及保全肾脏功能两个目的。

早期输尿管损伤的处理应争取一期修复。包括：清创、恢复输尿管的连续性、暂时尿流转向、输尿管支架的应用和尿外渗彻底引流。具体方法依情况而异。

进行输尿管修复手术，需要掌握以下原则：① 吻合口的供血情况必须良好；② 保持吻合口无张力，如为输尿管中上段吻合，必要时可将肾脏向下游离，以迁就输尿管；③ 需用4-0～5-0肠线全层对准严密吻合，防止吻合口渗尿；④ 为防止吻合口狭窄，可做成斜行吻合口或两断端对称剪开0.5～0.7 cm后吻合；⑤ 吻合口上方另行造口和（或）通过吻合口留置双J管，2周后拔除；⑥ 良好的外引流：腹膜外或盆腔内负压球引流。

（一）输尿管损伤的手术方法

1. 输尿管轻度损伤

输尿管被结扎者，应立即拆除缝线，被钳夹者立即放开血管钳，必要时输尿管置双J管，作为支撑，维持数日；输尿管器械造成的单纯性穿孔，只要无明显尿外渗，保守处理，多可自愈。对有尿外渗者，应按裂伤处理。

2. 输尿管部分撕裂或切割伤

小于0.5 cm的纵行切伤或穿孔，只要外引流良好，或放置输尿管双J管支撑，不缝合也能愈合。若需缝合，应注意引起狭窄的可能性，有的应横缝，有的应单纯缝合外鞘，针距不宜过密，放置负压引流。输尿管部分横断者，缝合时应全层缝合，输尿管内置双J管。引流管于无尿液渗出3天后，或1周后拔除。创伤引起的部分断裂，特别是高速弹伤，应进行彻底扩创，将无生活力的输尿管切除，再按输尿管断离处理。

3. 输尿管断离的处理

（1）对端吻合术　对输尿管缺损较少，两断端对合后无张力者，或部位较高操作方便者，均可直接地进行对端吻合术。先将输尿管两断端方向相反的两个侧面，各剪开0.5～0.7 cm，剪去各角，使其呈马蹄形，然后按前述原则进行吻合。为吻合方便可先放好支撑管。

（2）输尿管膀胱再植术　输尿管末端断离或有部分缺损者，进行对端吻合不易。可将输尿管近端直接植入膀胱。简便的方法是在膀胱的侧后壁，选一适当部位，顺输尿管方向切开膀胱全肌层，长约3 cm。黏膜下端游离。于切口远侧戳穿黏膜。输尿管内侧剪开少许以扩大其开口。用5-0肠线或可吸收线贯穿输尿管末端，肠线两端经膀胱黏膜穿出，结扎固定，输尿管全层与膀胱黏膜间断缝合数针。膀胱肌层用细丝线缝合，将输尿管埋于膀胱黏膜与肌层之间。这样可以防止膀胱尿液的回流，也可经膀胱进行吻合，但任何方法，均需要使输尿管末端在膀胱黏膜下潜行2 cm。

若吻合后发现输尿管有张力,可将膀胱顶尽量上提,然后将膀胱侧后壁固定于腰大肌。这种悬吊膀胱的方法,可使膀胱上移3～4 cm,因而输尿管张力得以解除。

4．输尿管缺损的处理

(1)膀胱瓣管成形术　适用于输尿管盆段的缺损,游离膀胱侧后面及顶部,做一宽2.5 cm膀胱瓣,其基部在膀胱侧后壁,瓣之末端按需要向前延伸至膀胱前壁,最长可达8 cm。瓣之末端两角贯以牵引线。膀胱瓣包绕于F16-18导尿管。用3-0肠线间断缝合成管状。以缝合肌层为主,少缝黏膜层。然后去除导尿管。自近端输尿管放入支撑管或双J管,并将此管经瓣管引入膀胱,再经膀胱前壁引出体外,并固定妥。输尿管断端与瓣管端进行吻合。置膀胱造口管,常规缝合膀胱壁。腹膜外放负压引流管。

(2)肾脏下移手术　主要用于输尿管上或中段缺损时。充分游离肾及其血管,并切断结扎肾血管分出的肾上腺动脉血管,将肾向内向下移位。这样,可使上部输尿管下移5～7 cm,然后再进行输尿管对端吻合,则不至于行输尿管-输尿管吻合术。此术适用于输尿管中或下段大段缺损,或由于其他原因难以进行上述各种手术者。此手术费时不多,但要求精细的技巧。其要点是将输尿管近端充分游离,经腹膜后越过下腔血管拉向对侧。勿使输尿管扭转,末端剪开0.8～1 cm,剪除两角。于对侧输尿管内侧适当部位(最好是使两输尿管交角小于45°)纵行切开1～1.2 cm。先于吻合口稍上缝合一针,使两输尿管并拢。然后用5-0肠线间断缝合。自近心端开始,先缝合后侧再缝前侧。要求针脚一致,对合整齐,尽量不使其漏尿(即所谓不漏缝合),缝合肌层,不缝及黏膜。吻合满意者,可不放支撑管及尿液分流。人们常担心万一手术失败,反而影响对侧输尿管的功能。但此手术操作并不复杂,也较符合生理,远较后几种方法优越,唯独要求操作精细,这一点是不难办到的。

(4)回肠代输尿管手术　费时久,也不尽符合生理,又有一定并发症。在长段输尿管损伤时,不得已的情况下,可以应用。一般不作为首选方法。

(5)输尿管-乙状结肠移植术　对年老体弱、多病或盆腔广泛肿瘤为简化手术及缩短手术时间,也是不得已才做这种手术。

(6)自体肾移植　虽有人报道过,但只是对极个别的情况采用。

5．临时措施

若限于手术当时患者情况或其他原因,不便或难以进行上述各种输尿管重建手术,可临时做输尿管皮肤造口或肾盂造口,以后再进行输尿管的修复。

(二)晚期并发症的处理

1．输尿管狭窄

可试行输尿管扩张术。多次扩张无效者,可于扩张术后放一较粗双J管,进行持续扩张。明显的狭窄,扩张术常达不到目的,可将狭窄段切除,再按前述方法处理。有的输尿管狭窄是由于周围粘连,可进行输尿管周围粘连的松解手术。

2. 尿瘘的处理

无论是输尿管皮肤瘘或者是输尿管阴道瘘,除了给患者以生活上的不便之外,更重要的是常伴有一定程度的梗阻及感染,逐渐损害肾脏功能。肾造口也存在同样问题。所以,一旦伤口创伤性水肿、尿外渗及感染所致炎性反应消退,患者全身情况允许,即应进行输尿管的修复。大多数患者难以经腹膜外暴露输尿管残端,即使经腹也常因盆腔内炎性粘连而找不到远端输尿管。一般应直接找出输尿管近端,游离后与膀胱或膀胱瓣管吻合,或者采用前述其他方法。输尿管结扎,使肾脏失去功能的办法,一般是不能做的。这种患者多因长期尿瘘而伴有肾脏感染。

3. 肾脏严重感染、肾积水及肾功能严重损害

若对侧肾脏正常,可以做肾脏切除。但是对未经肾盂造口的患者,静脉尿路造影不显影或显示肾积水者,应进行多方面的检查及充分的评价。

第十一章 脊 柱 疾 病

第一节 腰椎间盘突出症

腰椎间盘突出症是指椎间盘的纤维环破裂和髓核组织突出,压迫和刺激神经根所引的一系列症状和体征。与某些特殊职业和工种有一定关系。

一、病因及病理

(一)病因

(1)椎间盘退变 是最基本的因素,主要表现为纤维环和髓核含水量减少,透明质酸和角化硫酸盐减少,导致髓核张力下降,弹性减小,尤其以纤维环后外侧最明显。

(2)损伤 积累伤力,特别是反复弯腰、扭转动作,是椎间盘变形的主要原因,也往往是急性发作的诱因。

(3)遗传因素 本病有一定家族好发倾向,20岁以下的青年患者中有32%的阳性家族史。此外,还与腰部过度负荷、妊娠、脊椎畸形、急性损伤等因素有关。

(二)病理

(1)膨隆型 纤维环部分破裂,但表层完整。保守治疗后症状可缓解。

(2)突出型 纤维环完全破裂,髓核及隔后纵韧带突向椎管。常需手术。

(3)脱垂游离型 破裂突出的椎间盘组织脱入椎管,引起神经根症状和马尾神经压迫症状。非手术治疗无效。

(4)Schmorl结节和经髓突出型 此两型是椎间盘突出的特殊类型,髓核分别突至上下椎体的松质骨,或向前突至前纵韧带后。这两型仅有腰痛,而无神经根症状,无需手术。

二、临床表现

1. 腰痛和一侧下肢放射痛

该病的主要症状,腰痛常发生于腿痛之前,也可两者同时发生;大多有外伤史,也可无明确的诱因。疼痛具有以下特点:

(1) 放射痛沿坐骨神经传导,直达小腿外侧、足背或足趾。如为 L_3、L_4 间隙突出,因腰神经根受压迫,产生向大腿前方的放射痛。

(2) 一切使脑脊液压力增高的动作,如咳嗽、喷嚏和排便等,都可加重腰痛和放射痛。

(3) 活动时疼痛加剧,休息后减轻,卧床体位:多数患者采用侧卧位,并屈曲患肢;个别严重病例在各种体位均疼痛,只能屈髋屈膝跪在床上以缓解症状。合并腰椎管狭窄者,常有间歇性跛行。

2. 脊柱侧凸畸形

主弯在下腰部,前屈时更为明显。侧弯的方向取决于突出髓核与神经根的关系:如突出位于神经根的前方,躯干一般向患侧弯。

3. 脊柱活动受限

髓核突出,压迫神经根,使腰肌呈保护性紧张,可发生于单侧或双侧。由于腰肌紧张,腰椎生理性前凸消失。脊柱前屈后伸活动受限制,前屈或后伸时可出现向一侧下肢的放射痛。侧弯受限往往只有一侧,据此可与腰椎结核或肿瘤鉴别。

4. 腰部压痛伴放射痛

椎间盘突出部位的患侧棘突旁有局限的压痛点,并伴有向小腿或足部的放射痛,此点对诊断有重要意义。

5. 直腿抬高试验阳性

由于个人体质的差异,该试验阳性无统一的度数标准,应注意两侧对比。患侧抬腿受限,并感到向小腿或足的放射痛即为阳性。有时抬高健肢而患侧腿发生麻痛,系患侧神经受牵拉引起,此点对诊断有较大价值。

6. 神经系统检查

L_3、L_4 突出(L_4 神经根受压)时,可有膝反射减退或消失,小腿前外侧足背感觉减退。L_4、L_5 突出(L_4 神经根受压)时,小腿前外侧足背感觉减退,拇趾背伸肌力常有减退。$L_5 \sim S_1$ 间突出(S_1 神经根受压)时,小腿外后及足外侧感觉减退,足外翻肌力减退,跟腱反射减退或消失。神经压迫症状严重者患肢可有肌肉萎缩。如突出较大,或为中央型突出,或纤维环破裂髓核碎片突出至椎管者,可出现较广泛的神经根或马尾神经损害症状,患侧麻木区常较广泛,可包括髓核突出平面以下患侧臀部、股外侧、小腿及足部。中央型突出往往两下肢均有神经损伤症状，但一侧较重；应注意检查鞍区感觉，常有一侧减退，有时两侧减退，常有小便失控，湿裤尿床，大便秘结，性功能障碍，甚至两下肢部分或大部瘫痪。

三、影像学检查

1. 腰椎 X 线平片

腰椎间盘突出症患者，在腰椎片可示完全正常，但也有一部分患者可示以下征象。

（1）腰椎正位片　腰椎间盘突出时，正位片腰椎可呈侧弯。侧弯多见于 L_4、L_5 椎间盘突出，而另一好发部位 L_5、S_1 椎间盘突出，很少或没有侧弯。

（2）腰椎 X 线侧位片　腰椎侧位片对诊断腰椎间盘突出症价值较大，重点观察：① 正常的腰椎间隙宽度，除 L_5、S_1 间隙以外，均是下一间隙较上一间隙为宽。即 L_5、S_1 间隙较 L_4、L_5 间隙为宽，L_3、L_4 间隙较 L_2、L_3 间隙为宽，依次类推。在腰椎间盘突出时，可表现除 L_5、S_1 间隙外，下一间隙较上一间隙为窄。② 生理前凸改变，腰椎间盘突出时，腰椎生理前凸减小或消失，严重者甚至反常后凸。椎间隙前窄后宽，常常是腰椎间盘纤维环不完全破裂，髓核突出，椎间隙减小或明显狭窄，则是纤维环破裂髓核突出。③ 真空现象，表现为常在 L_5、S_1 椎间隙内出现透亮的气体裂隙，并伴有明显的椎间隙狭窄。原因不详。④ Schmorl 结节，腰椎间盘突出如果病理改变是软骨终板破裂，髓核可经裂隙突入椎体内，造成椎体内出现半圆形缺损阴影，称为 Schmod 结节。

2. 脊髓造影

脊髓造影是诊断腰椎间盘突出症的一项重要检查方法。造影形态：① 外侧方突出。小的突出硬膜囊没有明显压迹，只在相应的椎间隙外侧，有轻度凹形压迹或根袖影升高，大的突出则在硬膜上可见压迹，在形态上表现为较浅的凹形压迹，卵圆形压迹或半孤状压迹等，根袖影消失。② 正中突出。向两侧延伸硬膜囊正中受压，可见有细条线状造影剂从两侧或一侧流向远端，当椎间盘突出完全阻塞椎管时，可见造影剂固定停滞在一平面上。

3. CT 扫描

正确率 90% 左右，椎间盘突出有四种表现。

（1）椎管内出现突出的间盘块，它的 CT 值低于骨但高于硬膜囊。

（2）椎管和硬膜囊之间的脂肪层消失，这是最早发现的现象。

（3）神经根被推压移位。

（4）硬膜囊受压变形。

4. MRI 检查

可全面反映各腰椎间盘是否突出,突出的程度和部位。其缺点是当多个节段同时突出时,不能确定主要节段。

四、肌电图检查

通过测定不同节段神经根所支配的肌肉的肌电图,根据异常肌电位分布的范围,判定受损的神经根。再由神经根和椎间孔的关系,可推断神经受压的部位。椎间盘突出节段和肌电图所检查各肌肉阳性改变的关系如下:

L_4、L_5 椎间盘突出主要累及腓骨长肌和胫前肌。

L_5、S_1 椎间盘突出主要累及腓骨长短肌腓肠内侧头和外侧头。

L_3、L_4 椎间盘突出累及的肌肉较多,股四头肌等可出现异常肌电位。

五、鉴别诊断

(1)L_3 横突综合征 本症疼痛主要在腰部,少数可沿骶棘肌向下放射。检查可见骶棘肌痉挛,第 3 腰椎横突尖压痛,无坐骨神经损害征象。局部封闭治疗有很好的近期效果。

(2)椎管狭窄症 此症是指多种原因所致椎管、神经根管、椎间孔的狭窄,并使相应部位的脊髓、马尾神经和脊神经根受压的病变。两者需用 X 线摄片、造影、CT、MRI 来鉴别。

(3)脊柱滑脱症 本病可出现下腰痛,脊椎滑脱程度较重时,还可发生神经根症状,且常诱发椎间盘退变、突出。腰骶部 X 线侧位片可了解有无椎体向前滑脱及其程度。

(4)梨状肌综合征 患者以臀部和下肢痛为主要表现,症状出现或加重常与活动有关,休息即明显缓解。体检时可见臀肌萎缩,臀部压痛及直腿抬高试验阳性,但神经的定位体征多不太明确。髋关节外展、外旋位抗阻力时可诱发症状,此点在椎间盘突出症时较少见。

(5)腰椎结核 早期局限性腰椎结核可刺激邻近的神经根,造成腰痛及下肢放射痛。腰椎结核有结核病的全身反应,腰痛较剧,X 线片上可见椎体或椎弓根的破坏。CT 扫描对 X 线片不能显示的椎体早期局限性结核病灶有独特作用。

(6)椎体转移瘤 疼痛加剧,夜间加重,患者体质衰弱,可查到原发肿瘤。X线片可见椎体溶骨性破坏。

(7) 脊膜瘤及马尾神经瘤　为慢性进行性疾患,常有大小便失禁。脑脊液蛋白增高,奎氏试验显示梗阻。脊髓造影检查可明确诊断。

六、治疗

1. 手法治疗

中医手法治疗腰椎间盘突出症疗效满意,简便易行。手法治疗的目的是使突出的椎间盘组织得以还纳,或偏离受压的神经根、松解神经根的粘连,消淤退肿,缓解腰臀腿肌肉痉挛。

(1) 俯卧推拿法　对症状较轻,脊柱侧弯不重,直腿抬高可达 50°者,适宜推拿手法。患者俯卧,术者在腰腿痛处依次做按压、揉摩、拿捏、提扳抖动等手法。

(2) 斜板伸腿法　适于个别症状严重,不能起坐患者。患者侧卧,术者一手按其髂骨后外缘,一手推其肩前,两手同时向相反方向用力斜搬,这时可在腰骶部闻及弹响声。然后伸直下肢做腰髋过伸动作各 3 次,术毕再换体位做另一侧。

2. 休息与固定

急性期应当卧床休息,卧硬板床可减轻体重对椎间盘的压力,减少因负重而增加新的损伤,使突出物和附近软组织的炎症反应消退。待症状基本消失后,可戴腰围保护下床活动。

3. 炼功疗法

功能锻炼时,对本病可起到辅助治疗作用,练功可增强腰背肌肉力量,使腰腿等部位肌力相对平衡稳定,逐渐恢复正常功能。常用的方法有飞燕式、拱桥式,或站立位做腰部前屈、后伸、侧弯及在双杠上悬吊前后摆腿等。

4. 药物治疗

初期宜舒筋活血,可用舒筋活血汤等。病程较久者,体质多虚,宜补肝益肾,宣痹活络,可内服补肾壮筋汤或左归饮加减。兼有风寒湿者,宜补益肝肾,温经通络,可服用独活寄生汤或大活络丸等。

5. 牵引疗法

牵引适用于早期患者或反复发作的急性患者,牵引主要采用骨盆牵引法。患者仰卧于牵引床上,腰骶部缚好牵引带后,每侧用 10 kg 重量做牵引,并抬高足跟一侧的床架做对抗牵引。每天牵引 1～2 次,每次约 30 mim,牵引重量及牵引时间可结合患者感受而调节。

6. 针刺疗法

取肾俞、环跳、委中或足三里等穴位,每日 1 次,7 次为 1 个疗程。亦可用药物做穴位注射。

7. 封闭疗法

封闭疗法可用醋酸强的松龙 25 mg 加 2%普鲁卡因 2～4 mL,在痛点或硬膜外注射,每周 1 次,4 次为 1 个疗程。

8. 手术疗法

一般适用于病程长,反复发作,经非手术疗法治疗无效者;或有马尾神经受压并影响工作和生活者,可行椎间盘摘除术。

第二节　腰椎管狭窄症

因骨性椎管或硬脊膜束狭窄引起腰椎管、神经根管或椎间孔狭窄所致马尾和神经根的压迫综合征。椎间盘突出如与其他类型的狭窄同时存在,则也被视为本病病变的组成部分。

一、病因与发病机制

1. 分型

按病因将腰椎管狭窄分为先天性(或称发育性)及继发性狭窄两种。

(1) 先天性椎管狭窄　椎管前后径的狭窄比横径改变明显,椎弓根缩短,狭窄累及节段较多。

(2) 继发性椎管狭窄　常由脊椎退行性改变、手术、外伤、脊椎滑脱引起,其他一些病变如畸形性骨炎、氟中毒、脊柱后凸畸形、脊柱侧弯畸形、后纵韧带肥厚或后纵韧带及黄韧带骨化亦可引起椎管狭窄。

2. 病因

脊柱退行性改变是引起椎管狭窄最常见的原因,狭窄程度大致与脊椎关节退行性改变的程度成正比,呈对称性,以 L_4、L_5 平面最常见,其次为 L_3、L_4 平面。椎间盘突出及脊椎滑移进一步加重了狭窄。此种狭窄一般较局限,常位于关节突和椎间盘平面,可分为中央部及周围部狭窄。

(1) 中央部狭窄　常由于椎板和黄韧带增生肥厚及椎间盘退变,或伴有椎间盘突出所致。腰椎管前后径<11 mm 应考虑为腰椎管中央部狭窄。

(2) 周围部狭窄　关节突增生、黄韧带肥厚或合并椎间盘突出所致。周围部狭窄又可分为侧隐窝狭窄及椎间孔狭窄。① 侧隐窝狭窄:侧隐窝的外侧为椎弓根,后面为上关节突,前面为椎体后外侧壁及邻近的椎间盘。侧隐窝最狭窄的部位是在该节段椎弓根的上缘。隐窝狭窄在普通 X 线片及脊髓造影片上均不能确切显示。CT 扫描测定正常人侧隐窝前后宽一般在 5 mm 以上,如果是 2~3 mm,临床有症状者可肯定诊断。另外 CT 扫描尚可见到上关节突增生、骨赘形成、椎管呈三叶形等改变。② 椎间孔狭窄:椎间孔的上下界为椎弓根,后面为关节突,前面为椎体和椎间盘。椎间孔狭窄在脊髓造影时不能看到。标准的 CT 扫描横切面上可提示椎间孔狭窄。

3. 发病机制

多数退行性腰椎管狭窄患者,椎管径减小的发生十分缓慢,神经组织能逐渐适应这种改变,因此多数腰椎退行性狭窄病员仅有轻微神经症状。椎管进行性狭窄,导致狭窄的椎管内压力增加,椎管内炎性组织、马尾神经缺血及摩擦性神经炎是产生临床症状的重要因素。

二、临床表现

(一)症状

腰椎管狭窄症常发生在中老年人群,平均年龄为 47 岁。男性多于女性。开始疼痛症状不明显,只是行走时下肢有麻痛不适,坐、卧时疼痛明显消失。临床症状大致分为腰痛、下肢痛、间歇性跛行及括约肌功能障碍等。

(1)腰痛 这类患者常伴有不同程度腰椎骨关节病,加上腰椎不稳,常可引起下腰痛,症状较轻,卧床时消失或明显减轻。腰椎前屈不受限,后伸时(尤其过伸)受限,有时出现腰痛。

(2)下肢痛 常表现为臀部、下肢后外侧或大腿前内侧、小腿后外侧痛,类似坐骨神经痛,但不典型,有时有麻痛,发凉感。咳嗽、打喷嚏时症状并不加重,约半数患者为双侧腿痛,有时伴有行走无力。仰卧时腰前凸增加,使症状很快加重,屈髋屈膝侧卧,使椎管容积变大,神经根松弛,症状减轻或消失。

一般来讲,单纯侧隐窝狭窄(少数),症状类似腰椎间盘突出,而椎管中央狭窄,双侧下肢痛麻症状,直腿抬高阴性居多,但有患者有括约肌症状。

(3)间歇性跛行 大多数患者久站或行走时,下肢发生疼痛与麻木,逐渐加重,并有沉重感与无力,以致不得不改变站立姿势或停止行走,蹲下片刻后症状消失或减轻,然而继续行走,不久又出现症状,这种现象称为间歇性跛行,是腰椎管狭窄的典型症状。因神经受压引起,故又称神经性间歇性跛行。骑自行车时不出现症状,因此患者常以车代步。这是因为骑车时腰呈屈曲位,椎管容积增大。行走时腰变直轻度后仰,椎管腔容积变小,加重神经受压。行走活动增加神经根对血液供应需要量,因而神经根缺血,即缺血性神经炎引起症状。这种情况常表现为感觉的症状与体征重于运动的症状与体征。

(4)括约肌功能障碍　严重中央型椎管狭窄可引起排尿不畅、尿频、会阴部麻木感。男性有性功能障碍,但要排除前列腺肥大引起的症状。

(二)体征

腰椎管狭窄的骨科体征与神经体征均不多。约半数患者直腿抬高试验阳性(<70°),跟腱反射低下或消失,小腿与足外侧痛觉稍差。跟腱反射在老年人较常见减弱与消失,这与老年人常有糖尿病周围神经病变和老年人同时伴有周围血流灌注受损有关。这要求临床医师检查足背或胫后动脉搏跳。

诱发度试验:当为患者做第一次下肢神经系统检查未发现明显阳性体征时,让患者行走300~500 m后又出现症状,请患者继续再走900 m,即刻让患者躺下做第二次神经系统检查,有时可获得腱反射、肌力与痛觉等异常体征。

总之,主诉多而体征少是本病的一个特点。

三、辅助检查

(1)X线片检查　正位线片常显示腰椎轻度侧弯,关节突间距离变小,有退行性改变。侧位X线片显示椎管中央矢状径常小,小于12 mm就说明有狭窄的可能,小于11 mm是绝对狭窄。必要时可进行腰椎刺、奎肯试验、脑脊液化验及脊髓造影。脊髓造影是诊断本症的可靠方法。正位X线片可清楚显示硬脊膜的大小,如出现有条纹状或须根状阴影,表示马尾神经根由受压现象,如造影呈节段性狭窄或中断,表示为多发性或全梗阻。

(2)CT、MRI检查　鞘膜囊和骨性椎两者大小比例改变,鞘膜囊和神经根受压,硬膜外脂肪消失或减少,关节突肥大使侧隐窝和椎管变窄、三叶状椎管,弓间韧带、后纵韧带肥厚。

(3)实验室检查　脑脊液蛋白可有不同程度增高。

四、治疗

(一)非手术治疗

非手术治疗的方法包括:用药、改变活动方式、应用支具和硬膜外激素封闭。非类固醇抗炎药除减轻神经受压所致的炎性反应外,还具有止痛效果。有效的理疗的方法是:腰肌强度锻炼和无氧健康训练。用于软组织理疗的方法较多,包括:热疗、冰疗、超声、按摩、电刺激和牵引等方法,虽较常用,但对腰椎疾患的疗效尚未得到证实。腰围保护可增加腰椎的稳定性,以减轻疼痛,但应短期应用,以免发生腰肌萎缩。硬膜外激素封闭治疗腰椎管狭窄的方法仍有争议。

(二)手术治疗

1.手术指征

当患者生活质量降低和因疼痛不可耐受且经保守治疗无效时,应考虑手术治疗,同时症状和体征与影像学检查结果相一致。单纯影像学改变绝不能作为手术适应证。必须强调:手术治疗目的是减轻下肢症状,而不是减轻腰痛,虽然术后腰痛也有减轻,但手术目的是减轻症状而不是治愈。

2.手术方式

腰椎管狭窄减压术式基本上分为广泛椎板切除减压和有限减压两类。

(1)标准的广泛椎板切除减压方法 在所有受累的脊柱横向平面,由侧隐窝的外界去除椎板和黄韧带,受累神经根在直视下从硬膜起始部至神经孔出口的整个行程行彻底减压,所有嵌压神经根的侧隐窝行减压,尽管临床症状提示仅为单平面狭窄、单侧神经根受压。理由是椎管狭窄是一种多平面疾病,单平面减压远期效果不理想。

(2)有限减压方法 选择性地有限减压,以保留较多的后部骨和韧带结构,从理论上讲,可减少术后发生脊椎不稳定。该操作斜行椎板切除,是将椎板外侧前部斜行切除,选择性的行单侧或双侧以及平面部分椎板切除或椎板成形术。Mccnlloch 介绍的方法:后正中皮肤切口(单平面 5 cm),向两侧游离后,分别做双侧减压,一般先行左侧;距中线 1 cm 弧形切开腰背筋膜,避免损伤棘上的棘间韧带,顺棘间韧带和椎间隙向侧方剥离椎旁肌。单侧椎板切除范围:向上达黄韧带起点处,向下至黄韧带止点(连带下位椎体上 1/4 椎板)。内侧小关节切除至椎弓内界,以保证达到关节突下彻底减压,同时行横突间植骨。然后,在另一侧行类似手术。这种保留棘上、棘突和棘间韧带的技术称为开窗减压术。

3.植骨融合问题

下列因素应考虑需同时行植骨融合术。

(1)伴退变性椎体滑脱。

(2)伴有脊柱侧凸或后凸 对腰椎管狭窄合并退行性腰椎侧凸行广泛减压,有造成脊柱失稳或畸形加重的可能,因此有必要同时行关节融合术。但并不是所有椎管狭窄伴侧凸后凸者均行融合术,是否同时行融合术,取决于四个方面:① 弯曲的柔韧性。如果在侧屈位 X 线片显示弯曲可部分纠正,单纯减压有弯曲发展的危险。② 弯曲是否为进展性,若有进展就有融合的指征。③ 伴有椎体侧方滑脱,表明该节段不稳定,单纯减压会加重不稳定。④ 侧凸凹侧有明显的神经受压时,行凹侧椎板和部分小关节切除,难以达到凹侧神经充分减压,扩大减压需考虑融合术。

(3) 同一平面复发性椎管狭窄 当确定再次行手术治疗时,就考虑同时行关节融合术。因再次手术需增加小关节的切除,以扩大侧隐窝和中央椎管,小关节切除超过 50%会导致节段性不稳,特别是小关节向矢状面倾斜时。复发性椎管狭窄伴有医源性滑脱时,再次手术要考虑植骨融合,以增加脊柱稳定性。

(4) 小关节去除过多 由于手术时小关节切除或切除>50%会引起脊椎不稳定,应同时行脊椎融合术,以防术后脊椎不稳或疼痛。如果至少有一侧小关节的完整性保留,脊椎的稳定性就能维持。

4. 脊柱内固定

植骨融合是否同时应用内固定器械争议较多。内固定的目的是:纠正脊柱畸形;稳定脊柱;保护神经组织;降低融合失败或提高融合率;缩短术后康复时间。适应证为:① 稳定或纠正侧凸或后凸畸形;② 2 个或 2 个以上平面行较为广泛的椎板切除;③ 复发性椎管狭窄且伴有医源性椎体滑脱;④ 屈伸位 X 线片显示,椎体平移超过 4 mm,呈角>10°时。

内固定方法的选择应以短节段固定为主,根据术者掌握的熟练程度和患者的实际情况灵活应用。

总之,对腰椎管狭窄症外科治疗仍存在许多争议,目前倾向于减少对脊柱稳定性的损害,以及如何维持脊柱稳定性而采取多种手术方法,究竟哪一种手术方法最为满意,应根据患者的临床症状、体征及腰椎管狭窄症的类型而定,但必须遵循腰椎管狭窄症的手术原则:即对脊髓、神经根彻底减压,使其有一定活动范围,而又不影响脊柱的稳定性。

第三节 脊 柱 侧 凸

脊柱侧凸是指脊柱的一个或数个节段向侧方弯曲的脊柱畸形。脊柱侧凸可以是结构性的,也可以是非结构性的。非结构性侧凸包括由姿势不正、癔症性、神经根刺激等引起的脊柱侧凸,如髓核突出或肿瘤刺激神经根引起的侧凸,还有双下肢不等长、髋关节挛缩以及某些炎症引起的侧凸。病因清除后,脊柱侧凸即能自行矫正。

一、分类

临床上常见的结构性脊柱侧凸有如下几种：

1. 非结构性侧凸

包括姿势不正、癔症性、神经根刺激等，如髓核突出或肿瘤刺激神经根引起的侧凸，还有双下肢不等长、髋关节挛缩以及某些炎症引起的侧凸。病因治疗后，脊柱侧凸即能消除。

2. 结构性脊柱侧凸

（1）特发性脊柱侧凸　原因不明的脊柱侧凸，最常见，占总数的75%～80%。根据其发病年龄又分婴儿型（0～3岁）、少儿型（3～10岁）及青少年型（10岁后）。

（2）先天性脊柱侧凸　根据脊柱发育障碍分3种类型：① 形成障碍，有半椎体和楔形椎；② 分节不良，有单侧未分节形成骨桥和双侧未分节2种；③ 混合型。

（3）神经肌肉型脊柱侧凸。

（4）神经纤维瘤病合并脊柱侧凸　有高度遗传性，约占总数的2%。特点是皮肤有6个以上咖啡斑，有的有局限性橡皮病性神经瘤。其特点是畸形持续进展，甚至术后仍可进展；假关节发生率高，往往需要多次植骨融合，治疗困难。

（5）间充质病变合并脊柱侧凸　马方综合征及埃勒斯-当洛综合征均属于间充质病变。马方综合征的患者中，有40%～75%的患者合并脊柱侧凸。特点是侧弯严重、常有疼痛，有肺功能障碍。临床表现为瘦长体型、细长指（趾）、漏斗胸、鸡胸、高腭弓、韧带松弛、扁平足及主动脉瓣、二尖瓣闭锁不全等。埃勒斯-当洛综合征的特征为颈短。

（6）骨软骨营养不良合并脊柱侧凸　包括弯曲变形的侏儒症、黏多糖蓄积病、脊柱骨骺发育不良等。

（7）代谢障碍合并脊柱侧凸　如佝偻病、成骨不全、高胱氨酸尿症等。

（8）脊柱外组织挛缩导致脊柱侧凸　如脓胸或烧伤后等。

（9）其他　创伤，如骨折、椎板切除术、胸廓成形术、放射治疗后引起脊柱侧凸；脊柱滑脱，先天性腰骶关节畸形等；风湿病、骨感染、肿瘤等。

二、病因

非结构性侧弯、先天性脊柱侧弯、神经肌肉型侧弯等病因比较明确，而特发性脊柱侧弯病因不清楚，可能与以下因素有关：

（1）肌肉骨骼系统　有人认为椎旁肌生长失衡可能是特发性脊柱侧弯病理过

程中的一个重要因素。

（2）生物力学因素　认为可能与骨质量低下、关节松弛、脊柱负荷不平衡等因素有关。

（3）中枢神经系统　认为可能与前庭神经功能、大脑皮质病变、脊髓空洞等有关。

（4）营养及代谢因素。

（5）内分泌系统。

（6）遗传因素。

三、X 线检查

（1）直立位全脊柱侧位像。

（2）脊柱弯曲像　包括仰卧位、卧位弯曲像等，目前以仰卧位弯曲像应用最多。主要作用：① 评价腰弯的椎间隙活动度；② 确定下固定椎；③ 预测脊柱柔韧度。

（3）悬吊牵引像　作用：① 可以提供脊柱侧凸牵引复位的全貌；② 适用于神经肌肉功能有损害的患者；③ 适用于评价躯干偏移和上胸弯；④ 可以估计下固定椎水平。

（4）支点弯曲像　特点：易于操作，弯曲力量为被动力量，重复较好，它能真实反映侧弯的僵硬程度，预测侧弯的矫正度数，也可以用于确定某些病例是否需要前路松解术；Fulcrum 像对僵硬的侧弯患者更为有效。

（5）斜位像　检查脊柱融合的情况，腰骶部斜位像用于脊柱滑脱、峡部裂患者。

（6）Ferguson 像　检查腰骶关节连接处，为了消除腰前凸，男性患者球管向头侧倾斜 30°，女性倾斜 35°，这样得出真正的正位腰骶关节像。

（7）Stagnara 像　严重脊柱侧凸患者（>100°），尤其伴有后凸、椎体旋转者，普通 X 像很难看清肋骨、横突及椎体的畸形情况。需要摄取旋转像以得到真正的前后位像。

四、脊髓造影、CT 和 MRI

对合并有脊髓病变的患者很有帮助，如脊髓纵裂、脊髓空洞症等。了解骨嵴的平面和范围，对手术矫形、切除骨嵴及预防截瘫非常重要。

五、脊柱侧凸的 X 线测量

1. X 线阅片的要点

端椎:脊柱侧弯的弯曲中最头端和尾端的椎体。顶椎:弯曲中畸形最严重,偏离垂线最远的椎体。主侧弯(原发侧弯):是最早出现的弯曲,也是最大的结构性弯曲,柔软性和可矫正性差。次侧弯(代偿性侧弯或继发性侧弯):是最小的弯曲,弹性较主侧弯好,可以是结构性的也可以是非结构性的。位于主侧弯上方或下方,作用是维持身体的正常力线。椎体通常无旋转,当有 3 个弯曲时,中间的弯曲常是主侧弯;有 4 个弯曲时,中间 2 个为双主侧弯。

2. 脊柱侧凸弯度测量

Cobb 法最常用,头侧端椎上缘的垂线与尾侧端椎下缘垂线的交角即为 Cobb 角。若端椎上、下缘不清,可取其椎弓根上、下缘的连线,然后取其垂线的交角即为 Cobb 角。

3. 脊柱侧凸旋转度的测定

通常采用 Nash-Moe 法:根据正位 X 线片上椎弓根的位置,将其分为 5 度。

0 度:椎弓根对称。

Ⅰ度:凸侧椎弓根移向中线,但未超过第 1 格,凹侧椎弓根变小。

Ⅱ度:凸侧椎弓根已移至第 2 格,凹侧椎弓根消失。

Ⅲ度:凸侧椎弓根移至中央,凹侧椎弓根消失。

Ⅳ度:凸侧椎弓根越过中线,靠近凹侧。

4. X 线评估参数

摄片后标记顶椎、上下端椎、顶椎偏距,骶骨中心垂线(CSVL 等)。

5. 肋椎角差(RVAD)

用于评价婴儿型特发性脊柱侧凸。计算方法为:胸椎顶椎凹侧肋椎角减去凸侧肋椎角,如果 RVAD $>20°$,则侧凸易进展;如果 RVAD $<20°$,则侧弯有可能消退。

6. 成熟度的鉴定

成熟度的评价在脊柱侧凸的治疗中尤为重要,必须根据生理年龄、实际年龄及骨龄来全面评估。主要包括以下几方面:

(1) 第二性征 男孩的声音改变,女孩的月经初潮,乳房及阴毛的发育等。

(2) 骨龄 ① 手腕部骨龄:20 岁以下患者可以摄手腕部 X 线片,根据 Greulich 和 Pyle 的标准测定骨龄;② 髂棘骨移动:Risser 将髂棘分为 4 等份,骨化由髂前上棘向髂后上棘移动,骨移动 25% 为Ⅰ级,50% 为Ⅱ级,75% 为Ⅲ级,移动到髂后上棘为Ⅳ级,骨骺与髂骨融合为Ⅴ级;③ 椎体骺环发育:侧位 X 线片上骨骺环与椎体融合,说明脊柱停止生长,为骨成熟的重要体征。

六、肺功能检查

肺功能实验分为 4 组:静止肺容量;动态肺容量;肺泡通气量;放射性氙的研究。脊柱侧凸的患者常规使用前 3 种实验。

静止肺活量包括总量、肺活量和残气量。肺活量用预测正常值的百分比来表示:80%~100%为肺活量正常,60%~80%为轻度限制,40%~60%为中度限制,低于 40%为限制。

动态肺活量中最重要的是第 1 秒肺活量(FEV_1),将其与总的肺活量比较,正常值为 80%。

七、治疗

1. 治疗目的与原则

脊柱侧凸的治疗目的:① 矫正畸形;② 获得稳定;③ 维持平衡;④ 尽可能减少融合范围。治疗方法为观察、支具和手术。

2. 非手术治疗

包括理疗、体疗,表面电刺激、石膏及支具。但最主要和最可靠的方法是支具治疗。支具治疗的适应证如下:

(1) 20°~40°的轻度脊柱侧凸,婴儿型和早期少儿型的特发性脊柱侧凸,偶尔40°~60°也可用支具,青少年型的脊柱侧凸>40°时,不宜用支具治疗。

(2) 骨骼未成熟的患儿宜用支具治疗。

(3) 两个结构性弯曲到 50°或单个弯曲>45°时,不宜用支具治疗。

(4) 合并胸前凸的脊柱侧凸,不宜用支具治疗。因支具能加重前凸畸形,使胸腔前后径进一步减少。

(5) 节段长的弯曲,支具治疗效果佳。

(6) 小于 40°柔韧性较好的腰段或胸腰段侧凸,波士顿支具效果最佳。

(7) 患者及家长不合作者不宜用支具治疗。

3. 手术治疗

手术分两个方面:矫形和植骨融合。矫形手术包括后路矫形手术和前路矫形手术。脊柱侧弯矫形的基本原则是先考虑矢状面矫形,然后冠状面矫形,最终考虑三维矫形。手术中器械加压可以矫正后凸,产生前凸;撑开则矫正前凸,产生后凸。

近年来矫形方法发展很快,但基本上分两大类:一种为前路矫形,如前路松解、支撑植骨、Dwyer、Zielke、TSRH、CDH 等;另一种为后路矫形,如 Harrington、Laque、Calveston 及 CD、TSRH 等。有时需要 2 种或 2 种以上手术联合使用。

手术适应证如下:

(1) 表现为较大的弯度。

(2) 支具治疗不能控制畸形发展,脊柱侧凸的度数继续增加。

(3) 非手法治疗无法矫正的侧弯。

(4) 先天性脊柱侧凸。

(5) 神经纤维瘤病性脊柱侧凸。

(6) 其他结构性后凸。

4. 手术并发症

术中、术后严密观察病情,必要时 ICU 监护治疗。手术并发症主要有如下几种:

(1) 术中脊髓损伤。如果有条件,手术中可进行脊髓功能的监护仪监测,可能较早发现脊髓损伤。

(2) 术后早期并发症还可能有气胸、肠梗阻、胆囊炎、胰腺炎、肠系膜上动脉压迫综合征等。术后并发症还有呼吸系统、切口感染、迟发性神经损伤等。

(3) 内固定物如椎板钩、椎弓根钉、固定棒螺丝及横向拉杆的脱落、松弛、移位、断裂。

(4) 假关节形成,造成脊柱矫形丢失,"曲轴"现象。

(5) 未融合节段术后远期出现持续性下腰疼痛和退行性变。

(6) 内固定物对神经系统的损伤产生并发症。

(7) 远期迟发性感染,一般发生于术后 6 个月～1 年。

(8) 长期随访发现矫正的脊柱侧凸可继续丢失 5°～10°,假关节发生率以胸腰段侧凸更为常见。

5. 前路手术适应证

(1) 胸腰段、腰段的特发性脊柱侧凸,侧凸 Cobb 角在 40°～60° 的后凸畸形者。

(2) 一些侧弯度数较大,通常 >90° 且 Bending 相仍 >60°。

(3) 年龄 <10 岁,且 Risser 征为 0 或 1 级,髋臼"Y"形有未闭,为防止"曲轴"现象。

(4) 某些情况,如后方骶板阙如或椎体切除术后无后方结构时,或先天性畸形、神经纤维瘤病等需要前方矫形融合时。

6. 前、后路一期手术适应证

对于脊柱侧凸 Cobb 角 >90°(在侧方弯曲像上侧凸仍 >60°),肺功能实验检测第 1 秒肺通气预测值＞50%，可以行脊柱的前、后路手术。对于年龄＜10 岁、Risser 征 0 或 1 级、"Y"形软骨未闭的脊柱侧凸患者，为防止"曲轴"现象，也可行前后路一期手术。但具体病例，应根据松解患者具体情况而定，患者安全永远是术者第一要素。

7. 二期手术指前路准备性手术和后路手术两期进行

肺功能实验检测第 1 秒肺通气预测值＜50%，或估计手术时间较长，患者不能耐受时，需要分期手术。对于特别严重的脊柱侧凸则需要分期手术，一期先进行前、后路的松解，牵引 7～14 天后再进行前、后路的器械固定。为改善后路手术的效果和降低神经并发症，对术前侧屈位 X 线片上自动纠正率＜30%的患者行前路脊柱松解；对严重后凸型脊柱侧凸，则在前路松解的同时行支撑性融合；对于Risser 征≤1 级的患者，即使脊柱很柔软，无前路松解指征，亦可先行前路椎体骨骺阻滞，以避免术后因脊柱曲轴效应而致畸形加重。在前路松解术后 3 周左右，再进行二期后路手术治疗。

第四节 脊 柱 后 凸

脊柱后凸又称驼背，是由各种原因引起的脊柱向后异常凸出，使脊柱本身及其附属组织解剖形态改变的一种疾患。

一、青年性驼背

此病产生的原因不太清楚，现在多认为是骨骼发育过程中的一种疾病，称为脊椎骨软骨病，全身各部骨骼均可发生，脊柱为好发部位之一，常累及下胸椎数个椎体，使成楔状改变，最常见于 12～18 岁青少年。

1. 临床表现

疼痛并不严重，常为隐痛。主要症状为驼背伴脊柱强直。驼背畸形进行性发展至 20 岁之后逐渐稳定。颈常屈曲、肩下垂，胸廓狭窄而扁肩胛骨突出。

2. X 线检查

① 椎体上、下前方边缘有不规则的凹痕，环形骨骺相应部位的形态与大小不均匀并与椎体分离；② 多个椎体前方呈楔形变，伴 Schmorl 结节；③ 椎间隙轻度狭窄；④ 胸椎或胸腰段后突畸形超过正常的 25°～40°；⑤ 成年后在椎体前缘早期出现骨关节炎性骨刺。

青少年、驼背畸形＞40°,至少有 1 个椎体前缘的楔形变＞5°,连续影响 3～5 个椎体。

3. 鉴别诊断

(1) 脊柱结核 患者多有全身结核中毒症状,椎体边缘模糊、椎间隙狭窄并常有椎旁脓肿。

(2) 姿势性驼背 这种驼背非固定性,很容易被动或自动纠正,X 线片上没有椎体的楔形变等变化。

二、强直性脊柱炎所致脊柱后凸畸形

1. 临床表现

强直性脊柱炎所致脊柱后凸畸形多为早期治疗不当,或病变严重的晚期改变,患者腰前凸变浅、消失甚至呈后凸,胸椎后凸明显增大,颈椎前凸也可能消失甚至变成后凸畸形,在行走时整个脊柱向前弯曲,呈弯腰低头状,严重者双目不能向前平视,因身体前屈致肋缘与髂嵴距离缩小,甚至使下胸部与耻骨联合前方相近,致上腹壁与下腹壁之间难容插手的空隙。又因肋骨横突关节也强直,胸廓运动明显受限,造成肺活量减少,胸廓变形同样影响心脏功能。患者常表现气短,呼吸急促,心跳加快,食量减少,体力下降,只能短距离行走,因此劳动能力明显下降。后期患者除 HLA-B27 呈阳性外(90％以上),血沉可下降接近正常或稍快,背部疼痛大多已缓解或消失。

2. X 线检查

皆为后期病变所致,显示骶髂关节间隙变窄或者消失呈骨性强直。脊椎小关节融合,关节囊、韧带、软骨皆钙化及骨化,椎体间形成骨桥相连,并向周围膨出呈典型的"竹节样"改变。因两侧对称性脊椎小关节融合关节囊韧带钙化骨化,前后位 X 线片上显出纵行的两条密度增高的白线,形同"轨道"故称轨道线。脊柱后部正中也由于棘上韧带、棘间韧带钙化骨化结果,在 X 线上也可呈现出一条纵行致密轨道线。脊柱侧位 X 线片上可见脊柱呈不同程度的后凸畸形,并可见脊柱前纵韧带常有钙化或骨化改变。

3. 鉴别诊断

(1) 老年性腰椎肥大性(增生性)脊柱炎 表现为腰部僵硬及酸胀感,晨起腰痛明显,活动后减轻,活动多或负重后又复疼痛,休息后减轻,与强直性脊柱炎(AS)的早期症状类似,但要本病多见于中老年人。90％以上发生于 60 岁以上的老年人,X 线表现为典型的腰椎退行性变征象,如腰椎不稳、椎间隙狭窄及骨赘增生。

（2）类风湿性关节炎（RA）　RA 与 AS 为两个独立的疾病，其鉴别要点：① AS 在男性多发，而 RA 以女性多见；② AS 均有骶髂关节的累及，RA 则无；③ AS 为脊柱自下而上地受累，RA 一般只累及颈椎。

三、创伤性后凸畸形

多因脊柱骨折复位或固定不良引起，见于胸腰段的骨折脱位。由于正常生理曲度的改变，常遗留腰、背痛。若有椎体后缘骨片突入椎管则可同时有脊髓的受压，临床表现为脊髓神经功能损害的现象；下肢运动和感觉功能不同程度受损。

四、脊柱结核性后凸畸形

脊柱成角后凸畸形，是脊柱结核的典型体征。与后凸相比，侧弯多不严重，无需特殊处理。产生脊柱后凸的原因有以下几种：① 结核病灶易侵犯椎体，而少侵犯椎弓，椎体前部破坏，椎间隙消失，局部脊柱呈楔形；② 儿童的椎体第二骨化中心（骺环）被破坏，椎体的纵向生长受挫；③ 后凸畸形发生后，躯干的重心前移，病椎前缘负荷异常增加，加重成角后凸畸形。后凸局部的椎体边缘、椎间盘及坏死组织向椎管内突出，压迫脊髓及神经，病程早期即可发生神经功能障碍，甚至截瘫；经保守或单纯病灶清除术治愈的病例，由于后凸畸形未能矫正，椎管局部狭窄且呈陡转曲度，日久会因摩擦而致脊髓变性，产生迟发性瘫痪，是常见且较难处理的晚期并发症。

早期病灶清除术，如有椎体破坏，同时在椎体间植骨融合，是预防脊柱结核后凸最有效、积极的方法。病灶稳定而已形成后凸畸形者，为预防迟发性瘫痪，可做病灶外后路融合或前路植骨融合。

五、先天性脊柱后凸畸形

椎体骨菱中心发育障碍可造成先天性脊柱后凸畸形，按其形成原因可分为分节障碍、椎体成分发育障碍和混合型三种。

六、治疗

1. 保守治疗

（1）理疗及医疗体育　理疗是应用力、电、光、声、磁、热等物理因子治疗疾病的方法,在脊柱后凸的治疗中有一定地位,但值得注意的是,所有物理因子既可治病也可致病,因此应视病情、机体功能状况掌握剂量和方法并指导患者进行适当功能锻炼,睡硬板床,用低枕,避免长期弯腰工作,避免脊柱负重或创伤。

医疗体育可维持脊柱生理曲度,防止畸形;保持良好的胸廓活动度,避免影响呼吸功能,防止或减轻肌肉萎缩、骨质疏松等。

(2) 药物治疗 药物治疗可有效地控制患者的症状,消除炎症,缓解病情,使患者能更好地进行运动锻炼。对脊柱结核则应进行正规的抗结核治疗。

(3) 支具治疗 对非固定性后凸畸形及轻度的固定性后凸畸形,支具治疗有一定的作用,其可预防脊柱后凸畸形的进一步发展。

2. 手术治疗

轻度的后凸畸形通过单纯的后路植骨融合可预防和控制畸形的进展。重度的脊柱后凸主要是脊柱楔形截骨术,通过楔形截骨达到矫形目的,手术本身并非病因治疗,所以术前必须对原发病加以治疗,待病情稳定、畸形固定后,再行手术治疗。

手术的目的:① 使患者直立,双目可平视前方;② 解除胸腹腔压迫,改善呼吸,循环及消化系统的功能;③ 纠正患者的外观,解除患者的心理压力,提高其生活质量。

手术适应证:脊柱后凸>55°,年龄最好在 50 岁以下,对个别身体健康,体质较好者年龄可放宽至 60 岁,肺活量最好在 1200~2000 mL。心肺肝肾功能正常,能够耐受手术。

手术对机体创伤较大,适应证要严格掌握,AS 及脊柱结核患者往往全身状态不佳,多有贫血、心肺功能不良,要充分做好术前准备。术前适量输血,调整心肺功能,以保证手术顺利进行。手术治疗的目的是矫正畸形,而不是阻止其病程发展,因此手术最好在病变停止活动后进行,对于病情处于活动期患者,应先行对症治疗,血沉<30 mm/h 时再考虑手术。

手术时需根据脊柱后凸的严重程度选择,设计截骨平面及截骨椎体的数量,既往都主张不论畸形位于何处,截骨平面最好位于 L$_2$ 以下,因为此处椎管宽大,且椎管内为马尾神经,不易出现脊髓及神经的损伤;再者,由于胸肋关节僵硬,胸段的截骨,受到胸廓的限制,畸形难以矫正。在 L$_2$、L$_3$ 处的代偿性截骨,可使患者获得直立。近年来有学者主张在凸的孤顶截骨,实践证明,孤顶截骨有时难以使患者直立,而且胸段的截骨,危险性大。目前一般认为上胸段的畸形以腰段的代偿性截骨来改善外形较好。畸形主要位于胸腰段、腰段者,应在孤顶截骨。孤顶截骨可直接矫正驼背畸形,术后体态恢复正常。而代偿性截骨,术后患者虽可直立,但仍存有驼背。至于椎体的截骨段数,有学者主张多段截骨,认为其应力分散,不易发生大血管的撕裂,安全、矫正效果好。通常一处楔形截骨可矫正后凸 30°左右,后凸 60°

以下者,可做一处截骨;60°~80°者,可做两处截骨;大于 80°者可做三处截骨,但多段截骨费时,术中出血多,危险性大,矫形效果也多主要集中于一处,因而目前多数学者仍选择一处截骨的方法。对于后凸畸形严重患者(如后凸角度>80°),为了确保手术的安全性,避免创伤过大,一些学者认为应通过两次手术来完成矫正过程。对于颈椎同时存在后凸强直的驼背畸形者,腰部截骨时应仔细计划其矫正量,保证矫正术后患者能看到脚下 3 m 左右范围,否则走路时由于不能低头看路,容易绊倒;而且应保证坐下后能看到座位前桌面上的东西,可进行读书、写字和正常进食。

手术的麻醉方法有局麻和全麻两种,局麻的优点是术中患者清醒,可随时了解脊髓、马尾神经根的功能状况及胸腹腔脏器、血管的受损情况,但俯卧位下长时间手术,如发生意外,抢救困难,一些学者主张局麻仅用于腰段手术。有学者认为在全麻下手术更为安全,患者术中无疼痛和恐惧感,并能保持呼吸道通畅,充分给氧,颈部前屈强直、插管困难者,可用纤维喉镜引导插管,无条件的单位可行气管切开插管。术中为及时了解脊髓神经的功能状况,术中的唤醒试验非常重要,对于有条件的单位,可采用术中脊髓诱发电位监护,从而使手术过程更为安全。

矫正后凸截骨的方法有脊柱后柱截骨法、脊柱后柱及中柱截骨法、脊柱后柱截骨中柱掏空法以及椎体去松质骨截骨法,椎弓、椎体楔行截骨术矫正效果确实,可避免腹主动脉断裂等副损伤,具体采用何种截骨方法应根据术者的经验技术条件选用,目前常用 Harrington 加压棍、Dick、CD 及其他的节段内固定系统加压固定以促进后凸的矫正和防止矫正的丢失,手术应尽量恢复身体的轴线。对于后凸畸形未能完全矫正的患者,由于身体明显前倾,超出侧方中轴线,使棘突后缘存在牵张力,在重力作用下,矫正截面间会出现分离,若没有坚强可靠的内固定,畸形可迅速加重。近年来经椎弓根内固定技术的应用,可通过椎体三柱达到对脊柱的三维固定,既可防止截骨平面张开,又可防止截骨平面的滑脱与旋转,是较为确实的固定方法,对提高脊柱截骨的疗效具有重要的帮助,但部分骨质疏松患者,椎弓根内固定的牢固性仍存在问题。

术后应注意围手术期的护理,患者术后应多取平卧位,过多的侧卧及身体的屈曲,不利于截骨平面的骨性愈合,应定时按摩骶尾部,预防压疮的发生,并嘱患者及家属密切配合治疗,必要时给予非甾体类消炎镇痛药,以缓解平卧时脊柱的疼痛和不适。为保证内外固定的可靠性,预防截骨矫正术后矫正度的丢失,传统的方法为术后石膏背心固定,石膏固定的时间不少于 6 个月,在拆除石膏后,改用支具固定,直至病情稳定。近年来随着坚强内固定的应用,已基本废弃了石膏背心固定,但术后仍然需要穿戴支具保护直至截骨部位愈合为止,截骨愈合后患者要坚持挺胸行走,否则远期可能出现后凸畸形的再发。

参　考　文　献

［1］　田洪民.临床外科诊疗精粹[M].北京:科学技术文献出版社,2018.

［2］　邴俊林.实用外科诊疗常规[M].天津:天津科学技术出版社,2017.

［3］　张伟.临床外科诊疗学:上册[M].2版.长春:吉林科学技术出版社,2019.

［4］　张伟.临床外科诊疗学:下册[M].2版.长春:吉林科学技术出版社,2019.

［5］　邱延松,栾鹏博,江宁宁.最新普通外科诊疗技术[M].西安:西安交通大学出版社,2017.

［6］　朱冰.新编临床外科诊疗学[M].长春:吉林科学技术出版社,2017.

［7］　丁照亮.当代外科诊断与治疗[M].长春:吉林科学技术出版社,2017.

［8］　杨维萍.实用临床外科常见病理论与实践[M].北京:科学技术文献出版社,2018.

［9］　汤继文.手术学[M].济南:山东科学技术出版社,2002.

［10］　姚荷娉.临床外科护理学[M].西安:西安交通大学出版社,2014.

［11］　(德)亨德里克·C.迪内曼.胸外科手术学[M].姜格宁,张雷,周晓,主译.上海:上海科学
技术出版社,2017.

［12］　顾玉东.现代手外科手术学[M].上海:复旦大学出版社,2018.

［13］　东海潮.现代临床外科手术学[M].长春:吉林科学技术出版社,2017.

［14］　刘建刚.普外科疾病诊疗与手术学[M].长春:吉林科学技术出版社,2019.

［15］　韩冬,贺健,阿布都乃比·麦麦提艾力,等.实用临床心胸外科手术学:上册[M].长春:吉
林科学技术出版社,2017.

［16］　韩冬,贺健,阿布都乃比·麦麦提艾力,等.实用临床心胸外科手术学:下册[M].长春:吉
林科学技术出版社,2017.

［17］　李光新.现代临床外科手术学精要:上册[M].长春:吉林科学技术出版社,2017.

［18］　李光新.现代临床外科手术学精要:下册[M].长春:吉林科学技术出版社,2017.

［19］　姜传福,曾富春,李继军.常见心胸外科疾病及手术治疗[M].西安:西安交通大学出版
社,2015.

［20］　张英国.现代心胸外科疾病基础与临床[M].北京:科学技术文献出版社,2014.

［21］　(美)马克·L.米特斯盖.支气管扩张[M].张鹏,戴洁,姜格宁,译.上海:同济大学出版
社,2018.

［22］　王桦.支气管炎[M].西安:西安交通大学出版社,2017.

［23］　刘兆才.神经外科疾病临床诊疗[M].长春:吉林科学技术出版社,2019.

［24］　景在平,冯睿.全身血管系统疾病[M].上海:第二军医大学出版社,2016.

[25] 樊振波.心脏内科疾病诊疗新进展[M].西安:西安交通大学出版社,2015.

[26] 李明臣.现代心内科疾病临床治疗学[M].长春:吉林科学技术出版社,2018.

[27] 王元.神经外科[M].北京:军事医学科学出版社,2005.

[28] 丁淑贞,于桂花.神经外科临床护理[M].北京:中国协和医科大学出版社,2016.

[29] 刘新文,余春华,向赟.小儿神经外科临床理论与护理实践[M].武汉:湖北科学技术出版社,2014.

[30] 阎景铁,许桂东,胡屹峰.小儿外科疾病临床诊治[M].长春:吉林科学技术出版社,2019.

[31] 邵凤.实用小儿外科护理学[M].北京:中国广播影视出版社,2017.

[32] 史雯嘉,李素云.现代外科健康教育:小儿外科分册[M].武汉:华中科技大学出版社,2017.

[33] 马湘毅,王志斐,马玉泉.小儿外科疾病治疗技术[M].西安:第四军医大学出版社,2012.

[34] 燕在春.外科疾病诊疗与并发症防治:上册[M].长春:吉林科学技术出版社,2016.

[35] 燕在春.外科疾病诊疗与并发症防治:下册[M].长春:吉林科学技术出版社,2016.

[36] 方善德,夏志平.临床外科感染[M].沈阳:沈阳出版社,2000.